职业教育国家在线精品课程配套教材

全国高职高专药学类专业规划教材（第三轮）

常见病用药指导

（供药学、中药学、药品经营与管理、药事服务与管理专业用）

主　编　熊存全　杨　光　吴　健
副主编　黄小琼　范高福　陈洁忠　刘利军
编　者　（以姓氏笔画为序）
　　　　王文文（无锡卫生高等职业技术学校）
　　　　王惠乔（通辽职业学院）
　　　　任亚丽（江苏省南通卫生高等职业技术学校）
　　　　刘利军（长沙卫生职业学院）
　　　　李弘毅（青海卫生职业技术学院）
　　　　杨　光（通辽职业学院）
　　　　吴　健（苏州市立医院）
　　　　岑菲菲（乐山职业技术学院）
　　　　宋月雯（江苏食品药品职业技术学院）
　　　　张　平（钟山职业技术学院）
　　　　张　琦（江苏医药职业学院）
　　　　陈洁忠（济源职业技术学院）
　　　　范高福（合肥职业技术学院）
　　　　凌　柏（盐城市第一人民医院）
　　　　黄小琼（赣南卫生健康职业学院）
　　　　裔照国（盐城市第三人民医院）
　　　　熊存全（江苏医药职业学院）

中国健康传媒集团
中国医药科技出版社

内 容 提 要

本教材是职业教育国家在线精品课程"常见病用药指导"配套教材，也是"全国高职高专药学类专业规划教材（第三轮）"之一。全书共9个模块、30个项目。教材采用活页式编排设计，每个项目均遴选社区常见疾病，以临床用药真实案例导入，从疾病概要、常用治疗药物、合理用药原则等三方面介绍用药指导的基础理论知识，并从任务实施提示、实训演练与评价两方面组织开展合理用药指导实践。本教材具有以下特点：一是思政融入，立德树人，每章均设有知识链接版块，深度挖掘思政元素，方便老师开展课程思政教学；二是课岗融通，对接岗位。邀请行业专家参与编写，力求教材内容精准对接临床用药现状；三是书网融合，资源丰富。教材配备大量的数字资源，如PPT、思维导图、微课、在线题库等。本教材可供高职高专院校药学、中药学、药品经营与管理、药事服务与管理专业师生教学使用。

图书在版编目（CIP）数据

常见病用药指导 / 熊存全，杨光，吴健主编.
北京：中国医药科技出版社，2024.12. -- （全国高职
高专药学类专业规划教材）. -- ISBN 978-7-5214-4975
-4

Ⅰ. R452

中国国家版本馆 CIP 数据核字第 202479ZR78 号

美术编辑　陈君杞
版式设计　友全图文

出版　**中国健康传媒集团**｜中国医药科技出版社
地址　北京市海淀区文慧园北路甲 22 号
邮编　100082
电话　发行：010 - 62227427　邮购：010 - 62236938
网址　www.cmstp.com
规格　889mm × 1194mm $\frac{1}{16}$
印张　14 $\frac{1}{4}$
字数　415 千字
版次　2024 年 12 月第 1 版
印次　2024 年 12 月第 1 次印刷
印刷　天津市银博印刷集团有限公司
经销　全国各地新华书店
书号　ISBN 978 - 7 - 5214 - 4975 - 4
定价　**48.00 元**

获取新书信息、投稿、
为图书纠错，请扫码
联系我们。

版权所有　盗版必究
举报电话：010 - 62228771
本社图书如存在印装质量问题请与本社联系调换

数字化教材编委会

主　编　熊存全　杨　光　张　琦

副主编　黄小琼　范高福　陈洁忠　刘利军

编　者（以姓氏笔画为序）

刁爱芹（泰州职业技术学院）	王　静（江苏医药职业学院）
王文文（无锡卫生高等职业技术学校）	王惠乔（通辽职业学院）
毛娜娜（苏州卫生职业技术学院）	成孝天（盐城市第一人民医院）
任亚丽（江苏省南通卫生高等职业技术学校）	刘红霞（江苏医药职业学院）
刘利军（长沙卫生职业学院）	李弘毅（青海卫生职业技术学院）
杨　光（通辽职业学院）	吴　健（苏州市立医院）
岑菲菲（乐山职业技术学院）	宋月雯（江苏食品药品职业技术学院）
张　平（钟山职业技术学院）	张　琦（江苏医药职业学院）
陈洁忠（济源职业技术学院）	范高福（合肥职业技术学院）
林莉莉（无锡卫生高等职业技术学校）	郑　涛（泰州职业技术学院）
凌　柏（盐城市第一人民医院）	黄小琼（赣南卫生健康职业学院）
常　静（无锡卫生高等职业技术学校）	蒋　鸣（江苏医药职业学院）
裔照国（盐城市第三人民医院）	熊存全（江苏医药职业学院）
黎　瑶（新疆伊犁卫生学校）	

出版说明

全国高职高专药学类专业规划教材，第一轮于2015年出版，第二轮于2019年出版，自出版以来受到各院校师生的欢迎和好评。为深入学习贯彻党的二十大精神，落实《国务院关于印发国家职业教育改革实施方案的通知》《关于深化现代职业教育体系建设改革的意见》《关于推动现代职业教育高质量发展的意见》等有关文件精神，适应学科发展和高等职业教育教学改革等新要求，对标国家健康战略、对接医药市场需求、服务健康产业转型升级，进一步提升教材质量、优化教材品种，支撑高质量现代职业教育体系发展的需要，使教材更好地服务于院校教学，中国健康传媒集团中国医药科技出版社在教育部、国家药品监督管理局的领导下，组织和规划了"全国高职高专药学类专业规划教材（第三轮）"的修订和编写工作。本轮教材共包含39门，其中32门为修订教材，7门为新增教材。本套教材定位清晰、特色鲜明，主要体现在以下方面。

1. 强化课程思政，辅助三全育人

贯彻党的教育方针，坚决把立德树人贯穿、落实到教材建设全过程的各方面、各环节。教材编写将价值塑造、知识传授和能力培养三者融为一体。深度挖掘提炼专业知识体系中所蕴含的思想价值和精神内涵，科学合理拓展课程的广度、深度和温度，多角度增加课程的知识性、人文性，提升引领性、时代性和开放性，辅助实现"三全育人"（全员育人、全程育人、全方位育人），培养新时代技能型创新人才。

2. 推进产教融合，体现职教特色

围绕"教随产出、产教同行"，引入行业人员参与到教材编写的各环节，为教材内容适应行业发展献言献策。教材内容体现行业最新、成熟的技术和标准，充分体现新技术、新工艺、新规范。

3. 创新教材模式，岗课赛证融通

教材紧密结合当前实际要求，教材内容与技术发展衔接、与生产过程对接、人才培养与现代产业需求融合。教材内容对标岗位职业能力，以学生为中心、成果为导向，持续改进，确立"真懂（知识目标）、真用（能力目标）、真爱（素质目标）"的教学目标，从知识、能力、素养三个方面培养学生的理想信念，提升学生的创新思维和意识；梳理技能竞赛、职业技能等级考证中的理论知识、实操技能、职业素养等内容，将其对应的知识点、技能点、竞赛点与教学内容深度衔接；调整和重构教材内容，推进与技能竞赛考核、职业技能等级证书考核的有机结合。

4. 建新型态教材，适应转型需求

适应职业教育数字化转型趋势和变革要求，依托"医药大学堂"在线学习平台，搭建与教材配套的数字化课程教学资源（数字教材、教学课件、视频及练习题等），丰富多样化、立体化教学资源，并提升教学手段，促进师生互动，满足教学管理需要，为提高教育教学水平和质量提供支撑。

前言 PREFACE

为进一步贯彻党的二十大精神，落实《国家职业教育改革实施方案》《关于深化现代职业教育体系建设改革的意见》《关于加快药学服务高质量发展的意见》《关于进一步加强用药安全管理提升合理用药水平的通知》等文件要求，不断推进药学服务模式转变和现代职业教育体系建设改革，助力药学服务新质生产力高质量发展，更好地服务健康中国战略实施。我们以最新的国家法定标准和指南或专家共识为指导，以高职高专药学及其相关专业的人才培养目标为依据，组织编写了《常见病用药指导》活页式教材。

本教材的编写，坚持立德树人的根本要求，坚持"三基""五性""三特定"原则，从基层药学服务岗位任务和学生认知规律出发，选取和编排教材内容，突出职业教育类型特点。为方便教材更新和教学活动的开展，本教材采用活页式编排设计。全书共9个模块，30个项目。每个模块均围绕各系统社区常见疾病进行合理用药知识介绍和技能训练。每个项目包含理论知识和任务实施两个部分，理论知识设置疾病概要、常用治疗药物、合理用药原则等三个版块，任务实施设置任务实施提示和实训演练与评价两个版块。为方便学习，各任务除设有"学习目标""情境导入""知识衔接""目标检测"外，还配备了大量的数字化教学资源，包括PPT、案例解析、微课视频、实训演练案例库、思维导图、在线题库等。其中，"知识链接"除补充正文中的新技术、新方法、新标准等相关内容外，还通过名人轶事、新药研发等进行育人元素的深度挖掘，以方便教师开展课程思政教学改革，促进学生岗位胜任力的综合提升。

本教材所涉及的药物用法、用量等仅供参考，不作为临床用药的依据。在使用具体药物时，请查阅药品说明书或遵医嘱用药。

在编写过程中，我们借鉴、引用了国内外相关著作、教材的研究成果，得到了各编者所在单位的大力支持，在此 并致以崇高的敬意和衷心的感谢！

我们致力于编写一本适用于高职高专院校"学生易学、教师好教"的精品教材。鉴于编者的学识和水平有限，书中难免存在疏漏或不当之处，敬请各位读者谅解，并恳请大家批评指正，以便修订完善。

编　者
2024 年 8 月

CONTENTS 目录

模块一 心血管系统常见病用药指导

项目一 高血压用药指导

PPT

学习目标

知识目标：

1. 掌握 高血压的药物治疗原则和治疗药物选用方法。

2. 熟悉 高血压的诱因、分级、心血管风险水平分层、危害和常用治疗药物。

3. 了解 高血压的定义、分类和临床表现。

能力目标：

1. 能结合医生诊断和用药方案对高血压患者开展用药指导和健康教育。

2. 能熟练操作并指导患者正确使用血压计测量血压。

素质目标： 培养学生积极参与高血压防治的职业使命感和社会责任感。

情境导入

情境： 患者，女，71岁，高血压病史8年。近期感觉身体不适，医院检查：血压186/124mmHg。临床诊断：高血压3级、冠状动脉粥样硬化性心脏病。医生处方：硝苯地平控释片30mg 口服，q. d.；硫酸氢氯吡格雷片75mg 口服，q. d.。

思考： 作为药师，应如何对该高血压患者进行用药指导？

扫一扫，知解析

理论知识

高血压是以体循环动脉血压持续升高为主要临床表现的心血管综合征，在未使用降压药物的情况下，非同日3次测量诊室血压，收缩压≥140mmHg 和（或）舒张压≥90mmHg，即可诊断为高血压。我国人群高血压的患病率仍然呈现升高趋势，高血压患者的知晓率、治疗率和控制率仍处于较低水平，防治任务重大而紧迫。

一、疾病概要 微课1

高血压是心脑血管疾病重要的危险因素，可由多种病因和复杂的发病机制所致，高钠、低钾膳食，超重和肥胖仍是我国人群重要的高血压危险因素。根据病因不同，高血压可分为原发性高血压和继发性高血压两类。前者以血压增高为主要临床表现但病因不明，约占高血压人群的90%，主要与遗传、环境（如饮食不合理、精神应激等）有关。根据血压升高的程度，可将高血压分为1级（轻度）、2级（中度）、3级高血压（重度）。根据血压水平、心血管危险因素、靶器官损害、临床并发症和糖尿病进行心血管风险分层，分为低危、中危、高危和很高危等4个层次。高血压的常见症状有头晕、头痛、心悸、疲劳、颈项板紧等。高血压后期血压常持续在较高水平，可导致多种并发症，如左心室肥厚、心绞痛、心肌梗死、心力衰竭、脑卒中、高血压脑病、肾动脉硬化、肾小球纤维化、眼底出血、视网膜动脉狭窄等。其中，脑卒中仍是我国高血压人群最主要的心血管风险，预防脑卒中是我国治疗高血压的重要目标。

知识链接

药学岗位担使命，科学宣教防中风

中风又称脑卒中或脑血管意外，是因各种诱因引起的脑内动脉闭塞、狭窄或破裂，而造成的急性脑血液循环障碍，临床上表现为一过性或永久性脑功能障碍的症状或体征。高血压是中风最危险的因素，因此，对高血压患者的健康宣教非常重要。作为药学工作者，不仅需要学会指导患者合理用药，还需主动承担起对高血压患者的健康宣教工作，告知患者科学治疗和健康生活的重要性。如指导患者应坚持长期服药，有效控制血压；同时要主动消除中风的诱因，如过度劳累、情绪波动等；提倡健康的生活方式，合理膳食，多食蔬菜和水果，戒烟限酒等。药学生作为未来的药学服务人员，也应主动向周围的群众宣传高血压及中风防治知识，与医护人员齐心协力，共同当好公众健康"守门人"。

二、常用治疗药物

目前，临床常用的抗高血压药物主要包括血管紧张素转化酶抑制药（angiotensin converting enzyme inhibitor，ACEI）、血管紧张素 Ⅱ 受体阻断药（angiotensin Ⅱ receptor blocker，ARB）、钙通道阻滞剂（calcium channel blockers，CCB）、β 受体阻断药、利尿药等五类，以及由上述药物组成的固定配比复方制剂（表 1-1-1）。

表 1-1-1　常用抗高血压药物

类别	代表药物	作用特点	禁忌证
血管紧张素转化酶抑制药（ACEI）	卡托普利、依那普利、赖诺普利、贝那普利、福辛普利	（1）有良好的靶器官保护和心血管终点事件预防作用 （2）单用降压作用明确 （3）对糖脂代谢无不良影响 （4）尤其适用于伴有慢性心力衰竭、心肌梗死后伴心功能不全、（非）糖尿病肾病、代谢综合征、蛋白尿患者	妊娠、高血钾、双侧肾动脉狭窄
血管紧张素 Ⅱ 受体阻断药（ARB）	厄贝沙坦、奥美沙坦、依普沙坦、缬沙坦、氯沙坦	（1）有良好的靶器官保护和心血管终点事件预防作用 （2）适应证同 ACEI，也用于不能耐受 ACEI 的患者	妊娠、高血钾、双侧肾动脉狭窄、肾功能不全晚期
钙通道阻滞剂（CCB）	氨氯地平、尼群地平、拉西地平、非洛地平、硝苯地平	（1）显著降低高血压患者脑卒中风险 （2）适用于老年高血压、单纯收缩期高血压、伴稳定型心绞痛、冠状动脉或颈动脉粥样硬化及周围血管病患者	二氢吡啶类：快速型心律失常、心力衰竭
β 受体阻断药	拉贝洛尔、阿替洛尔、比索洛尔、美托洛尔、阿罗洛尔	（1）美托洛尔、比索洛尔降压同时可保护靶器官，降低心血管事件风险 （2）尤其适用于伴快速型心律失常、冠心病、慢性心力衰竭、交感神经活性增高以及高动力状态的高血压患者	二至三度房室传导阻滞、支气管痉挛、慢性阻塞性肺疾病、周围血管病、糖耐量降低、运动员

续表

类别	代表药物	作用特点	禁忌证
利尿药	氢氯噻嗪、吲达帕胺、呋塞米、阿米洛利、螺内酯	（1）吲达帕胺可明显减少脑卒中再发风险 （2）小剂量氢氯噻嗪对代谢影响较小，与其他降压药（尤其是 ACEI 和 ARB）合用可显著增强后者的降压作用 （3）尤其适用于老年高血压、单纯收缩期高血压或伴心力衰竭患者，也是难治性高血压的基础药物之一	噻嗪类：妊娠、痛风 吲达帕胺：对磺胺类药物过敏者

三、合理用药原则

高血压的治疗应全面评估患者的总体危险，并在危险分层的基础上做出治疗决策。治疗策略包括干预生活方式、血压控制标准个体化、多重心血管危险因素协同控制等。初诊高血压患者的评估及监测程序（图 1-1-1）。

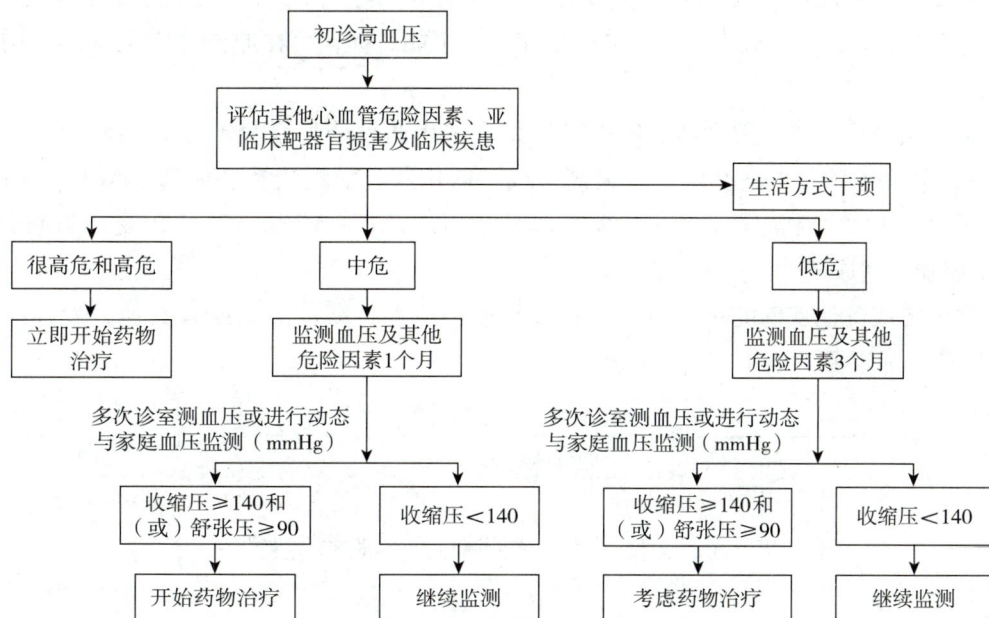

图 1-1-1　初诊高血压患者的评估及监测程序

（一）药物治疗原则

1. 有效治疗与终身治疗　有效治疗指高血压患者应尽可能将血压控制到目标值（表 1-1-2）。原发性高血压病因不明，无法根治，需终身治疗，故应进行成本-效益分析。

表 1-1-2　高血压的治疗目标

人群	目标值
一般高血压患者	<140/90mmHg
65～79 岁的老年高血压患者	首先应降至 <150/90mmHg，如能耐受，可进一步降至 <140/90mmHg
≥80 岁的老年高血压患者	<150/90mmHg
合并蛋白尿、糖尿病等高危患者	个体化或 <140/90mmHg，可进一步控制在 <130/80mmHg
老年单纯性收缩期高血压患者	收缩压 <150mmHg，可耐受者降低至 <140mmHg
脑卒中后高血压患者	<140/90mmHg

2. 初始治疗   一般患者采用常规剂量；老年人及高龄老年人初始治疗时通常应采用较小的有效治疗剂量。根据需要，可考虑逐渐增加至足剂量。

3. 平稳降压治疗   以有效控制 24 小时血压，更有效预防心脑血管并发症发生。如使用中、短效制剂，则需每天 2～3 次给药，以达到平稳控制血压的效果。

4. 联合治疗   对血压≥160/100mmHg、高于目标血压 20/10mmHg 的高危患者，或单药治疗未达标的高血压患者应进行联合降压治疗，包括自由联合或单片复方制剂。对血压≥140/90mmHg 的患者，也可起始小剂量联合治疗。

5. 个体化治疗   根据患者合并症的不同和药物疗效及耐受性，以及患者个人意愿或长期承受能力，选择适合患者个体的降压药物。

（二）治疗药物选用   [e] 微课 2

常用的基本治疗方案是根据高血压类型、并发症及对靶器官的损害程度，从一线抗高血压药物中选用不同品种，同时兼顾不良反应和相互作用组成不同治疗方案。

1. 轻度高血压   轻度高血压患者开始采用单药治疗，可选择的药物有利尿药、β 受体阻断药、ACEI、ARB、CCB、α 受体阻断药等。若单药治疗血压不能达标，可在原治疗方案基础上增大剂量或联合用药。

2. 中、重度高血压   中、重度高血压患者开始宜选用两种药物联合或复方制剂治疗，如二联用药血压不达标，可在原治疗方案基础上增大剂量或三联用药。如噻嗪类利尿药＋ACEI/ARB，CCB＋ACEI/ARB，CCB＋噻嗪类利尿药，CCB＋β 受体阻断药，CCB＋ACEI/ARB＋β 受体阻断药，CCB＋ACEI/ARB＋噻嗪类利尿药。

3. 伴有并发症或其他疾病的高血压   在重度高血压或存在高危因素或有其他并发症时，选择合适的抗高血压药尤为重要（表 1－1－3、表 1－1－4）。

表 1－1－3   高血压合并其他疾病时的选药

合并病症	可选择的降压药	不宜选择的降压药
冠心病	氨氯地平、β 受体阻断药	短效硝苯地平
慢性心功能不全	ACEI/ARB、利尿药（氢氯噻嗪、螺内酯）、CCB、β 受体阻断药	—
糖尿病	ACEI/ARB、利尿药（吲哒帕胺）、CCB	β 受体阻断药、氢氯噻嗪
肾功能不全	ACEI/ARB、吲哒帕胺、CCB、甲基多巴	胍乙啶
急性脑卒中	ACEI/ARB、利尿药（氢氯噻嗪）	—
上消化道溃疡	ACEI/ARB、利尿药、CCB、β 受体阻断药、可乐定	利血平

表 1－1－4   高危因素及特定抗高血压药

高危因素	特定抗高血压药物
心力衰竭	（1）无症状者 ACEI、β 受体阻断药 （2）有症状者 ACEI、β 受体阻断药、ARB 合并利尿药
糖尿病高血压	（1）联合应用两种或两种以上的药物，使血压＜130/80mmHg （2）噻嗪类利尿药、β 受体阻断药、ACEI、ARB、CCB 可降低糖尿病患者冠心病和脑卒中的风险 （3）ACEI、ARB 可延缓糖尿病肾病的进展，减少蛋白尿
慢性肾病疾病	需要 3 种或以上的药物合用，使血压＜130/80mmHg
高血压急症	（1）硝普钠 调整滴速控制血压 （2）硝酸甘油 适用于伴急性左心衰竭、急性冠状动脉功能不全及术后高血压患者 （3）尼卡地平 用于高血压危象、急性脑血管病等高血压急症

4. 特殊人群高血压的处理

（1）老年高血压　老年高血压患者推荐的抗高血压药物有利尿药、CCB、ACEI 或 ARB，均可作为初始或联合药物治疗。应从小剂量开始，逐渐增加至最大剂量。无并存疾病的老年高血压不宜首选 β 受体阻断药。

（2）儿童及青少年高血压　生活方式干预 6 个月后血压仍未达标，在继续生活方式干预同时可启动药物治疗；在生活方式干预期间，如血压上升至 2 级高血压或出现临床症状，也要进行药物治疗。目前，可用于儿童降压的药物主要有 ACEI（卡托普利）、利尿药（氨苯蝶啶、氯噻酮、氢氯噻嗪、呋塞米）、二氢吡啶类 CCB（氨氯地平）、肾上腺素受体阻断药（普萘洛尔、阿替洛尔及哌唑嗪）。

（3）妊娠高血压　最常用的口服药物有拉贝洛尔、甲基多巴和硝苯地平，必要时可考虑小剂量噻嗪类利尿药。妊娠期间禁用 ACEI 和 ARB，有妊娠计划的慢性高血压患者，也应停用上述药物。

任务实施

一、任务实施提示

（一）用药指导

1. 用药方法　抗高血压药物使用时，应严格按照药品说明书要求和医生处方（或医嘱）给药，药师、患者不得随意更换药物或调整用药剂量。

（1）剂量与频次（表 1 - 1 - 5）

表 1 - 1 - 5　常用抗高血压药物的服用剂量和频次

口服降压药物	每日剂量（mg）（起始剂量 ~ 足量）	每日给药次数
血管紧张素转化酶抑制剂（ACEI）		
卡托普利	25 ~ 300	2 ~ 3
依那普利	2.5 ~ 40	2
贝那普利	5 ~ 40	1 ~ 2
赖诺普利	2.5 ~ 40	1
福辛普利	10 ~ 40	1
培哚普利	4 ~ 8	1
西拉普利	1.25 ~ 5	1
咪哒普利	2.5 ~ 10	1
血管紧张素 II 受体阻断药（ARB）		
氯沙坦	25 ~ 100	1
缬沙坦	80 ~ 160	1
厄贝沙坦	150 ~ 300	1
替米沙坦	20 ~ 80	1
坎地沙坦	4 ~ 32	1
奥美沙坦	20 ~ 40	1
阿利沙坦酯	240	1

口服降压药物	每日剂量（mg） （起始剂量~足量）	每日给药次数
钙通道阻滞剂（CCB）		
硝苯地平	10~30	2~3
硝苯地平（缓释制剂）	10~80	2
硝苯地平（控释制剂）	30~60	1
氨氯地平	2.5~10	1
左旋氨氯地平	2.5~5	1
非洛地平	2.5~10	2
非洛地平（缓释制剂）	2.5~10	1
尼群地平	20~60	2~3
拉西地平	4~8	1
β受体阻断药		
比索洛尔	2.5~10	1
美托洛尔	50~100	2
美托洛尔（缓释制剂）	47.5~190	1
阿替洛尔	12.5~50	1~2
普萘洛尔	20~90	2~3
倍他洛尔	5~20	1
利尿药		
氢氯噻嗪	6.25~25	1
吲达帕胺	0.625~2.5	1
吲达帕胺（缓释制剂）	1.5	1
呋塞米	20~80	1~2
阿米洛利	5~10	1~2
氨苯蝶啶	25~100	1~2
螺内酯	20~60	1~3
依普利酮	50~100	1~2

（2）药物剂型与给药方法　为保证抗高血压药物平稳降压，常使用其长效制剂，如缓、控释片剂。①应整片吞服，严禁咬、嚼、掰断药片；②每日仅用1~2次，服药时间宜相对固定；③制剂外壳不能被人体吸收，空药片将被完整地经肠道排出，故便中可看到完整的空药片，属正常现象。

（3）给药时间　大多数高血压患者24小时内血压呈"两峰一谷"的状态波动。早晨6时起开始升高，分别在8~10时、16~18时达到高峰，从18时起缓慢降低，至凌晨2~3时降至最低。故早7时为"每日1次"的最佳给药时间，若"每日2次"给药，则应以早7时和下午14~16时为佳。不宜在睡前或夜间用药。

2. 不良反应与防治

（1）ACEI　常见刺激性咳嗽，尤其在用药早期；也可见味觉异常、皮疹、药热、粒细胞减少、血管神经性水肿、高血钾等，出现时停药即可缓解。

（2）ARB　不良反应与ACEI相似，轻微而短暂，但不出现刺激性干咳和血管神经性水肿，偶见头晕和直立性低血压。

（3）β受体阻断药　常见不良反应有疲劳、头晕、头痛、肢端发冷、心动过缓等，出现上述反应，需及时咨询医生。该类药物不可自行停用，突然停药易出现"反跳"现象。

（4）利尿药　常见不良反应为水、电解质紊乱，表现为口干、烦渴、肌肉痉挛、恶心、呕吐或极度疲乏等。氢氯噻嗪还可引起高尿酸血症、高脂血症和高血糖。用药过程中，应监测血钾、血糖、血脂、血尿酸等水平，避免驾驶或操作机器。

（5）钙通道阻滞剂　二氢吡啶类钙通道阻滞剂常见不良反应有体位性低血压、踝部水肿、头痛、眩晕、心悸等。服用期间，坐、躺后宜缓慢起身，否则易出现头晕或晕倒；天气炎热或运动导致出汗过多，应多喝水，以防脱水引起的低血压。服用非洛地平后可引起牙龈增生，用药期间应保持良好的口腔卫生。

3. 药物相互作用（表 1 – 1 – 6）

表 1 – 1 – 6　降压药物间或与其他药物相互作用一览表

合用药物	相互作用结果
维拉帕米 + β 受体阻断药	加重对心脏的抑制
ACEI + ARB/保钾利尿药（螺内酯、氨苯蝶啶、阿米洛利）/补钾剂/含钾替代盐	高钾血症

4. 其他　使用钙通道阻滞剂（如硝苯地平、尼莫地平、非洛地平等）过程中，应避免服用葡萄柚汁，否则易导致钙通道阻滞剂生物利用度增加，出现低血压。

（二）健康教育与慢病管理

1. 生活方式

（1）减少钠盐摄入，增加钾摄入　食钠的摄入量减少至每人 < 5g/d。主要措施包括：①减少烹调用盐及含钠高的调味品（包括味精、酱油等）；②避免或少食咸菜、火腿、各类炒货和腌制品。同时，增加膳食中钾摄入量可降低血压。主要措施有：①增加富钾食物（如新鲜蔬菜、水果和豆类等）的摄入量；②肾功能良好者可选择低钠富钾替代盐。

（2）合理膳食　饮食以水果、蔬菜、低脂奶制品、富含食用纤维的全谷物、植物来源的蛋白质为主，减少饱和脂肪和胆固醇摄入。

（3）控制体重　所有超重和肥胖患者应通过控制高热量（高脂肪食物、含糖饮料和酒类等）摄入和增加体力活动（规律的有氧运动、减少久坐时间）减轻体重，将体重维持在健康范围内（体重指数：$18.5 \sim 23.9kg/m^2$，男性腰围 < 90cm，女性 < 85cm）。减重时不宜过快，建议将目标定为一年内减少初始体重的 5% ~ 10%。

（4）戒烟、限酒　高血压患者应彻底戒烟，避免被动吸烟，可有效降低心血管疾病风险。过量饮酒可显著增加高血压的发病风险，且其风险随饮酒量增加而升高。高血压患者应限制饮酒，避免饮用高度烈性酒。每日白酒、葡萄酒、啤酒摄入量分别少于 50mL、100mL、300mL。

（5）适量运动　建议每周 4 ~ 7 天，每天累计 30 ~ 60 分钟的中等强度运动，如步行、慢跑、骑自行车、游泳等。运动形式以有氧运动为主，无氧运动作为补充。

（6）减轻精神压力，保持心态平衡　注意劳逸结合，保持足够且良好的睡眠，避免和消除紧张情绪。

2. 血压监测　家庭血压监测是患者及其家属使用血压计对血压进行自我管理的有效手段。测量方案为：对初诊高血压患者或血压不稳定高血压患者，建议每天早晨和晚上测量血压，每次测 2 ~ 3 遍，取平均值；建议连续测量家庭血压 7 天，取后 6 天血压平均值。血压控制平稳且达标者，可每周自测 1 ~ 2 天血压，早晚各 1 次。详细记录每次测量血压的日期、时间以及所有血压读数。

目前，血压计分为水银血压计和电子血压计两种。为减少水银可能带来的污染，且使用方便、快捷，家庭血压监测多采用上臂式电子血压计。操作规程如下：

（1）测量前准备　测量环境应保持安静，室温适宜。受试者至少在坐位安静休息5分钟，30分钟内禁止吸烟、饮咖啡、喝浓茶，并应将尿排空。取出血压计袖带，驱尽袖带内的空气，检查电池是否安装、是否通电，将空气管与血压计连接。

（2）测量姿势　受试者取坐位，最好坐靠背椅，裸露上臂，上臂与心脏处在同一水平。手臂伸直平放，掌心向上，双脚自然平放，双腿勿交叉。

（3）缠绕袖带　以正确的方向将袖带缚于上臂，松紧以一指宽为宜，袖带下缘应在肘弯上2~3cm，不可压迫、折叠、扭曲空气管。三角图标应位于中指延长线上。

（4）开始测量　摁下"开始"或"测量"键，充气测量直至数值出现，期间不要与受试者交谈，不可移动位置。建议间隔2分钟再重复测量一次，取平均值。初次测量应分别检测两侧上肢的血压值，取血压较高侧手臂作为今后固定测量的手臂。

（5）整理收拾　测量后尽快取下袖带，关闭电源，排空余气，整理袖带，断开空气管与血压计的连接，分别放入盒子内，关上血压计盒盖。

二、实训演练与评价

以4~6人组成实训小组，扫码进入案例库，从中选择一个案例，并进行小组讨论，根据选择的案例设计用药指导情境，每组推选2名同学分别扮演药师和高血压患者，在班内或实训场所进行高血压用药指导汇报。由带教老师和其他各组同学进行评价。

案例库

项目	考核内容		标准分（100分）	评分标准	得分
职业素养（15分）	仪表、着装符合要求		3分	学生着工作服；女生不得披头发，不可浓妆艳抹，不得佩戴过于鲜艳、花哨的饰品，如大型耳环、项链、手镯等，不留长指甲，指甲不涂色；男女生不得穿拖鞋	
	语速适中，表达清晰		3分	用词准确（2分），语句流畅（1分）	
	具备同理心		3分	尊重患者，能够站在患者角度思考问题	
	讲解科学，通俗易懂		3分	尽量避免使用患者听不懂的专业术语，多使用日常语言	
	认真倾听，有效反馈		3分	耐心、认真地听患者诉说自己的感受和问题，对患者言语中表达出的信息进行准确分析和把握，并作出及时、合适的响应和反馈	
实训实施（85分）	用药指导（55分）	用药剂量与频次	5分	剂量正确（3分）；频次正确（2分）若随意更改医生处方/医嘱，则该项不得分	
		药物剂型与给药方法	15分	（1）普通片剂，给药方法正确（5分）（2）缓、控释制剂需指出整片吞服，不能掰、嚼、咬（5分）（3）告知便中可看到完整的空药片，属正常现象（5分）	
		给药时间	10分	指出晨起后给药（5分），说明晨起后给药的原因（5分）	
		不良反应与防治	10分	说出药物常见不良反应（5分），提出不良反应的防治方法（5分）	
		药物储存方法	5分	正确指导药物的储存方法	
		其他	10分	说明联合用药的理由和药物相互作用时的用药注意事项；指出饮食对药效的影响等	

续表

项目	考核内容		标准分 （100 分）	评分标准	得分
实训 实施 （85 分）	健康教育与 慢病管理 （30 分）	疾病知识教育	10 分	能从疾病病因、高危因素、治疗进展和预后等方面给出科学阐述，帮助患者正确认识和预防高血压	
		生活健康知识教育	10 分	能从饮食、减重、戒烟、限酒、适度运动、保持心态平稳等方面给出合理化建议	
		血压监测	10 分	正确指导患者及其家属使用上臂式家用自动电子血压计进行家庭血压监测	
合计					

目标检测

答案解析

一、A 型选择题

1. 高血压的诊断标准是（　　）
    A. 收缩压≥130mmHg 和（或）舒张压≥80mmHg
    B. 收缩压≥135mmHg 和（或）舒张压≥85mmHg
    C. 收缩压≥140mmHg 和（或）舒张压≥90mmHg
    D. 收缩压≥145mmHg 和（或）舒张压≥95mmHg
    E. 收缩压≥150mmHg 和（或）舒张压≥100mmHg

2. 治疗≥80 老年人高血压的目标是血压降低至（　　）
    A. ＜125/75mmHg　　　　　　　B. ＜130/80mmHg　　　　　　　C. ＜140/90mmHg
    D. ＜150/90mmHg　　　　　　　E. 收缩压＜150mmHg 或更低

3. 患者，女，68 岁，既往有高血压，双侧肾动脉狭窄，因水肿复诊，体检和实验室检查：血压 172/96mmHg，尿蛋白＞2g/24h（正常值 150mg/24h），血尿酸 416μmol/L（正常值 180 ~ 440μmol/L），血钾 12mmol/L（正常值 3.5 ~ 5.5mmol/L）。在已经服用氨氯地平的基础上，应考虑联合应用的降压药物是（　　）
    A. 螺内酯　　　　　　　　　　B. 依那普利　　　　　　　　　C. 卡托普利
    D. 呋塞米　　　　　　　　　　E. 拉西地平

4. 王某，男，49 岁。近日感觉头痛、心悸、头晕、眼花、耳鸣等症状，血压为 163/100mmHg。该患者有糖尿病病史 10 年。诊断为高血压。该患者应选择的降压药物为（　　）
    A. 呋塞米　　　　　　　　　　B. 卡托普利　　　　　　　　　C. 维拉帕米
    D. 普罗帕酮　　　　　　　　　E. 硝酸甘油

5. 下列抗高血压药物中，易引起踝部水肿的药物是（　　）
    A. 硝苯地平　　　　　　　　　B. 普萘洛尔　　　　　　　　　C. 依那普利
    D. 维拉帕米　　　　　　　　　E. 氢氯噻嗪

6. 常引起刺激性干咳的药物是（　　）
    A. 氢氯噻嗪　　　　　　　　　B. 氯沙坦　　　　　　　　　　C. 普萘洛尔
    D. 硝苯地平　　　　　　　　　E. 卡托普利

7. 高血压合并冠心病时，不宜选用的药物是（　　）

    A. 氨氯地平　　　　　　　　B. 吲达帕胺　　　　　　　　C. 普萘洛尔

    D. 短效硝苯地平　　　　　　E. 依那普利

8. 高血压非药物治疗错误的是（　　）

    A. 降低体重　　　　　　　　B. 减轻精神压力　　　　　　C. 戒烟和控制饮酒

    D. 增加运动　　　　　　　　E. 膳食增加钠盐

二、X 型选择题

9. 下列关于高血压药物应用原则正确的有（　　）

    A. 尽量采用最小有效剂量

    B. 个体化给药

    C. 高剂量单一用药优于低剂量多药合用

    D. 通常需要终身治疗

    E. 最好选用每日 1 次，可持续 24 小时降压的药物

10. 与高血压相关的生活习惯和饮食习惯包括（　　）

    A. 高钠低钾饮食　　　　　　B. 吸烟　　　　　　　　　　C. 肥胖

    D. 酗酒　　　　　　　　　　E. 缺乏体育运动

（熊存全）

书网融合……

| 重点小结 | 微课1 | 微课2 | 习题 |

项目二　冠状动脉粥样硬化性心脏病用药指导

PPT

学习目标

知识目标：

1. 掌握　冠状动脉粥样硬化性心脏病的药物治疗原则和治疗药物选用方法。

2. 熟悉　冠状动脉粥样硬化性心脏病的危险因素、并发症、危害和常用治疗药物。

3. 了解　冠状动脉粥样硬化性心脏病的定义、临床分型和临床表现。

能力目标：

1. 能展开信息收集和药物治疗评估工作。

2. 能结合医生诊断和用药方案对冠状动脉粥样硬化性心脏病患者开展用药指导和健康教育。

素质目标：培养学生积极参与冠状动脉粥样硬化性心脏病防治的职业使命感和社会责任感。

情境导入

情境： 患者，男，65岁，既往有冠心病病史，不规则服药治疗。近期自觉心悸、胸闷较前加重，偶有胸痛，无咳嗽、咳痰、发热等。查体：两肺呼吸音清，心律齐，血压186/120mmHg；心电图：心房颤动，心室率快。诊断：高血压病；冠心病。处理：利伐沙班15mg口服，q.d.；缬沙坦80mg口服，q.d.；硝苯地平控释片30mg口服，q.d.；拜阿司匹林100mg口服，q.d.；瑞舒伐他汀10mg口服，q.d.；琥珀酸美托洛尔47.5mg口服，q.d.；硝酸异山梨酯20mg口服，b.i.d.。

扫一扫，知解析

思考： 作为药师，应如何对该冠心病患者进行用药指导？

理论知识

冠状动脉粥样硬化性心脏病是指冠状动脉粥样硬化使管腔狭窄或阻塞，或（和）因冠状动脉功能性改变（痉挛）导致心肌缺血、缺氧或坏死而引起的心脏病，统称为冠状动脉性心脏病或者冠状动脉疾病，简称冠心病。冠心病可导致心肌缺血缺氧，出现胸痛、胸闷为主要表现的各种临床症状。冠心病发病率高、死亡率高，严重危害人类的身体健康，给家庭和社会带来了巨大的负担，被称作人类健康的第一杀手，已成为我国最大的卫生健康问题之一。

一、疾病概要 🅴微课

冠心病主要致病原因是冠状动脉粥样硬化斑块形成，主要包括两大类，即稳定性冠心病（stable coronary artery disease，SCAD）和急性冠状动脉综合征（acute coronary syndrome，ACS）。SCAD也称为慢性冠状动脉综合征（chronic coronary syndrome，CCS），主要分为3类，即慢性稳定性劳力型心绞痛、缺血性心肌病、ACS之后稳定的病程阶段。ACS包括ST段抬高型心肌梗死（ST – segment elevation myocardial infarction，STEMI）、非ST段抬高型心肌梗死（non – ST – segment elevation myocardial infarction，NSTEMI）及不稳定型心绞痛（unstable angina，UA）。冠心病的危险因素包括血脂异常、高血压、糖尿病、遗传因素、体力活动减少、男性、年龄（中老年）、吸烟、饮酒、精神心理应激等。

冠心病临床症状主要是心绞痛，但表现多样。典型的心绞痛多在活动或情绪激动时发生，位于胸骨中下段的压榨性疼痛，可放射至颈肩部、上肢或背部，持续时间多在数分钟到半小时内，可伴有出汗。需注意的是，很多时候患者心绞痛症状并不典型，容易误诊。胸闷气促也是冠心病比较常见的重要症状，呼吸心搏骤停是最严重的症状，其他常见的伴随症状还有发汗、晕厥、心悸等。

冠心病的并发症与缺血、梗死范围大小相关，为冠心病病死的主要原因。常见并发症有：心律失常、泵衰竭、心脏破裂、栓塞、室壁瘤、心肌梗死后综合征等。冠心病辅助检查包括心电图检查、心肌损伤标志物检测、超声心动图检查、冠状动脉CT或者冠状动脉造影术等。其中，冠状动脉造影目前仍是诊断冠心病的金标准。

知识链接

药师发挥积极作用，冠心病管理显成效

国家卫生健康委员会《关于加快药学服务高质量发展的意见》明确指出，药师应在慢性病管理中发挥积极作用，可开展用药随访、药物重整等工作。非药物治疗也是目前临床上的一种重要治疗方

式，作为药学工作者，不仅需要学会指导患者合理用药，还需主动承担起对冠心病患者的健康指导工作。做好疾病知识的指导：生活方式的改变是冠心病治疗的基础，应指导患者合理膳食、戒烟限酒、控制体重、适量运动、心理平衡等。强调避免诱发因素：告知患者及家属过劳、情绪激动、饱餐、用力排便、寒冷刺激等都是心绞痛发作的诱因，注意尽量避免。加强病情监测指导：教会患者及家属心绞痛发作时的缓解方法，胸痛发作时应立即停止活动或舌下含服硝酸甘油。如服用硝酸甘油不缓解，或心绞痛发作比以往频繁、程度加重、疼痛时间延长，应立即到医院就诊，警惕心肌梗死的发生。告知患者应定期复查心电图、血压、血糖、血脂、肝功能等。坚持用药指导：指导患者出院后或手术后，还是要规范服药，不要擅自增减药量，要自我监测药物的不良反应，保持健康的生活方式，以免疾病复发。

二、常用治疗药物

目前，临床常用的治疗冠心病药物主要包括 β 受体阻断药、硝酸酯类药物、钙通道阻滞剂、抗血小板药物、降低 LDL - C 的药物、抗凝药物、ACEI 和 ARB（表 1 - 2 - 1）。

表 1 - 2 - 1   常用治疗冠心病药物

类别	代表药物	作用特点	禁忌证
β 受体阻断药	美托洛尔、阿替洛尔、比索洛尔	（1）减慢心率，减弱心肌收缩力，降低血压，减少心肌耗氧量和心绞痛发作，增加运动耐量 （2）降低心肌梗死后稳定型心绞痛患者心血管事件的发生	伴严重心动过缓和高度房室传导阻滞、窦房结功能紊乱、明显支气管痉挛或支气管哮喘患者
硝酸酯类药物	硝酸甘油、硝酸异山梨酯	（1）扩张静脉血管、动脉阻力血管、减轻心脏前后负荷，有利于保护心功能，对心室重构产生有益作用 （2）扩张冠状动脉，增加缺血区心肌供血量，早期应用可明显缩小心肌梗死范围 （3）降低心力衰竭发生率和心室颤动发生率	心肌梗死早期（有严重低血压及心动过速时）、严重贫血、青光眼、颅内压增高者、对硝酸甘油过敏者
钙通道阻滞剂	硝苯地平、地尔硫䓬、维拉帕米	（1）通过改善冠状动脉血流和减少心肌耗氧量发挥缓解心绞痛的作用，对变异型心绞痛或以冠状动脉痉挛为主的心绞痛，是一线治疗药 （2）也可作为持续性心肌缺血治疗的次选药物 （3）在急性心肌梗死治疗中不作为一线用药	已有严重心动过缓、高度房室传导阻滞及病态窦房结综合征的患者
抗血小板药物	阿司匹林、氯吡格雷、替格瑞洛	（1）环氧化酶抑制剂 包括阿司匹林、吲哚布芬，所有患者如无用药禁忌证均应服用阿司匹林 （2）P2Y12 受体抑制剂 包括氯吡格雷、替格瑞洛，主要用于近期心肌梗死患者、ACS 患者及对阿司匹林禁忌者	阿司匹林禁用于对乙酰水杨酸和含乙酰水杨酸的物质过敏者；氯吡格雷禁用于对其过敏者、严重肝损害者
降低 LDL - C 的药物	主要是他汀类药物（辛伐他汀、阿托伐他汀、瑞舒伐他汀）	能有效降低 TC 和 LDL - C，延缓斑块进展和稳定斑块。所有明确诊断冠心病患者，无论其血脂水平如何，均应给予他汀类药物	该药过敏者、活动性肝病或无法解释的血清转氨酶持续升高、妊娠期及哺乳期妇女
抗凝药物	肝素、华法林、新型口服抗凝药物	选择经皮冠状动脉介入治疗（PCI）的稳定性冠心病患者需术中应用肝素；既需抗血小板又需抗凝的患者，可联用华法林或新型口服抗凝药物	凝血功能障碍伴有出血倾向、肝肾功能损害、近期手术者、妊娠期妇女
ACEI 和 ARB	卡托普利、依那普利和氯沙坦、缬沙坦	（1）具有心肾保护作用，可减少各类心血管事件的发生 （2）对于稳定型心绞痛合并高血压、糖尿病、心力衰竭或左心室收缩功能不全的患者建议使用 ACEI，对 ACEI 不耐受的患者，可使用 ARB	该药过敏者、肾功能严重损害患者

三、合理用药原则

冠心病的药物治疗主要目的是延长生存时间、缓解症状和预防心血管事件、改善生活质量。要做到这一点，治疗目标应减少心源性死亡、非致命性心血管事件、动脉粥样硬化进展及冠心病的症状与功能限制。

（一）药物治疗原则

1. 充分评估与监测原则 SCAD 推荐每年进行药物治疗评估，重点询问心脑血管相关疾病病史，药物治疗需结合患者的特点和偏好。药师应依据指南或高质量循证医学证据对患者的药物治疗进行全面评估。ACS 在确诊后，应尽快对患者进行危险分层以确定后续治疗方案。

2. 联合用药原则 改善缺血、减轻症状的药物应与预防心肌梗死的药物联合使用。

3. 个体化合理用药原则 鼓励患者参与共同决策，结合患者意愿做出个性化的治疗决策。

4. 长期治疗原则 冠心病无法根治，只能长期服药来稳定病情。不能因为病情的暂时好转就随意停药。

（二）治疗药物选用

常用的基本治疗方案是根据患者的疾病特点、合并症、药物治疗评估结果等来进行药物治疗管理。

1. 抗血小板药物 如无禁忌证，无论采用何种治疗策略，所有冠心病患者均应启动口服抗血小板药物治疗，可选择的药物有阿司匹林、氯吡格雷、替格瑞洛等。对于中高缺血风险且无高出血风险的患者，应考虑双联抗血小板治疗。

2. 调脂药物 所有冠心病患者均应开展以他汀类药物为基础的调血脂治疗，不同人群的 LDL－C 目标值有所不同，冠心病患者尽量将血浆 LDL－C 控制在 <1.8mmol/L。

3. 抗心肌缺血药物 一线治疗药物包括 β 受体阻断药、硝酸酯类药物、钙通道阻滞剂。如无禁忌证，β 受体阻断药应作为 CCS 患者的初始治疗药物，特别适用于伴有高血压、既往有心肌梗死病史或左心室功能不全的患者。二线治疗药物包括长效硝酸酯类药物、尼可地尔、曲美他嗪等。

4. 肾素－血管紧张素－醛固酮系统抑制剂 ACEI 和 ARB 具有心肾保护作用，可减少各类心血管事件的发生，改善患者预后。

5. 抗凝药物 可选择的药物包括低分子量肝素、华法林、新型口服抗凝药等，稳定性冠心病心绞痛患者无需抗凝，选择 PCI 的稳定性冠心病患者需术中应用肝素，既需抗血小板又需抗凝的患者，可联用华法林或新型口服抗凝药物。

6. 控制血糖的药物 钠－葡萄糖共转运蛋白 2 抑制剂（SGLT－2）和胰高血糖素样肽－1 受体激动剂（GLP－1）有助于减重，延缓肾病进展，对无 2 型糖尿病的患者也能降低心血管事件风险。

7. 合并症时用药 有合并症时，选择合适的药物尤为重要（表 1－2－2）。

表 1－2－2 冠心病合并其他疾病时的选药

合并病症	可选择的药物
高血压	氨氯地平、β 受体阻断药
糖尿病	达格列净、利拉鲁肽、二甲双胍
房颤	华法林、利伐沙班

任务实施

一、任务实施提示

(一) 用药指导

1. 用药方法 治疗冠心病的药物在使用时,应严格按照药品说明书要求和医生处方(或医嘱)给药,药师、患者不得随意更换药物或调整用药剂量。

(1) 剂量与频次(表1-2-3)

表1-2-3 常用治疗冠心病药物的服用剂量和频次

口服药物	每日剂量(mg)	每日给药次数
抗血小板药物		
阿司匹林	75~150	1
氯吡格雷	75	1
替格瑞洛	180	2
血管紧张素转化酶抑制剂(ACEI)		
卡托普利	100~150	2~3
依那普利	10~40	1~2
赖诺普利	10	1
血管紧张素Ⅱ受体阻断药(ARB)		
氯沙坦	25~100	1
缬沙坦	80~160	1
厄贝沙坦	150~300	1
钙通道阻滞剂(CCB)		
硝苯地平缓释片	20~40	1~2
氨氯地平	5~10	1
地尔硫䓬	90~360	3~4
维拉帕米缓释片	240~360	1~2
硝酸酯类药物		
硝酸甘油片	0.5~1.5	1~3
硝酸异山梨酯片	10~30	2~3
β受体阻断药		
比索洛尔	2.5~10	1
美托洛尔	100~200	2
阿替洛尔	50~200	2
调脂药物		
辛伐他汀	20~40	1
阿托伐他汀	10	1
瑞舒伐他汀	5	1
抗凝药物		
华法林	2~8	1
利伐沙班	15~20	1

（2）药物剂型与给药方法　剂型包括片剂、胶囊、注射剂等，主要是片剂。规律地按时服用药物，针对发作的时间和特点给药，维持稳定的血药浓度。

（3）给药时间　最佳服药时间一般应与人体生物钟节律相协调，对于1天服用1次的药物，宜在早晨起床后服用；1天2次的药物，宜在晨醒后及下午3点左右服用；1天3次的药物，应在晨起、中午及傍晚服用。根据药物特点和药代动力学不同，实际也会有所差别。①阿司匹林：每日1次，相对固定一个时间点服用即可。②硝酸酯类、钙通道阻滞剂、β受体阻断药：一般在晨起后给予。③部分他汀类药物：晚上或睡前给药比白天给药更为有效，常见的有普伐他汀、辛伐他汀等。而瑞舒伐他汀、阿托伐他汀则不受食物的影响，也不受服药时间点的影响，相对固定一个时间点服用即可。

2. 不良反应与防治

（1）抗血小板药物　阿司匹林常见不良反应为胃肠道反应和过敏反应，氯吡格雷不良反应较少，肝肾功能不良者慎用。替格瑞洛的常见不良反应是出血和呼吸困难。

（2）调脂药物　他汀类不良反应较少，大剂量应用时，患者可出现腹痛、腹泻、便秘等消化道反应，以及皮肤潮红、头痛、肌痛、失眠等暂时性反应，偶见无症状性转氨酶升高，停药后即恢复正常。2%~3%的患者服药后出现横纹肌溶解，可导致急性肾衰竭，危及生命。若患者用药后出现全身肌肉酸痛、僵硬、乏力时应警惕横纹肌溶解症的发生，检测肌酸磷酸激酶可帮助诊断。

（3）β受体阻断药　常见不良反应有心动过缓、房室传导阻滞、心力衰竭、低血压、轻度乏力、胸闷等。一般不需要特别处理。

（4）钙通道阻滞剂　常见不良反应包括外周水肿、便秘、心悸、面部潮红，低血压也时有发生，其他不良反应还包括头痛、头晕、虚弱无力等。

（5）硝酸酯类药物　常见不良反应有头痛、眩晕、直立性低血压、反射性心动过速，偶见心动过缓、心绞痛加重等，不良反应以短效硝酸甘油更明显。

（6）ACEI　不良反应轻微，偶见咳嗽、恶心、腹泻、头晕、头痛，首剂低血压、低血糖、高血钾、肾功能损伤。

（7）ARB　不良反应发生率较低，主要有头晕、头痛、疲乏，较少发生干咳，也不引起直立性低血压。

（8）抗凝药物　不良反应主要有出血、血小板减少症、过敏反应等。

3. 药物相互作用（表1-2-4）

表1-2-4　治疗冠心病药物间或与其他药物相互作用一览表

合用药物	相互作用结果
地尔硫䓬/维拉帕米+β受体阻断药	增加对心脏的抑制作用
华法林+阿司匹林	有协同作用
抗凝药物+他汀类	使凝血时间延长

（二）健康教育与慢病管理

1. 生活方式

（1）合理膳食　低盐低脂饮食，低盐是每天摄入量不超过5g，低脂饮食需尽量减少饱和脂肪酸摄入，总胆固醇含量每日不超过200mg（少吃动物内脏，鸡蛋黄一周不超过3个），多进食粗纤维的食物以保持大便通畅。避免饱餐，少食多餐。肥胖者需限制饮食热量，伴有糖尿病患者需监测血糖，遵医嘱进食糖尿病饮食及服用相关降糖药物。忌浓茶、咖啡等刺激性饮料。

（2）戒烟限酒　烟中含有许多有害物质，可引起冠状动脉痉挛，诱发心绞痛和心肌梗死，一氧化碳造成的缺氧可损伤动脉内膜，促进动脉粥样硬化的形成。不吸烟，避免接触二手烟，不饮酒或少饮酒。

（3）控制体重　超重可增加冠心病的发生风险，向心性肥胖更是冠心病的高危因素。体重指数应控制在 $18.5 \sim 23.9 \mathrm{kg/m^2}$。

（4）做好情绪管理和睡眠管理　减轻精神压力，保持心态平衡，注意劳逸结合，保证足够且良好的睡眠，避免和消除紧张情绪。

（5）适量运动　体育锻炼、运动应根据个人自身的身体条件、兴趣爱好选择，要量力而行，减轻心脏负担。

2. 健康管理　积极治疗引起本病的高危因素，如高血压、肥胖、高脂血症、糖尿病等；心绞痛发作时，立即停止活动、休息；定期到医院复查。

二、实训演练与评价

以 4～6 人组成实训小组，扫码进入案例库，从中选择一个案例，并进行小组讨论，根据选择的案例设计用药指导情境，每组推选 2 名同学分别扮演药师和冠心病患者，在班内或实训场所进行冠心病用药指导汇报。由带教老师和其他各组同学进行评价。

案例库

项目	考核内容		标准分（100 分）	评分标准	得分
职业素养（15 分）	仪表、着装符合要求		3 分	学生着工作服；女生不得披头发，不可浓妆艳抹，不得佩戴过于鲜艳、花哨的饰品，如大型耳环、项链、手镯等，不留长指甲，指甲不涂色；男女生不得穿拖鞋	
	语速适中，表达清晰		3 分	用词准确（2 分），语句流畅（1 分）	
	具备同理心		3 分	尊重患者，能够站在患者角度思考问题	
	讲解科学，通俗易懂		3 分	尽量避免使用患者听不懂的专业术语，多使用日常语言	
	认真倾听，有效反馈		3 分	耐心、认真地听患者诉说自己的感受和问题，对患者言语中表达出的信息进行准确分析和把握，并作出及时、合适的响应和反馈	
实训实施（85 分）	用药指导（55 分）	用药剂量与频次	5 分	剂量正确（3 分）；频次正确（2 分）若随意更改医生处方/医嘱，则该项不得分	
		药物剂型与给药方法	15 分	（1）能说出常见剂型，能复述特殊剂型药物（如硝酸甘油喷雾剂）的使用方法（10 分）（2）给药方法正确（5 分）	
		给药时间	10 分	指出每日 3 次的药物，应在晨起、中午及傍晚服用（5 分），熟悉常用药的给药时间（5 分）	
		不良反应与防治	10 分	说出药物常见不良反应（5 分），提出不良反应的防治方法（5 分）	
		药物储存方法	5 分	正确指导药物的储存方法	
		其他	10 分	说出药物治疗原则和药物相互作用时的用药注意事项	
	健康教育与慢病管理（30 分）	疾病知识教育	10 分	能从临床分型、危险因素、治疗进展和预后等方面给出科学阐述，帮助患者正确认识和预防冠心病	
		生活健康知识教育	10 分	能从饮食、减重、戒烟、限酒、适度运动、保持心态平稳等方面给出合理化建议	
		对药物治疗进行全面评估	10 分	正确告知血脂、血压、心率、血糖控制目标	
合计					

目标检测

答案解析

一、A 型选择题

1. 冠心病的分类不包括的是（　　）

    A. 心绞痛　　　　　　　　B. 心肌梗死　　　　　　　　C. 隐匿性冠心病

    D. 心脏瓣膜病　　　　　　E. 缺血性心肌病

2. 最有效、作用最快的终止心绞痛发作的药物是（　　）

    A. β 受体阻断药　　　　　B. 硝酸酯类药物　　　　　　C. 抗血小板药物

    D. 钙通道阻滞剂　　　　　E. ACEI

3. 严重冠状动脉狭窄是指冠脉狭窄程度达（　　）

    A. 50% 以上　　　　　　　B. 70% 以上　　　　　　　　C. 30% 以上

    D. 90% 以上　　　　　　　E. 95% 以上

4. 冠心病心绞痛与心肌梗死时胸痛的主要鉴别点是（　　）

    A. 疼痛的持续时间及对含服硝酸甘油的反应不同

    B. 疼痛的部位不同

    C. 疼痛性质不同

    D. 疼痛的放射部位不同

    E. 疼痛时是否伴发恶心

5. 冠状动脉粥样硬化性心脏病患者抗炎稳定斑块的药物是（　　）

    A. 他汀类　　　　　　　　B. 抗凝药　　　　　　　　　C. 抗生素

    D. 抗血小板药物　　　　　E. β 受体阻断药

6. 药物治疗过程中应注意监测肝毒性和肌毒性的药物是（　　）

    A. 瑞舒伐他汀　　　　　　B. 氯沙坦　　　　　　　　　C. 普萘洛尔

    D. 硝苯地平　　　　　　　E. 卡托普利

7. 患者，男，62 岁，近 1 年劳累时胸痛，休息或含服硝酸甘油数分钟即可缓解，既往高血压病史 10 余年，药物控制满意。实验室检查：血 LDL-C 2.16mmol/L。改善患者预后的药物不包括（　　）

    A. 硝酸异山梨酯　　　　　B. 辛伐他汀　　　　　　　　C. 福辛普利

    D. 美托洛尔　　　　　　　E. 氯沙坦

8. 冠心病非药物治疗错误的是（　　）

    A. 降低体重　　　　　　　B. 减轻精神压力　　　　　　C. 戒烟限酒

    D. 低盐低脂饮食　　　　　E. 减少活动

二、X 型选择题

9. 下列关于冠心病药物用药的字母原则正确的有（　　）

    A. A 是指阿司匹林　　　　　　　　　　B. B 是指 β 受体阻断剂和降压药物

    C. C 是指降胆固醇药物　　　　　　　　D. D 是指降糖药物

    E. E 是指 ACEI

10. 关于 β 受体阻断药，说法正确的有（　　）

    A. 如无禁忌证，β 受体阻断药应作为 CCS 患者的初始治疗药物

B. 优先推荐选用具有选择性 β_1 受体阻断药

C. β 受体阻断药还可减轻二氢吡啶类 CCB 引起的反射性心动过速

D. β 受体阻断药是变异性心绞痛患者的一线治疗药物

E. β 受体阻断药和硝酸酯类药物可以联合使用

（吴　健）

书网融合……

重点小结	微课	习题

PPT

项目三　血脂异常用药指导

学习目标

知识目标：

1. **掌握**　血脂异常药物治疗原则和治疗药物的合理选用。

2. **熟悉**　血脂异常的类型、危害和常用治疗药物。

3. **了解**　血脂异常的定义、分类和临床表现。

能力目标：

1. 能结合医生诊断和用药方案对血脂异常患者开展用药指导和健康教育。

2. 能熟练操作并指导患者正确使用血脂仪。

素质目标：培养学生积极参与血脂异常防治的职业使命感和社会责任感。

情境导入

情境：患者，男，55 岁，身高 170cm，体重 90kg。体检时血脂：TG 14.5mmol/L（正常值 0.56 ~ 1.7mmol/L）、TC 25.6mmol/L（正常值 2.8 ~ 5.69mmol/L）、LDL - C 3.2mmol/L（正常值 0 ~ 4.14mmol/L）、HDL - C 0.78mmol/L（正常值 1.04 ~ 1.74mmol/L）。诊断为高脂蛋白血症。医生处方：阿托伐他汀钙片 80mg 口服，q.d.；非诺贝特片 0.1g 口服，t.i.d.。

扫一扫，知解析

思考：药师如何对该患者进行用药指导？

理论知识

血脂异常（dyslipidemia），是血脂代谢紊乱的统称，是一类较常见的人体内脂蛋白的代谢异常疾病，主要包括总胆固醇（total cholesterol，TC）和低密度脂蛋白胆固醇（low density lipoprotein cholesterol，LDL－C）、甘油三酯（triacylglycerol，TG）升高和（或）高密度脂蛋白胆固醇（high density lipoprotein cholesterol，HDL－C）降低等。血脂水平与遗传和饮食习惯密切相关。其治疗以改善生活方式为基础，包括饮食上减少饱和脂肪酸和胆固醇的摄入，增加体力活动，控制体重等。根据病情、危险因素、血脂水平决定是否或何时开始药物治疗，在药物治疗的同时坚持控制饮食和改善生活方式。

一、疾病概要 📱微课

高脂血症（hyperlipidemia）是由于脂肪代谢或转运异常导致血浆中血脂水平过高，可表现为高胆固醇血症（hypercholesterolemia）、高甘油三酯血症（hypertriglyceridemia）和两者皆有（混合性高脂血症）。另外，高密度脂蛋白降低也是一种病理状态。

高脂血症可分为原发性和继发性两类。原发性高脂血症与遗传有关，是由于单基因缺陷或多基因缺陷，使参与脂蛋白转运和代谢的受体、酶或载脂蛋白异常所致，或由于饮食、营养、药物和通过未知的机制所致。继发性高脂血症多发生于代谢性紊乱疾病（糖尿病、甲状腺功能低下），肝、肾疾病，肾上腺皮质功能亢进，或与其他因素如年龄、性别、季节、饮酒、吸烟、饮食、体力活动等有关。

高脂血症的临床表现主要是脂质在真皮内沉积所引起的黄色瘤和脂质在血管内皮沉积所引起的动脉硬化。高脂血症可引起黄色瘤，但发生率低；高脂血症可导致动脉粥样硬化，其发生和发展是一种缓慢渐进的过程，因此多数患者并无明显症状和异常体征。

知识链接

积极降脂　合理膳食　畅享健康生活

血脂是血浆中所含脂类的总称，包括胆固醇（cholesterol，CH）、甘油三酯（triacylglycerol，TG）、磷脂（phospholipid，PL）、游离脂肪酸（free fatty acid，FFA）等。血脂在血液中与载脂蛋白（apolipoprotein，Apo）结合成脂蛋白溶解在血液中。根据脂蛋白密度范围和电泳特性的不同，将其分为乳糜微粒（chylomicron，CM）、极低密度脂蛋白（very low density lipoprotein，VLDL）、中密度脂蛋白（intermediate density lipoprotein，IDL）、低密度脂蛋白（low density lipoprotein，LDL）和高密度脂蛋白（high density lipoprotein，HDL），脂蛋白以相对恒定的浓度维持着机体平衡。

血脂异常是血浆中VLDL、IDL、LDL、apoB（载脂蛋白B）高于正常值，可伴有HDL、载脂蛋白A（Apolipoprotein A，apoA）低于正常值。这些异常脂质容易在动脉中形成粥样斑块，引起心脑血管事件的发生。对于血脂异常，甚至是血脂正常的人，不管通过何种途径（药物治疗或非药物治疗）降低血脂都能有效地降低冠心病及其他心脑血管事件的发生，并能降低死亡率、提高生存率。作为药学工作者，不仅需要学会指导患者合理用药，还要倡导健康生活。要大力宣传心血管疾病多是"吃"出来的。合理控制脂类摄入，享受健康生活。

二、常用治疗药物

目前，临床常用的调血脂药物主要包括他汀类药物、贝特类药物、胆汁酸结合树脂、烟酸以及胆固醇吸收抑制剂和多烯脂肪酸等（表1－3－1）。

表 1-3-1　常用调血脂药物

类别	代表药物	作用特点	禁忌证
他汀类	洛伐他汀、普伐他汀、辛伐他汀、阿托伐他汀、瑞舒伐他汀等	(1) 主要降低血浆 TC 和 LDL-C，也在一定程度上降低 TG 和极低密度脂蛋白 (VLDL)，轻度升高 HDL-C 水平 (2) 在动脉粥样硬化的血管性疾病的一级和二级预防，以及预防心血管事件的发生方面，都显示了良好的作用 (3) 适用于杂合子家族性高胆固醇血症、原发性高胆固醇血症等疾病，对糖尿病性和肾性高脂血症也有效 (4) 洛伐他汀和辛伐他汀为内酯环型药物，须在肝脏中水解成为开环羟基酸型方有药理活性 (5) 多数他汀类药物对纯合子家族性高脂血症无效，瑞舒伐他汀对该类型高胆固醇血症有效	禁用于活动性肝病患者、妊娠期和哺乳期妇女；老年人应慎用，需根据肝功情况调整剂量，并定期检查肝肾功能
贝特类	吉非贝齐、苯扎贝特、非诺贝特和环丙贝特等	(1) 根据国际上对此类药物治疗后受益与风险的评价，认为除非患者有严重的高甘油三酯血症又禁用他汀类或不能耐受他汀类，否则贝特类不应该作为一线治疗药物 (2) 可使 TG 降低 20%~50%，而对 TC 仅降低 6%~15%，并使 HDL-C 升高 10%~20% (3) 可以减少血浆 C 反应蛋白和纤维蛋白原，提高葡萄糖耐量，通过抑制转录因子 NF-xB 的表达抑制血管平滑肌的炎症	(1) 禁用于严重肾病和严重肝病患者 (2) 慎用于胆道疾病患者 (3) 不宜用于妊娠期、哺乳期妇女，可对胚胎有一定毒性，使胚胎生长延迟
胆汁酸结合树脂	考来烯胺、考来替泊	(1) 不被机体吸收，不进入全身循环，故使用安全可靠 (2) 可降低 TC 和 LDL-C，apoB 也相应降低，但 HDL 几乎无改变	常有胃肠道反应，故胃肠不适患者应慎用
烟酸类	烟酸缓释剂、阿昔莫司	(1) 属于 B 族维生素，是许多重要代谢过程的必需物质，当用量超过其作为维生素作用的剂量时，可有明显的降脂作用 (2) 可减少游离脂肪酸向肝内转移，减少 VLDL-C 的生成和分泌，间接降低 LDL 水平，同时增高 HDL 水平，抑制肝内合成含载脂蛋白 B 的脂蛋白 (3) 在现有调节血脂药中，升高 HDL-C 的作用最强	—
胆固醇吸收抑制剂	依折麦布	(1) 可用于原发性（杂合子家族性或非家族性）高胆固醇血症。治疗纯合子家族性高胆固醇血症时可联合应用依折麦布与他汀类 (2) 减少肝脏胆固醇储存，降低 LDL-C 和 TC 的水平	禁用于活动性肝病，或不明原因的血清转氨酶持续升高的患者
抗氧化剂	普罗布考	有较强的抗氧化作用，对动脉粥样硬化有较好防治效果	(1) 禁用于室性心律失常、心肌损伤患者、妊娠期妇女及儿童 (2) 慎用于哺乳期妇女
多不饱和脂肪酸	ω-6 脂肪酸、ω-3 脂肪酸	可显著降低 TG，轻度升高 HDL-C、TC 和 LDL-C	—

三、合理用药原则 📱微课

调节血脂药物治疗目的是辅助血脂异常患者配合饮食控制、运动等方式纠正异常血脂指标。血脂调节药物也是预防和辅助治疗动脉粥样硬化的重要组成部分。根据患者升高的血脂类型不同，选用的治疗药物亦不相同。

(一) 药物治疗原则

1. 明确降脂目标 根据我国 2016 年修订发布的《中国成人血脂异常防治指南》，依据动脉粥样硬化性心血管疾病（ASCVD）发病的不同危险程度确定调脂治疗需要达到的基本目标。以降低低密度脂蛋白胆固醇（LDL－C）水平为治疗的首要目标，以降低非高密度脂蛋白胆固醇（非 HDL－C）水平为次要目标。我国血脂异常防治目标水平见表 1－3－2。

表 1－3－2 不同 ASCVD 危险人群降 LDL－C/非 HDL－C 治疗的目标值

危险等级	LDL－C	非 HDL－C
低、中危	< 3.4mmol/L（130mg/dl）	< 4.1mmol/L（160mg/dl）
高危	< 2.6mmol/L（100mg/dl）	< 3.4mmol/L（130mg/dl）
极高危	< 1.8mmol/L（70mg/dl）	< 2.6mmol/L（100mg/dl）

注：ASCVD：动脉粥样硬化性心血管病；LDL－C：低密度脂蛋白胆固醇；HDL－C：高密度脂蛋白胆固醇

2. 联合用药 常采用 2 ~ 3 种作用机制不同的调血脂药联合应用。

(二) 治疗药物选用

1. 高胆固醇血症 首选羟甲基戊二酸单酰辅酶 A 还原酶抑制剂，如单用羟甲基戊二酸单酰辅酶 A 还原酶抑制剂不能使血脂达到治疗目标值可加用胆固醇吸收抑制剂或胆汁酸结合树脂，强化降脂作用。

2. 高甘油三酯血症 首选贝特类，也可选用烟酸类或多不饱和脂肪酸。对于重度高 TG 血症可联合应用贝特类和多不饱和脂肪酸。

3. 混合型高脂血症 一般首选羟甲基戊二酸单酰辅酶 A 还原酶抑制剂，以降低 TC 与 LDL－C；但当血清 TG > 5.65mmol/L（500mg/dl）时，首选贝特类，以降低 TG，避免发生急性胰腺炎的危险；TC、LDL－C 与 TG 均显著升高或单药效果不佳，可考虑联合用药。他汀类与贝特类或烟酸类联合使用可明显改善血脂谱，但肌病和肝脏毒性的可能性增加，尤其是吉非贝齐发生率最高，非诺贝特与他汀类联合应用发生肌病的可能性相对较少，但仍应注意监测肌磷酸激酶。贝特类最好在清晨服用，而他汀类在夜间服用。

4. 低 HDL－C 血症 烟酸为目前升高 HDL－C 最强的药物，升高 HDL－C 幅度为 15% ~ 35%。羟甲基戊二酸单酰辅酶 A 还原酶抑制剂升高 HDL－C 幅度约为 5% ~ 10%。贝特类升高 HDL－C 幅度为 10% ~ 20%。羟甲基戊二酸单酰辅酶 A 还原酶抑制剂与烟酸类联合应用可显著升高 HDL－C 而不发生严重的不良反应。

任务实施

一、任务实施提示

(一) 用药指导

1. 用药方法 调节血脂药物使用时，应严格按照药品说明书要求和医生处方（或医嘱）给药，药师、患者不得随意更换药物或调整用药剂量。

（1）剂量与频次（表 1－3－3）

表 1－3－3 常用调节血脂药物的使用剂量和频次

口服调节血脂药物	每日剂量 （起始剂量 ~ 足量）	每日给药次数
他汀类（羟甲基戊二酸单酰辅酶 A 还原酶抑制剂）		
洛伐他汀	10 ~ 40mg	1（晚餐时）

续表

口服调节血脂药物	每日剂量 （起始剂量～足量）	每日给药次数
辛伐他汀	10mg	1
普伐他汀	10mg	2
氟伐他汀	20mg	1（晚间）
阿托伐他汀	10mg，4周后可增加，最大80mg	1
苯氧酸类（贝特类）		
吉非贝齐	600mg	2（早晚餐前30分钟）
苯扎贝特	600mg	3
非诺贝特	200～300mg	2～3
胆汁酸结合树脂		
考来烯胺	12～15g	3
考来替泊	12～15g	3
烟酸类		
烟酸	60～800mg	3～4
阿昔莫司	500～750mg	2～3（餐后）
胆固醇吸收抑制剂		
依折麦布	10mg	1
抗氧化剂		
普罗布考	500～1000mg	2（早晚餐时）
多不饱和脂肪酸		
ω－6脂肪酸（亚油酸）	0.2～0.4g	1～2
ω－3脂肪酸	2～3g	1～2

（2）药物剂型与给药方法　常见剂型有糖衣片、薄膜衣片、胶囊剂、胶丸等，个别药物如苯扎贝特具有缓释片。服用缓释片时需注意应整片吞服，如有刻痕，可在说明书允许情况下沿刻痕掰开服用，严禁咬、嚼、碾碎药片。

（3）给药时间　由于调血脂药物主要作用机制为影响肠道吸收或加速肝脏代谢，故多在用餐前、中、后服用，请严格参照说明书要求服用。

2. 不良反应与防治

（1）他汀类　常见胃肠道刺激症状如腹痛、腹泻、便秘、胃肠胀气等；部分患者出现头痛、皮肤潮红、视物模糊及味觉障碍。偶可出现无症状性血清氨基转移酶及肌酸激酶升高。可引起横纹肌溶解症，出现全身肌肉疼痛、乏力、发热、肌红蛋白尿等，严重者甚至可导致急性肾衰竭。

▌知识链接

认识横纹肌溶解症　安全使用他汀类药物

横纹肌溶解症是指一系列影响横纹肌细胞膜、膜通道及其能量供应的多种遗传性或获得性疾病导致的横纹肌损伤，细胞膜完整性改变，细胞内物质（如肌红蛋白、肌酸磷酸、小分子物质等）漏出，多伴有急性肾衰竭及代谢紊乱。常见肌肉酸痛、肿胀、痉挛、水肿、乏力甚至急性肾衰竭等症状。服用他汀类药物并发的横纹肌溶解症多发生在用药后8～24周，脱水、发热、酸中毒等症状易诱发。老年人、糖尿病患者、长期饮酒者及慢性肾功能不全者等均为易感人群。作为药学工作者，要学会指导患者合理用药，提倡健康饮食和运动，有效规避不良反应发生。药学生作为未来的药学服务人员，也应主动向周围的群众宣传血脂异常的危害，当好公众健康的"守护者"。

（2）贝特类 常见胃肠道反应，如恶心、食欲缺乏、腹痛、腹泻，偶有肌痛、血清氨基转移酶及尿素氮增高。与他汀类合用时，可能增加肌病的发生率。宜从小剂量开始逐步加量，常采取早晨服贝特类，晚上服他汀类，避免血药浓度的显著升高。

（3）胆汁酸结合树脂 常见不良反应为食欲减退、消化不良、恶心、腹胀、便秘等。因妨碍噻嗪类、青霉素、普萘洛尔、香豆素类、强心苷类等药物的吸收，故应避免同时服用。长期应用还可引起脂溶性维生素及钙的缺乏，故应适当补充维生素 A、D、K 及钙。

（4）烟酸类 常见皮肤潮红及瘙痒，可见于用药初期。合用阿司匹林，既可减轻此反应，又能延长本药的半衰期，防止其所致的尿酸增高。可见胃肠道反应，系药物刺激胃黏膜所致，餐时或餐后服药可减轻。

（5）胆固醇吸收抑制剂 常见不良反应有肝功能异常、腹痛、腹泻、胃肠胀气。不常见的不良反应有恶心、消化不良、胃食管反流、食欲不振、潮热、高血压、胸部或周身或关节或颈部疼痛、肌肉痉挛、咳嗽等。当与他汀类药物联用时，常见的不良反应有肝功能异常、转氨酶升高、头痛、肌痛、乏力、周围性水肿。不常见的不良反应有皮疹、风疹、瘙痒、背痛、肌无力、肢体疼痛等。与非诺贝特联合用药时常见的副作用为腹部疼痛。

（6）抗氧化剂 不良反应少而轻，常见胃肠反应，偶可引起嗜酸性粒细胞增多、血尿酸浓度增高等。少数患者用药期间心电图可出现 Q – T 间期延长。

（7）多不饱和脂肪酸 若摄入过多可引发肥胖、加重胃肠道负担、增加心血管疾病概率。

3. 药物相互作用（表 1 – 3 – 4）

表 1 – 3 – 4 调血脂药物间或与其他药物相互作用一览表

合用药物	相互作用结果
他汀类 + 贝特类/红霉素/葡萄柚汁	横纹肌溶解的发生率增加
贝特类 + 香豆素类	抗凝作用增强

（二）健康教育与慢病管理

1. 健康教育

（1）采用低脂肪、低胆固醇、低钠、高维生素、适量蛋白质和能量饮食。控制脂肪，尤其是饱和脂肪酸的摄入。

（2）尽可能减少动物内脏、动物脑髓、蛋黄、鸡肝、黄油等含胆固醇较高食物的摄入。

（3）适量饮茶。茶叶中含有的儿茶酚胺能增强血管柔韧性、弹性和渗透性的作用，可预防血管硬化。茶叶中的茶碱和咖啡因能兴奋精神，促进血液循环，减轻疲劳和具有利尿作用，但过多喝浓茶，会刺激心脏，使心跳加快，对身体有害。

（4）戒烟忌酒。吸烟可能使外周血管收缩和心肌应激性增加，增加心血管疾病风险。不适当饮酒能使心功能减退，对胃肠道、肝脏、神经系统、内分泌系统均有损害，应绝对戒烟忌酒。

（5）限制咖啡。咖啡因会增加体内的胆固醇。因此，应注意尽量少喝咖啡，并禁服含有咖啡因的药物。

（6）正确烹调。在烹调动物性食品时，应避免油炸。较适宜的方法是蒸和烤，这样才能使食物中的油脂滴出。

（7）适当运动。提倡坚持体育锻炼，平时经常参加体力劳动，控制体重的增长。运动时心率为本人最高心率的 60% ～ 70%，相当于 50% ～ 60% 的最大摄氧量。一般 40 岁心率控制在 140 次/分，50 岁 130 次/分，60 岁以上 120 次/分以内为宜。中老年人，特别是老年人由于机体代谢水平降低，疲劳后恢复的时间延长，因此运动频率可视情况增减，一般每周 3 ～ 4 次为宜。每次运动时间控制在

30～40分钟，下午运动最好，并应坚持长年运动锻炼。每次运动开始之前，应先进行5～10分钟的预备活动，使心率逐渐达到上述水平，运动完后最好再进行5～10分钟的放松活动。

2. 慢病管理 血脂检测是评价患者血脂调节成效的重要手段。需遵循医嘱按时到医院进行检测。如需日常检测可使用家用血脂检测仪，由于血脂检测需要采血，必须由专业人员进行操作避免感染。通常建议在早晨空腹时测量。家用血脂检测由于操作等因素，检测数据仅供参考，应以医院检测数据为准。血脂检测操作规程如下：

（1）检测前准备　①饮食控制：检查前三天应保持正常饮食，避免食用高脂肪、高热量食物，如油炸食品、动物内脏等。②休息充足：检查前一天应保证充足的睡眠，避免熬夜。③避免剧烈运动：检查前一天应避免剧烈运动，以免影响检查结果。

（2）采血时间　血脂常规检查一般安排在早上空腹（禁食禁饮8～10小时）进行，通常在早上8～10时采血。

（3）操作步骤　①医院常规检查：前往医院检验科或采血室，在医生或护士指导下进行。采血时需放松心情、握紧拳头等。要在采血护士的指导下进行采血，确保针头进入血管后缓慢放血，并及时摇匀血液样本。采血完成后将血液样本交给检验科进行化验分析。②家庭检测：根据家用血脂仪使用说明书进行操作。操作前需进行环境清洁，如桌面清洁、消毒、环境消杀、洗手并准备好所需的试纸条和针头。按照说明书的指引，插入试纸条和针头，将仪器打开，进行校准。按照说明书的要求，将手指清洁并用酒精消毒。用针头轻轻戳破手指的侧面，让血液滴到试纸条上。等待几秒钟，观察仪器上的数据读数，这个读数通常是一个数字，表示血液中的血脂浓度。检测完应及时整理收拾，采血试纸、棉签等应在医疗垃圾袋里，封存后进行专业处理，严禁乱丢乱弃对周围环境或地下水造成污染。

二、实训演练与评价

以4～6人组成实训小组，扫码进入案例库，从中选择一个案例，并进行小组讨论，根据选择的案例设计用药指导情境，每组推选2名同学分别扮演药师和血脂异常患者，在班内或实训场所进行用药指导及采血宣传汇报。由带教老师和其他各组同学进行评价。

案例库

项目	考核内容		标准分 （100分）	评分标准	得分
职业 素养 （15分）	仪表、着装符合要求		3分	学生着工作服；女生不得披头发，不可浓妆艳抹，不得佩戴过于鲜艳、花哨的饰品，如大型耳环、项链、手镯等，不留长指甲，指甲不涂色；男女生不得穿拖鞋	
	语速适中，表达清晰		3分	用词准确（2分），语句流畅（1分）	
	具备同理心		3分	尊重患者，能够站在患者角度思考问题	
	讲解科学，通俗易懂		3分	尽量避免使用患者听不懂的专业术语，多使用日常语言	
	认真倾听，有效反馈		3分	耐心、认真地听患者诉说自己的感受和问题，对患者言语中表达出的信息进行准确分析和把握，并作出及时、合适的响应和反馈	
实训 实施 （85分）	用药指导 （55分）	用药剂量与频次	5分	剂量正确（3分）；频次正确（2分） 若随意更改医生处方/医嘱，则该项不得分	
		药物剂型与给药方法	15分	（1）普通片剂，给药方法正确（5分） （2）缓、控释制剂需指出整片吞服或沿刻度线瓣服，不能碾碎、嚼、咬（5分） （3）告知便中可看到完整的空药片，属正常现象（5分）	

续表

项目	考核内容		标准分 （100 分）	评分标准	得分
实训 实施 （85 分）	用药指导 （55 分）	给药时间	10 分	能根据不同种类药物合理给出餐前、餐中或餐后的给药时间	
		不良反应与防治	10 分	说出药物常见不良反应（5 分），提出不良反应的防治方法（5 分）	
		药物储存方法	5 分	正确指导药物的储存方法	
		其他	10 分	指出联合用药时需要注意的事项；指出给药时间对药效的影响等	
	健康教育与 慢病管理 （30 分）	疾病知识教育	10 分	能从疾病病因、高危因素、并发症、治疗原则、饮食控制与药物治疗等方面给出科学阐述，帮助患者正确认识和预防血脂异常	
		生活健康知识教育	10 分	能够宣传血脂异常对健康的危害，并在健康饮食、健康生活（含戒烟、限酒）、适度运动、保持健康心态等方面提出建议	
		血脂监测	10 分	正确指导患者及其家属做好验血前准备及采血注意事项	
合计					

目标检测

答案解析

一、A 型选择题

1. 我国高胆固醇血症的诊断标准是（　　）

    A. TC＞5.72mmol/L（220mg/dL）   B. TC＞5.20mol/L（200mg/dL）

    C. TC＞4.68mmol/L（180mg/dL）   D. TC＞6.24mol/L（240mg/dL）

    E. TC＞7.02mol/L（270mg/dL）

2. 调脂治疗的首要目标是（　　）

    A. 降低 TC   B. 降低 TG   C. 升高 HDL

    D. 降低 LDL－C   E. 预防心血管病的发生

3. 他汀类药物最严重的不良反应是（　　）

    A. 消化道功能紊乱   B. 转氨酶（ALT）升高   C. 皮疹

    D. 失眠   E. 横纹肌溶解

4. 贝特类药物的不良反应不包括（　　）

    A. 胃痛、腹胀、腹泻等胃肠道反应   B. 一过性 ALT 升高

    C. 轻度肾功能损害   D. 妊娠期及哺乳期妇女应禁用

    E. 肌病

5. 血脂异常治疗原则不正确的是（　　）

    A. 最主要的目的是为防治冠心病

    B. 进行药物调脂治疗后不需坚持控制饮食和改善生活方式

    C. 根据血脂异常的类型及其治疗需要达到目的选择合适的调脂药物

    D. 需要定期地进行调脂疗效和药物不良反应的监测

E. 应根据是否已确诊冠心病或出现前期症状，如胸闷、气短、胸痛等，以及有无心血管危险因素，结合血脂水平，进行全面评价，以决定治疗措施及血脂的目标水平

6. 下列脂蛋白中致动脉粥样硬化作用最强的是（ ）

A. 乳糜微粒　　　　　　B. 极低密度脂蛋白　　　　　　C. 低密度脂蛋白

D. 高密度脂蛋白　　　　E. 脂蛋白

7. 以下关于他汀类药物的描述正确的是（ ）

A. 他汀类药物能有效地降低 TG 水平，稍降低 LDL - C 水平和升高 HDL - C 水平

B. 这类药物是细胞内胆固醇合成限速酶即 HMG - CoA 还原酶的激动剂，是目前临床上应用最广泛的一类调脂药

C. 因 HMG - CoA 还原酶在凌晨活性最高，故该类药物应在晨起顿服

D. 除调节血脂外，他汀类药物还可逆转动脉内中膜增厚，稳定粥样硬化斑块发挥抗动脉粥样硬化作用

E. 与贝特类药物合用时不易引起横纹肌溶解

8. 关于极低密度脂蛋白（VLDL）描述错误的是（ ）

A. 主要由肝合成，其次是小肠

B. 主要功能是将内源性甘油三酯运送至肝外组织

C. 在 VLDL 合成过程中 apoC 是主要的

D. VLDL 是 LDL 的主要前体物质

E. 血浆 VLDL 水平升高是冠心病的危险因素

二、X 型选择题

9. 关于食物中的胆固醇的说法，下列正确的是（ ）

A. 未被吸收的胆固醇在小肠下段转化为类固醇排出

B. 食物中的胆固醇主要为自由胆固醇

C. 食物中的胆固醇约 40% 被小肠吸收

D. 在小肠腔内与磷脂、胆酸结合成微粒

E. 食物中的胆固醇直接被胃吸收，进入血液

10. 关于 HDL 以下说法正确的是（ ）

A. HDL 中蛋白质和脂肪含量约各占一半

B. HDL 水平升高防止动脉粥样硬化发生

C. 密度最小

D. HDL 主要在肝合成

E. HDL 颗粒最大

（李弘毅）

书网融合……

| 重点小结 | 微课 1 | 微课 2 | 习题 |

模块二 呼吸系统常见病用药指导

项目一 感冒用药指导

PPT

学习目标

知识目标：

1. 掌握 感冒的药物治疗原则和治疗药物选用方法。

2. 熟悉 感冒的诱因、常用治疗药物和常用复方抗感冒药主要成分的作用。

3. 了解 感冒的定义、分类和临床表现。

能力目标： 能结合医生诊断和用药方案对感冒患者开展用药指导和健康教育。

素质目标： 培养学生积极参与感冒防治的职业使命感和社会责任感。

情境导入

情境： 患者，男，36岁，因受凉后出现畏寒、发热、打喷嚏、鼻塞、喉咙疼、浑身酸痛无力等症状，在家自测体温38.3℃，怀疑感冒，遂前往药店咨询购药。药师推荐：复方氨酚烷胺胶囊，口服，一次1粒，一日2次。

思考： 作为药师，如何对该感冒患者进行用药指导和健康教育？

扫一扫，知解析

理论知识

感冒是由多种病毒引起的一种急性上呼吸道感染（upper respiratory tract infection，URTI，简称上感）疾病，发生率高，发病不分性别、年龄和地区，抵抗力低下者、儿童是易感人群，多呈自限性。引起感冒的病毒类型较多，大约有150种以上，机体对各种病毒感染后产生的免疫力较弱且短暂，病毒之间无交叉免疫，同时健康人群亦可携带，故可反复发病。

一、疾病概要

感冒分为普通感冒（common cold）和流行性感冒（influenza，简称流感），以普通感冒最为常见。

普通感冒，以冠状病毒、鼻病毒、副流感病毒、腺病毒等病毒为主要致病病毒，临床表现主要为鼻部症状，如喷嚏、鼻塞、流清水样鼻涕，也可表现为咳嗽、咽干、咽痒或烧灼感甚至鼻后滴漏感等。全年均可发病，主要由患者或带病毒者的呼吸道分泌物通过说话、咳嗽、喷嚏等方式经空气由飞沫传播，病例分布呈散发性，一般不引起流行。

流行性感冒是一种由流感病毒引起的急性呼吸道传染性疾病。目前感染人的主要是甲型流感病毒中的 H_1N_1、H_3N_2 亚型及乙型流感病毒中的 Victoria 和 Yamagata 系，主要通过飞沫传播，也可经接触感染和气溶胶传播。甲型和乙型流感病毒每年呈季节性流行，以冬春季节多发。流感多以发热、头痛、肌肉酸痛和全身不适起病，体温可达 39~40℃，可有畏寒、寒战，多伴全身肌肉关节酸痛、乏力、食欲减退等全身症状，常伴有咽喉痛、干咳、鼻塞、流涕、胸骨后不适、颜面潮红、眼结膜充血等。流感病毒感染人体后可诱发细胞因子风暴，导致全身炎症反应，从而导致急性呼吸窘迫综合征（acute respiratory distress syndrome，ARDS）、休克、脑病及多器官功能不全等多种并发症。感染乙型流感的儿童常以呕吐、腹痛、腹泻为主要表现。无并发症者呈自限性，多于发病 3~4 天后发热逐渐消退，全身症状好转，但咳嗽、体力恢复常需较长时间。流感起病急，虽然大多为自限性，但部分患者因出现肺炎等并发症或基础疾病加重发展成重症病例，少数危重症病例病情进展快，可因 ARDS、急性坏死性脑病或多器官功能不全等并发症而死亡。重症流感主要发生在老年人、年幼儿童、肥胖、孕产妇和有慢性基础疾病者等高危人群，也可发生在一般人群。

二、常用治疗药物

感冒的药物治疗主要包括对症治疗和对因治疗。对症治疗的药物主要有解热镇痛药、镇咳药、血管收缩药、抗过敏药、中枢兴奋药、免疫增强药和消炎止痛解痉药等；对因治疗的药物主要有抗病毒药。常用抗感冒药物的主要成分及作用特点见表 2-1-1。

表 2-1-1 常用抗感冒药物的主要成分及作用特点

类别	代表药物	作用特点	禁忌证
解热镇痛药	对乙酰氨基酚 阿司匹林 布洛芬等	（1）有明显的抗炎、解热、镇痛作用（对乙酰氨基酚几乎无抗炎作用） （2）布洛芬是世界卫生组织、美国 FDA 唯一共同推荐的儿童退烧药，是公认的儿童首选抗炎药	（1）肝功能损伤者慎用对乙酰氨基酚 （2）消化性溃疡、儿童慎用阿司匹林
抗过敏药	马来酸氯苯那敏 氯雷他定 苯海拉明	缓解频繁喷嚏、鼻塞不通、多量流涕等症状	（1）严重冠心病、严重高血压患者慎用 （2）高空作业、驾驶车辆、操纵机器者作业时慎用
血管收缩药	盐酸伪麻黄碱	缓解鼻塞、鼻黏膜充血、水肿等症状	心脏病、高血压、糖尿病、甲状腺疾病、前列腺肥大、青光眼患者慎用
镇咳药	氢溴酸右美沙芬 可待因 二氧丙嗪	（1）可待因止咳作用迅速而强大，易成瘾 （2）右美沙芬镇咳强度与可待因相当或略强，无成瘾性	（1）对本品任一成分过敏者禁用 （2）妊娠 3 个月内妇女、哺乳期妇女禁用右美沙芬 （3）18 岁以下儿童禁用可待因 （4）高空作业、驾驶车辆、操纵机器者禁用二氧丙嗪
中枢兴奋药	咖啡因	缓解全身酸痛、乏力、头疼	胃溃疡患者、对咖啡因过敏者禁用
增强免疫力药	维生素 C	增强机体免疫力	对本品过敏者禁用
消炎止痛解痉药	人工牛黄	治疗高热烦躁、惊风、口舌生疮、咽喉肿痛等	消化性溃疡、对本品过敏者、有活动性中枢神经系统疾病、血液病者禁用
抗病毒药	金刚烷胺	抑制某些感冒病毒，如甲型流感病毒。对乙型流感病毒无效	癫痫、哺乳期妇女、新生儿和 1 岁以下婴儿、麻疹流行期患者以及对本品过敏者禁用

目前，常用的抗感冒药大多是针对感冒的症状选择相应的药物组成的复方制剂。感冒的症状因人而异，轻重不同，因此，不同症状的感冒患者应选择具有针对性的复方抗感冒药品。复方感冒药中的主要成分及作用见表 2-1-2。

表 2 - 1 - 2　复方感冒药中的主要成分及作用

复方感冒药基本药物组成	常用复方感冒药名称	主要成分	临床应用
抗过敏药 + 减轻鼻黏膜充血药（鼻黏膜血管收缩药）	复方盐酸伪麻黄碱缓释胶囊	盐酸伪麻黄碱 + 马来酸氯丙那敏（扑尔敏）	适用于缓解感冒引起的打喷嚏、流鼻涕、鼻塞、鼻痒等症状
	复方氯雷他定	硫酸伪麻黄碱 + 氯雷他定	
抗过敏药 + 解热镇痛药	氨咖黄敏胶囊	对乙酰氨基酚 + 马来酸氯丙那敏 + 咖啡因 + 人工牛黄	适用于缓解感冒引起的头疼、发热、四肢酸痛、咽喉痛、鼻塞、流鼻涕、打喷嚏等症状
	复方氨酚烷胺	对乙酰氨基酚 + 马来酸氯丙那敏 + 咖啡因 + 人工牛黄 + 盐酸金刚烷胺	
抗过敏药 + 解热镇痛药 + 免疫增强药	复方氨酚葡锌片	对乙酰氨基酚 + 葡萄糖酸锌 + 盐酸二氧丙嗪 + 板蓝根浸膏粉	适用于缓解感冒引起的发热、头疼、鼻塞、流鼻涕、咳嗽、多痰等症状
抗过敏药 + 减轻鼻黏膜充血药 + 解热镇痛药 + 止咳药	美息伪麻片	白片：对乙酰氨基酚 + 盐酸伪麻黄碱 + 氢溴酸右美沙芬 黑片：对乙酰氨基酚 + 盐酸伪麻黄碱 + 氢溴酸右美沙芬 + 盐酸苯海拉明	适用于缓解感冒引起的发热、头疼、全身酸痛、缓解全身酸痛、鼻塞、鼻涕、咳嗽等症状
	酚麻美敏片	对乙酰氨基酚 + 盐酸伪麻黄碱 + 氢溴酸右美沙芬 + 马来酸氯丙那敏	

三、合理用药原则

（一）药物治疗原则

因为病毒生存在人体细胞内，目前还没有能直接杀死感冒病毒的特效药，清除体内感冒病毒的有效方法主要是依靠人体免疫系统。所以，目前治疗感冒的原则，一是对症治疗，二是增强机体免疫力，三是不可滥用抗菌药物。

1. 对症治疗　感冒是由病毒引起的，目前抗病毒药的效果都不确切，所以治疗感冒主要是对症治疗，以缓解症状，减轻患者不适为主。

2. 增强机体免疫力　免疫力是指人体识别和清除外来异物（病毒、细菌等），处理衰老、损伤、死亡、变性的自身细胞，以及识别和处理体内突变细胞和病毒感染细胞的能力。免疫力低下的人容易招致细菌、病毒、真菌等感染，最直接的表现就是容易生病，尤其是经常感冒，且感冒后康复较慢，病情持续时间较长。可以通过加强锻炼增强体质、服用一些能够提高人体免疫力的药品，提高免疫力，提高抗病能力，以预防感冒。

3. 不可滥用抗菌药物　滥用抗菌药还会造成体内正常菌群失调，使一些非致病菌成为致病菌，加重感染。感冒主要是由病毒感染引起，抗菌药物无抗病毒作用，所以感冒不主张使用抗菌药物，只有出现明显的细菌感染指征时才可使用抗菌药物。

（二）治疗药物选用

1. 普通感冒　属于自限性疾病，一般无需积极抗病毒治疗，以对症处理、适当休息、加强营养、多饮水、保持室内空气流通和防治继发细菌感染为主，可在 1 周内自愈，无需特殊治疗。可针对鼻塞、流涕、头疼、发热、咳嗽等症状对症酌情使用药物，选择相应的药物配伍组成的复方制剂治疗（表 2 - 1 - 2）。一般不用抗菌药物，如合并有细菌感染，可根据上呼吸道感染常见病原菌经验性选用抗菌药物。

2. 流行性感冒　流行性感冒应对疑似和确诊患者进行隔离，抗流感病毒药物应在发病 48 小时内使用，尽早抗病毒治疗可减轻症状，减少并发症，缩短病程，降低病死率。神经氨酸酶抑制剂能抑制流感病毒复制，降低致病性，减轻症状，缩短病程，减少并发症。此类药毒性低，较少耐药且耐受性好，是目前治疗流感最好的药物。可应用解热镇痛药、鼻黏膜减充血剂、祛痰药、镇咳药进行对症治疗（表 2 - 1 - 1）。避免盲目或不恰当使用抗菌药物。仅在有细菌感染指征时使用抗菌药物。合理选用退热药物，儿童忌用阿司匹林或含阿司匹林的药物及其他水杨酸制剂。辨证使用中药。

3. 抗病毒药物的使用　奥司他韦成人剂量每次 75mg，2 次/日，连服 5 天，对流感病毒和禽流感病毒 H_5N_1 和 H_9N_2 有抑制作用。扎那米韦每次 5mg，2 次/日，连用 5 日，可用于成年患者和 12 岁以上青少年患者。局部应用后药物在上呼吸道积聚，可抑制病毒复制与释放，无全身不良反应。金刚烷胺成人剂量每日 100~200mg，分 2 次口服，疗程为 5 日，早期应用可阻止病情发展、减轻病情、改善预后，但副作用较多，包括中枢神经系统和胃肠道副作用，肾功能受损者酌减剂量，有癫痫病史者忌用。

4. 抗生素的用药指征　抗生素对普通感冒和流行性感冒病毒均无作用。但当并发严重急性扁桃体炎、急性喉炎、急性会厌炎等，出现高热不退、呼吸急促、疼痛、咳嗽、咳痰等症状时，可通过吸氧、雾化吸入，减轻黏膜水肿保持呼吸道通畅，并积极控制感染，可静脉输入抗菌药物，一般给予青霉素、第一代、二代头孢菌素、大环内酯类或喹诺酮类等，严重者予以 2 种以上抗菌药物。应用抗菌药物同时可给予糖皮质激素，以减轻喉头水肿，缓解症状。常用泼尼松，1~2mg/(kg·d)，分次口服；重症患者可用地塞米松静脉推注，每次 2~5mg，然后以 1mg/(kg·d) 静脉滴注，用药 2~3 日，至症状缓解。

知识链接

奥司他韦

奥司他韦能在体内能经酶转化成活性产物奥司他韦羧酸盐。它是一种选择性抑制神经氨酸酶活性的药物，可阻止子代病毒从被感染细胞释放和侵略邻近细胞，减少体内病毒复制，从而起到治疗甲型和乙型流感作用，是目前抗流感病毒的主要药物。

5. 特殊人群用药

（1）患有特殊疾病的患者用药　患有严重心脏病、高血压的患者，要尽量选择不含氯苯那敏的药品，或选择含有氯苯那敏剂量较小的药品。患有心脏病、高血压、糖尿病、甲状腺功能亢进症、青光眼和前列腺肥大等疾病的患者，治疗感冒时要尽量选用不含伪麻黄碱成分的药品。

（2）从事特殊工作的患者用药　凡驾驶机、车、船人员或其他机械操作者，工作时间内禁用含有氯苯那敏、苯海拉明等成分的抗感冒药。根据工作的危险性情况，危险性不太大的工作，也可选择含氯苯那敏含量较小的药品。氯雷他定在正常服用剂量下基本没有明显的中枢抑制作用，可以选用含有氯雷他定的抗感冒药。

（3）妊娠期及哺乳期妇女用药　大多数抗感冒药成分都能通过胎盘屏障，影响胎儿，甚至有致畸作用。因此，妊娠期妇女要在医生指导下服用抗感冒药。大多数抗感冒药都能通过乳汁分泌，哺乳期妇女服用抗感冒药期间要停止哺乳。

（4）体质虚弱患者用药　体质虚弱的患者抗病能力较弱，患了感冒除对症选择合适的抗感冒药外，平时要加强锻炼增强体质，还应加服一些增强免疫力的药品，以促进感冒的康复。

（5）儿童　2 岁以内的婴幼儿避免服用含有伪麻黄碱、盐酸去氧肾上腺素、盐酸麻黄碱、苯海拉明、氯苯那敏等成分的抗感冒药或镇咳药。

任务实施

一、任务实施提示

（一）用药指导

1. 用药方法　抗感冒药物使用时，应严格按照药品说明书要求和医生处方（或医嘱）给药，药师、患者不得随意更换药物或调整用药剂量。

（1）剂量与频次（表2－1－3）

表2－1－3　常用抗感冒药物的服用剂量和频次

口服抗感冒药物	每次剂量	每日给药次数
复方盐酸伪麻黄碱缓释胶囊	成人1粒	每12小时1次
复方氯雷他定	成人及12岁以上儿童1片	2次
氨咖黄敏胶囊	1～2粒	3次
复方氨酚烷胺	1粒	2次
复方氨酚葡锌片	2片	3次
美息伪麻片	1～2片	3次
酚麻美敏片	成人及12岁以上儿童1～2片 6～12岁儿童1片	每6小时1次
金刚烷胺	50～100mg	2次
奥司他韦	75mg	2次

（2）药物剂型与给药方法　抗感冒药物的剂型有普通片剂、胶囊剂，亦有长效制剂，如缓、控释片剂。对于缓释剂、控释剂：①一般应整片吞服，严禁咬、嚼、掰断药片。②每日仅用1～2次，服药时间宜相对固定。③制剂外壳不能被人体吸收，空药片将被完整地经肠道排出，故便中看到完整的空药片，属正常现象。

（3）给药时间　美息伪麻片早晨和中午服用白片，晚上服用黑片。奥司他韦48小时内服用效果较好。含有苯海拉明、氯苯那敏的抗感冒药晚上服用较好。抗感冒药连续服用一般不得超过7天，服用剂量不能超过推荐的剂量，在连续服用1周后症状仍未缓解或消失者应去医院向医师咨询。

2. 不良反应与防治

（1）阿司匹林　儿童感冒忌用阿司匹林，以防Reye综合征。老年人、肝功能不全者、血小板减少症患者、有出血倾向患者、有上消化道出血和（或）穿孔病史者慎用或禁用。

（2）布洛芬　长期使用可能造成肾损伤、心脏病发作和卒中，超剂量、脱水情况下，肾损害风险增加。

（3）对乙酰氨基酚　用量过大可能导致肝损害，在超剂量、脱水、营养不良情况下服用，肝损害风险会增加，长期大量用药也可导致肾功能异常。建议1日最大量不超过2g。

（4）鼻黏膜减充血剂　多是一类含有伪麻黄碱/麻黄碱的复方制剂，连续使用一般不得超过7天，有严重高血压、冠状动脉疾病、接受单胺氧化酶抑制剂治疗者、甲状腺功能亢进、肺气肿、青光眼、前列腺增生者须慎用含有鼻黏膜血管收缩药（盐酸伪麻黄碱）的制剂。

（5）利巴韦林 有较强的致畸作用，禁用于妊娠期妇女和备孕的妇女（本品在体内消除很慢，停药后4周尚不能完全自体内清除）。少量药物由乳汁排泄，且对母子二代动物均具毒性。由于哺乳期妇女呼吸道合胞病毒感染具有自限性，故本药不用于哺乳期妇女。

（6）抗菌药物 避免盲目或不恰当使用抗菌药物，仅在有细菌感染指征时使用抗菌药物。

（7）抗过敏药 苯海拉明、氯苯那敏等抗过敏药有中枢抑制作用，服用后会产生困倦、嗜睡、乏力等不良反应，工作时会增加安全隐患。因此服用含有抗过敏药制剂（马来酸氯苯那敏）者，不宜从事驾车、高空作业或操作精密仪器等工作。

（8）右美沙芬 妊娠初始期及哺乳期妇女禁用含有右美沙芬的制剂。

3. 药物相互作用 （表2-1-4）

表2-1-4 治疗感冒药物间或与其他药物相互作用一览表

合用药物	相互作用结果
布洛芬 + 肝素/双香豆素等抗凝药物	凝血酶原时间延长，有出血倾向
布洛芬 + 地高辛/甲氨蝶呤/口服降糖药	后者血药浓度升高
右美沙芬 + 单胺氧化酶抑制剂	可出现痉挛、反射亢进、异常发热、昏睡等症状

（二）健康教育与慢病管理 🅔 微课

注意休息，多饮白开水；风寒感冒可喝些热粥或热汤，微微出汗以助驱散风寒；风热感冒宜清淡饮食，可以喝萝卜汤或梨汤；避免过度劳累和受凉；注意室内通风和清洁，勤晒被褥。体质虚弱者可加服维生素C，每次3~4片（每片100mg），每日2次，服用3~4天；也可在感冒多发季节，易患感冒时期，提前服用，每次3~4片（每片100mg），每日2次，服用3~4天，具有一定的预防作用；但是，患有痛风的患者禁用。

二、实训演练与评价

以4~6人组成实训小组，扫码进入案例库，从中选择一个案例，并进行小组讨论，根据选择的案例设计用药指导情境，每组推选2名同学分别扮演药师和感冒患者，在班内或实训场所进行感冒用药指导汇报。由带教老师和其他各组同学进行评价。

案例库

项目	考核内容	标准分 (100分)	评分标准	得分
职业 素养 (15分)	仪表、着装符合要求	3分	学生着工作服；女生不得披头发，不可浓妆艳抹，不得佩戴过于鲜艳、花哨的饰品，如大型耳环、项链、手镯等，不留长指甲，指甲不涂色；男女生不得穿拖鞋	
	语速适中，表达清晰	3分	用词准确（2分），语句流畅（1分）	
	具备同理心	3分	尊重患者，能够站在患者角度思考问题	
	讲解科学，通俗易懂	3分	尽量避免使用患者听不懂的专业术语，多使用日常语言	
	认真倾听，有效反馈	3分	耐心、认真地听患者诉说自己的感受和问题，对患者言语中表达出的信息进行准确分析和把握，并作出及时、合适的响应和反馈	

续表

项目	考核内容		标准分 （100 分）	评分标准	得分
实训 实施 （85 分）	用药指导 （55 分）	用药剂量和频次	5 分	剂量正确（3 分）；频次正确（2 分） 若随意更改医生处方/医嘱，则该项不得分	
		药物剂型和给药方法	15 分	（1）普通片剂，给药方法正确（5 分） （2）缓、控释制剂需指出整片吞服，不能掰、嚼、咬（5 分） （3）告知便中可看到完整的空药片，属正常现象（5 分）	
		给药时间	10 分	指出不同抗感冒药的给药时间和给药频次	
		不良反应和防治	10 分	说出药物常见不良反应（5 分），提出不良反应的防治方法（5 分）	
		药物储存方法	5 分	正确指导药物的储存方法	
		其他	10 分	说明联合用药的理由和药物相互作用时的用药注意事项；指出饮食对药效的影响等	
	健康教育与 慢病管理 （30 分）	疾病知识教育	10 分	能从疾病病因、影响因素、治疗进展和预后等方面给出科学阐述，帮助患者正确认识和预防感冒	
		生活健康知识教育	10 分	能从饮食、休息、适度运动、保持心态平稳等方面给出合理化建议	
		体温监测	10 分	正确指导患者及其家属使用体温计进行家庭体温监测	
合计					

目标检测

答案解析

一、A 型选择题

1. 老年伴前列腺增生症的感冒患者服用含有氯苯那敏的抗感冒药后可引起的严重不良反应是（　　）

    A. 急性尿潴留　　　　　　B. 严重高血压　　　　　　C. 慢性荨麻疹

    D. 急性胰腺炎　　　　　　E. 血管性水肿

2. 老年高血压病患者服用含有伪麻黄碱的抗感冒药后，可引起的不良反应是（　　）

    A. 血糖升高　　　　　　　B. 牙龈肿胀　　　　　　　C. 严重高血压

    D. 膀胱颈梗阻　　　　　　E. 血管性水肿

3. 抗感冒药中咖啡因的作用是（　　）

    A. 抗病毒作用

    B. 退热、缓解头痛

    C. 使鼻黏膜血管收缩、解除鼻塞症状

    D. 改善体液局部循环、促进药物对病灶的渗透

    E. 加强解热镇痛药效果、拮抗抗组胺药嗜睡作用

4. 抗感冒药中伪麻黄碱的作用是（　　）

    A. 抗病毒作用

B. 退热、缓解头痛

C. 使鼻黏膜血管收缩、解除鼻塞症状

D. 改善体液局部循环、促进药物对病灶的渗透

E. 加强解热镇痛药效果、拮抗抗胺药嗜睡作用

5. 不宜服用含伪麻黄碱的抗感冒药的人员是（　　）

A. 过敏体质者

B. 驾车、高空作业人员

C. 慢性阻塞性肺疾病患者

D. 妊娠初始期及哺乳期妇女

E. 伴有心脏病、前列腺增生、青光眼者

6. 感冒初期出现卡他症状，如鼻黏膜充血、打喷嚏、流涕、流泪等，宜服用的药品是（　　）

A. 非甾体抗炎药

B. 含苯海拉明的制剂

C. 含氢溴酸右美沙芬的制剂

D. 含中枢兴奋药咖啡因的制剂

E. 含伪麻黄碱、氯苯那敏的制剂

7. 口服奥司他韦治疗流感应该及早用药，较为有效的用药时间是症状出现的（　　）

A. 48 小时以内

B. 72 小时以内

C. 96 小时以内

D. 108 小时以内

E. 120 小时以内

8. 感冒的卡他症状不包括（　　）

A. 鼻塞

B. 打喷嚏

C. 流鼻涕

D. 流眼泪

E. 头疼

二、X 型选择题

9. 流感的临床表现包括（　　）

A. 全身症状重

B. 上呼吸道卡他症状轻或不明显

C. 年老患者或免疫力低下的患者感染流感，病情可持续发展

D. 肺外并发症多见

E. 易流行

10. 流感的预防措施包括（　　）

A. 对流感患者进行隔离治疗

B. 流感流行前接种流感疫苗

C. 流感流行前，给所有易感人群使用金刚烷胺进行药物预防

D. 减少公众集会活动

E. 服用奥司他韦

（任亚丽）

书网融合……

重点小结　　微课　　习题

项目二　肺炎用药指导

PPT

学习目标

知识目标：

1. 掌握　肺炎的药物治疗原则和治疗药物选用方法。

2. 熟悉　肺炎的诱因和常用治疗药物。

3. 了解　肺炎的定义、分类和临床表现。

能力目标：

1. 能结合医生诊断和用药方案对肺炎患者开展用药指导和健康教育。

2. 能熟练操作并指导患者正确使用吸入气雾剂和雾化吸入器。

素质目标：培养学生积极参与肺炎防治的职业使命感和社会责任感。

情境导入

情境：患者，男，16 岁，发热 2～3 天，伴有咳嗽，少痰，咳嗽逐渐加重，曾在社区医院使用阿奇霉素针剂治疗 3 天，体温反复，伴有呕吐、腹泻症状，遂来医院就诊。血常规正常，肺炎支原体核酸阳性，肺部局部实变。嘱患者暂停阿奇霉素，改用多西环素分散片口服，同时给予补液护胃治疗。7 天后门诊复查，体温正常，咳嗽好转，扫一扫，知解析X 线片提示肺部明显好转。

思考：作为药师，如何对该肺炎患者进行用药指导和健康教育？

理论知识

肺炎（pneumonia）是指终末气道、肺泡和肺间质的炎症，可由病原微生物、理化因素、免疫损伤、过敏及药物所致，其中以细菌性和病毒性肺炎最为常见。一些肺炎可由上呼吸道感染进展而来，也可因服用免疫抑制剂、抽烟、受凉、饮食误吸、呼吸机的使用、接触传染源等引发，咳嗽一般作为肺炎最早出现的症状，可伴有发热、乏力、咳痰、呼吸困难等。近年来，尽管应用强力的抗生素和有效的疫苗，但由于病原体的变化和免疫功能受损的宿主增加，肺部感染的发病率和死亡率仍有增无减。

一、疾病概要

肺炎可发生于任何年龄段，2 岁以下的儿童和 65 岁以上的老人发生风险最高。肺炎按解剖分类可分为大叶性（肺泡性）肺炎、小叶性（支气管性）肺炎和间质性肺炎。按照病因可分为细菌性肺炎、病毒性肺炎、非典型病原体所致肺炎、肺真菌病、理化因素所致肺炎和其他病原体所致肺炎。由于细菌学检查阳性率低，培养结果滞后，病因分类在临床上应用较为困难，目前多按肺炎的获得环境分成两类。一类是社区获得性肺炎（community acquired pneumonia，CAP），指的是在医院外罹患的肺实质炎症，包括具有明确潜伏期的病原体感染而在入院后平均潜伏期内发病的肺炎，常见病原体为肺炎链球菌、支原体、衣原体、流感嗜血杆菌和呼吸道病毒（甲、乙型流感病毒，腺病毒，呼吸道合胞病毒和副流感病毒）等。一般表现有新近出现的咳嗽、咳痰或原有呼吸道疾病症状加重并出现脓性痰，伴或不伴胸痛、发热、肺实变体征和（或）闻及湿性啰音。外周血白细胞计数会明显升高或者降低。胸部 X 线检查显示片状、斑片状浸润性阴影或间质性改变，伴或不伴胸腔积液。另一类是医院获得性肺炎（hospital acquired pneumonia，HAP），指的是患者入院 48 小时后在医院（包括老年护理院、康复院等）内发生的肺炎。常见病原体为肺炎链球菌、流感嗜血杆菌、金黄色葡萄球菌、大肠埃希菌、铜绿假单胞菌、肺炎克雷伯杆菌等。通常会有 X 线检查出现新的或进展的肺部浸润影，发热超过 38℃，外周血白细胞计数升高或降低，脓性的气道分泌物。目前多重耐药菌所致的 HAP 有升高的趋势，如耐甲氧西林金黄色葡萄球菌（methicillin resistant S. aures，MRSA）、铜绿假单胞菌和鲍曼不动杆菌等。

二、常用治疗药物

治疗肺炎的常用药物包括止咳药、祛痰药、平喘药、解热镇痛药、抗菌药、抗病毒药、糖皮质激素类药物和免疫调节剂等（表 2 – 2 – 1）。

表 2 – 2 – 1　常用治疗肺炎的药物

类别	代表药物	作用特点	禁忌证
β – 内酰胺类抗菌药	青霉素类、头孢菌素类及其含酶抑制剂复合制剂等	（1）杀菌活性强、毒性低、适应证广及临床疗效好 （2）对肺炎链球菌肺炎、葡萄球菌肺炎效果较好	对 β – 内酰胺类过敏者禁用
大环内酯类抗菌药	红霉素、阿奇霉素、克拉霉素等	（1）对 G^+ 球菌、厌氧菌、军团菌以及支原体、衣原体有效 （2）还可以用于治疗分枝杆菌、铜绿假单胞菌感染	（1）对大环内酯类过敏者禁用 （2）肝病患者和妊娠期患者不宜使用红霉素酯化物
喹诺酮类抗菌药	左氧氟沙星、加替沙星、莫西沙星、吉米沙星等	（1）对多数呼吸道病原体有很好的杀菌活性 （2）药物代谢动力学特点显示容易进入肺组织和支气管分泌物	可引起关节和软骨损伤，故 18 岁以下儿童禁用
四环素类抗菌药	多西环素等	四环素类对多种细菌以及立克次体、支原体、衣原体所致感染有效	四环素类影响牙齿和骨骼的发育，妊娠期妇女、哺乳期妇女以及 8 岁以下儿童禁用
氨基糖苷类抗菌药	阿米卡星等	氨基糖苷类对需氧的 G^- 杆菌所致的全身感染有效，如脑膜炎、呼吸道感染、泌尿道感染等	对本品过敏者、妊娠期妇女禁用
糖皮质激素类药物	琥珀酸氢化可的松等	（1）具有免疫抑制、抗炎、抗毒、抗休克等作用 （2）能降低合并感染性休克肺炎患者的病死率	（1）抗生素不能控制的病毒、真菌等感染禁用 （2）消化道溃疡、糖尿病、骨质疏松、癫痫患者禁用
镇咳药	氢溴酸右美沙芬、可待因、二氧丙嗪	（1）可待因止咳作用迅速而强大，适用于剧烈的频繁干咳，易成瘾 （2）右美沙芬镇咳强度与可待因相当或略强，用于少痰干咳，无成瘾性	（1）对氢溴酸右美沙芬任一成分过敏者禁用，妊娠 3 个月内妇女、哺乳期妇女禁用 （2）18 岁以下儿童禁用可待因 （3）高空作业、驾驶车辆、操纵机器者禁用二氧丙嗪

续表

类别	代表药物	作用特点	禁忌证
祛痰药	盐酸氨溴索、乙酰半胱氨酸、盐酸溴已新等	（1）盐酸氨溴索降低痰液黏度，使痰液易于咳出，缓解咳嗽、痰液不易咳出的症状 （2）乙酰半胱氨酸具有较强的黏液溶解作用，可用于浓稠黏液分泌物过多的呼吸道疾病 （3）盐酸溴已新用于黏痰不易咳出者	（1）对本品过敏者禁用 （2）哮喘患者禁用乙酰半胱氨酸，2 岁以下儿童禁用乙酰半胱氨酸颗粒剂
平喘药	沙丁胺醇、特布他林、氨茶碱等	松弛支气管平滑肌，扩张支气管，使气道顺畅，控制哮喘及伴有支气管痉挛的各种支气管和肺部疾病	（1）对本品过敏者禁用 （2）活动性消化性溃疡患者、未经控制的惊厥性疾病患者、心肌梗死、严重心律失常患者禁用氨茶碱
解热镇痛药	对乙酰氨基酚、阿司匹林、布洛芬等	（1）有明显的解热、镇痛、抗炎作用 （2）布洛芬是世界卫生组织、美国 FDA 唯一共同推荐的儿童退烧药，是公认的儿童首选抗炎药	（1）肝功能损伤者慎用对乙酰氨基酚 （2）消化性溃疡、儿童慎用阿司匹林
增强免疫力药	丙种免疫球蛋白	增强机体免疫力，治疗重症肺炎，改善预后	对免疫球蛋白过敏或有其他严重过敏史者禁用
抗病毒药	奥司他韦、更昔洛韦等	用于流感病毒、巨细胞病毒等引起的肺炎	对本品任何成分过敏者禁用

三、合理用药原则

（一）药物治疗原则

肺炎大部分是由多种病原体感染导致，故抗感染治疗是肺炎治疗的关键环节，包括经验性治疗和目标病原体治疗。肺炎的抗感染治疗原则包括：

1. 首剂抗感染药物争取在诊断肺炎后尽早使用，以改善疗效，降低病死率，缩短住院时间。

2. 非细菌感染（如呼吸道病毒）引起的肺炎，不要滥用抗菌药物。

3. 抗菌药物的经验治疗要根据患者具体情况分析最有可能的病原体并评估耐药风险，选择恰当的抗感染药物和给药方案。

4. 一旦获得肺炎病原学结果，就应参考体外药敏试验结果进行目标病原体治疗。

5. 抗菌药物用药剂量应足够，疗程应适当。为防止诱导细菌耐药的产生，抗菌药物剂量应足量，抗感染治疗一般可于热退 2～3 日且主要呼吸道症状明显改善后停药，但疗程应视病情严重程度、缓解速度、并发症以及不同病原体而异。

（二）治疗药物选用

肺炎的药物治疗主要包括抗感染及辅助对症、抗休克和并发症的处理。

1. 抗感染治疗　在明确临床诊断并安排合理病原学检查及标本采样后，需要根据患者年龄、基础疾病、临床特点、实验室及影像学检查、疾病严重程度、肝肾功能、既往用药和药物敏感性情况分析最有可能的病原体并评估耐药风险，选择恰当的抗感染药物和给药方案，及时实施初始经验性抗感染治疗。

（1）对于门诊轻症肺炎患者，尽量使用生物利用度好的口服抗感染药物治疗。如口服阿莫西林或阿莫西林克拉维酸治疗。

（2）对于需要住院的肺炎患者，推荐单用 β - 内酰胺类或联合多西环素、米诺环素、大环内酯类或单用喹诺酮类。

（3）对于需要 ICU 护理的无基础疾病青壮年肺炎患者，推荐青霉素类/酶抑制剂复合制剂、三代头孢菌素、厄他培南联合大环内酯类或单用喹诺酮类静脉治疗，而老年人或有基础病患者推荐联合用药。

（4）年龄≥65岁或有基础疾病（如充血性心力衰竭、心脑血管疾病、慢性呼吸系统疾病、肾功能衰竭、糖尿病等）的住院肺炎患者，要考虑肠杆菌科细菌感染的可能。此类患者经验性治疗可选择头霉素类、哌拉西林他唑巴坦、头孢哌酮/舒巴坦或厄他培南等。

（5）在流感流行季节，对怀疑流感病毒感染的肺炎患者，推荐常规进行流感病毒抗原或核酸检查，并积极应用神经氨酸酶抑制剂抗病毒治疗，同时需注意流感继发细菌感染的可能，其中肺炎链球菌、金黄色葡萄球菌及流感嗜血杆菌较为常见。

抗感染治疗一般可于体温正常2~3日且呼吸道症状明显改善后停药。通常轻、中度肺炎患者疗程5~7日，重症及伴有肺外并发症患者可适当延长抗感染疗程。非典型病原体治疗反应较慢者疗程延长至10~14日。金黄色葡萄球菌、铜绿假单胞菌、克雷伯菌属或厌氧菌等容易导致肺组织坏死，抗菌药物疗程可延长至14~21日。

2. 辅助治疗 除了针对病原体的抗感染治疗外，对于中、重症肺炎患者，补液、保持水电解质平衡、营养支持，以及对症治疗等辅助治疗也是必要的。合并低血压的肺炎患者早期液体复苏是降低严重肺炎病死率的重要措施。低氧血症患者的氧疗和辅助通气也是改善患者预后的重要治疗手段。此外，雾化、祛痰镇咳、退热治疗等也被用于肺炎的治疗。重症肺炎的辅助治疗还包括糖皮质激素、静脉注射丙种球蛋白等。

任务实施

一、任务实施提示

（一）用药指导

1. 用药方法 治疗肺炎的药物使用时，应严格按照药品说明书要求和医生处方（或医嘱）给药，药师、患者不得随意更换药物或调整用药剂量。

（1）剂量与频次（表2-2-2）

表2-2-2 常用治疗肺炎的药物服用剂量和频次

口服治疗肺炎的药物	成人给药剂量	每日给药次数
阿莫西林	每次0.5g，一日总剂量不超过4g	3~4次
阿莫西林克拉维酸钾	每次1片	2次
头孢克洛缓释片	每次0.75g	2次
头孢克肟片	每次0.1g	2次
罗红霉素分散片	每次0.15g	2次
阿奇霉素	每次0.5g	1次
盐酸左氧氟沙星片	每次0.2g	2次
盐酸莫西沙星片	每次0.4g	1次
盐酸加替沙星胶囊	每次400mg	1次
盐酸多西环素分散片	每次0.1g	2次
氢溴酸右美沙芬片	每次15~30mg	3~4次
盐酸氨溴索口服液	每次10mL	2~3次

续表

口服治疗肺炎的药物	成人给药剂量	每日给药次数
盐酸溴己新片	每次 8~16mg	2~3 次
硫酸沙丁胺醇吸入气雾剂	每次 0.1~0.2mg（1~2 掀）	q.4h 可重复一次
硫酸沙丁胺醇物化吸入溶液	0.5~1mL，用 0.9% NaCl 稀释至 2.0~2.5mL	2~4 次
硫酸沙丁胺醇控释片	每次 8mg	2 次
硫酸沙丁胺醇片	每次 2~4mg	3 次
布地奈德吸入粉雾剂	每次 200~400μg（1~2 掀）	1~2 次
布地奈德混悬液	1~2mg，放入雾化器中进行雾化吸入	2 次
布洛芬缓释胶囊	每次 0.3~0.6g	2 次
磷酸奥司他韦胶囊	每次 75mg	2 次

（2）药物剂型与给药方法　治疗肺炎的药物，剂型有普通片剂、胶囊剂，亦有长效制剂，如缓、控释片剂，还有气雾吸入剂等。对于缓、控释片剂一般应整片吞服，严禁咬、嚼、掰断药片；每日仅用 1~2 次，服药时间宜相对固定；制剂外壳不能被人体吸收，空药片将被完整地经肠道排出，故便中看到完整的空药片，属正常现象。气雾吸入剂为呼吸科疾病的常用剂型，不同厂家生产的吸入气雾剂各不相同，使用方法各有差异，使用前应参照气雾吸入剂的使用说明书，遵循安装、检查、吸入、关闭、清洁口腔的步骤进行。

2. 不良反应与防治

（1）青霉素、头孢菌素类抗菌药物　过敏反应为其常见的不良反应。禁用于有头孢过敏史及有青霉素过敏性休克史的患者。为防止各种过敏反应，应详细询问用药史、药物过敏史、家属过敏史，并进行青霉素皮肤过敏试验。应用青霉素类及皮试时应作好急救准备，如肾上腺素、氢化可的松等药物和注射器材，以便一旦发生过敏性休克，能及时抢救。中度以上肾功能不全患者应根据肾功能适当调整剂量，中度以上肝功能不全时，头孢哌酮、头孢曲松需要调整剂量。

（2）大环内酯类抗菌药物　主要不良反应是消化道症状和肝毒性，表现为胆汁淤积、肝功能异常等，停药后可恢复。如阿奇霉素可使 ALT 和 AST 升高，罗红霉素在较短疗程应用中也可导致黄疸和肝功能异常。另外，红霉素、克拉霉素还具有心脏毒性，主要表现为 Q-T 间期延长和尖端扭转型室性心动过速，可出现昏迷甚至猝死，以红霉素诱发为多，这是大环内酯类抗菌药物的一种特殊类型的不良反应。为减少或避免心脏毒性的发生，在应用本类药物前需了解其诱发心脏毒性的可能性，根据患者病情和合用药物情况谨慎选药，用药期间注意观察，必要时监测心电图，一旦发生心脏毒性应采取积极治疗措施，立即停用本类药物并纠正危险因素，应用能缩短 Q-T 间期及制止尖端扭转型室性心动过速的抗心律失常药物。

（3）喹诺酮类药物　常见胃肠道反应，如恶心、呕吐、腹泻、腹痛等，同时具有光毒性，其严重不良反应包括 Q-T 间期延长、心律失常、精神异常、重症肌无力恶化等。可引起关节和软骨损伤，造成关节病变和肌腱炎、肌腱断裂，18 岁以下儿童、妊娠期妇女、哺乳期妇女及重症肌无力患者应避免使用。如果患者出现疼痛、水肿、肌腱炎症或肌腱断裂等症状时，应立即停用。喹诺酮类注射剂在使用过程中应注意避免滴速过快，否则易引起静脉刺激症状或中枢神经系统反应，既往有中枢神经系统疾病史的患者避免使用。喹诺酮类药物可以导致颅内压升高和中枢神经系统刺激症状，从而引起震颤、抽搐、躁动、焦虑、头晕、意识模糊、幻觉、妄想、抑郁、失眠等。如果患者出现这些反应，应立即停药，并采取适当的治疗措施。

（4）氨基糖苷类药物　有不同程度的耳毒性、肾毒性和神经-肌肉阻滞作用。这些不良反应与服药剂量和疗程有关，随药物不同而异，即便是在停药后，还有可能出现不可逆的毒性反应，尤其是儿童和老年人，更容易发生。所以，儿童、老年人应避免使用此类药物。

3. 药物相互作用（表2-2-3）

表2-2-3 治疗肺炎药物与其他药物相互作用一览表

合用药物	相互作用结果
喹诺酮类＋含钙、铝、镁等多价金属离子的药物	减少药物的吸收
氟喹诺酮类＋茶碱	茶碱血药浓度升高，易中毒
红霉素/克拉霉素＋特非那定	心脏不良反应，禁联用
红霉素/克拉霉素＋阿司咪唑/卡马西平/西沙必利/西地那非/苯妥英/三唑仑/茶碱/丙戊酸	后者药效增强
氨基糖苷类＋第一代头孢菌素	肾毒性增加

（二）健康教育与慢病管理 🅔 微课

1. 生活方式

（1）尽早防治上呼吸道感染，感冒流行时尽量避免前往人流密集的公共场所。如有高热、寒战、胸痛、咳嗽、咳痰等情况，应及时就诊。

（2）高热时宜卧床休息，保证充足睡眠，出汗多时及时更换衣物避免受凉。退热后适当进行室内活动，防止受凉。

（3）痰多难以咳出者，每2~4小时进行有效咳嗽一次。痰多时勤拍背促进痰液排出。呼吸困难时可给予吸氧。

（4）合理膳食加强营养，多进食高热量、高蛋白、富含维生素、易消化的饮食，如牛奶、蛋羹、细软面条、肉粥等，多饮水，忌食温热生痰的食物。

（5）经常开窗通风，保持室内空气新鲜。及时增加衣物，季节交换时避免着凉。

（6）锻炼身体，增强机体体抗力。戒烟酒，避免淋雨、受凉。避免过度劳累，肺炎可以治愈，但若不注意，易复发。

（7）减轻精神压力，保持心态平衡。注意劳逸结合，保持足够且良好的睡眠，避免和消除紧张情绪。

2. 吸入气雾剂使用

吸入气雾剂是指含药溶液、乳状液或混悬液，与适宜的抛射剂共同装封于具有特制阀门系统的耐压容器中，使用时借助抛射剂的压力将内容物呈雾状物喷出。用于肺部吸入的制剂，吸入气雾剂可以直接到达作用部位或吸收部位，具有速效作用与定位作用，同时可减少药物对胃肠道的刺激性，并可避免肝脏的首过效应。其使用步骤为：①摇匀药液：使用前充分震摇；②放入咬嘴：移开咬嘴的盖，轻轻的呼气直至不再有空气从肺内呼出，立即将咬嘴放入口中，合上嘴唇，含着咬嘴以免药物溢出；③吸气时按压：通过口部深深地缓慢地吸气后，马上按下药罐将液体释放出来，并继续吸气，以便使药物微粒到达肺的深部；④屏住呼吸：屏息10秒，在屏住呼吸的同时将吸入器从口中移出，手指松开吸入器的顶部，并尽可能久地屏住呼吸，以增加药物微粒在气道和肺内的沉积量；⑤呼气：然后再缓慢的呼气。如果需要再吸1剂，因等待至少1分钟再重复上述步骤。在吸入糖皮质激素后应及时用温开水漱口，以防念珠菌感染。建议至少1周清洁1次吸入器，不要将药罐浸入水中。

3. 雾化吸入器使用

家庭雾化吸入器的使用是呼吸系统疾病治疗过程中常用的有效手段。雾化吸入器使用方法如下。①加入药液：按医嘱将药物放入储液罐中；②连接电源：打开喷雾剂开关；③雾化吸入：调节气源流量，将喷嘴或雾化面罩与口面相连，用嘴吸气，用鼻呼气，持续雾化15~30分钟；④清洗消毒：雾化完毕后，清洗消毒面罩、连接管、储液罐等。

二、实训演练与评价

以 4~6 人组成实训小组，扫码进入案例库，从中选择一个案例，并进行小组讨论，根据选择的案例设计用药指导情境，每组推选 2 名同学分别扮演药师和肺炎患者，在班内或实训场所进行肺炎用药指导汇报。由带教老师和其他各组同学进行评价。

案例库

项目	考核内容		标准分（100 分）	评分标准	得分
职业素养（15 分）	仪表、着装符合要求		3 分	学生着工作服；女生不得披头发，不可浓妆艳抹，不得佩戴过于鲜艳、花哨的饰品，如大型耳环、项链、手镯等，不留长指甲，指甲不涂色；男女生不得穿拖鞋	
	语速适中，表达清晰		3 分	用词准确（2 分），语句流畅（1 分）	
	具备同理心		3 分	尊重患者，能够站在患者角度思考问题	
	讲解科学，通俗易懂		3 分	尽量避免使用患者听不懂的专业术语，多使用日常语言	
	认真倾听，有效反馈		3 分	耐心、认真地听患者诉说自己的感受和问题，对患者言语中表达出的信息进行准确分析和把握，并作出及时、合适的响应和反馈	
实训实施（85 分）	用药指导（55 分）	用药剂量和频次	5 分	剂量正确（3 分）；频次正确（2 分）若随意更改医生处方/医嘱，则该项不得分	
		药物剂型和给药方法	15 分	（1）普通片剂，给药方法正确（5 分）（2）缓、控释制剂需指出整片吞服，不能掰、嚼、咬（5 分）（3）告知便中可看到完整的空药片，属正常现象（5 分）	
		给药时间	10 分	不同药物的给药时间与频次	
		不良反应和防治	10 分	说出药物常见不良反应（5 分），提出不良反应的防治方法（5 分）	
		药物储存方法	5 分	正确指导药物的储存方法	
		其他	10 分	说明联合用药的理由和药物相互作用时的用药注意事项；指出饮食对药效的影响等	
	健康教育与慢病管理（30 分）	疾病知识教育	10 分	能从疾病病因、影响因素、治疗进展和预后等方面给出科学阐述，帮助患者正确认识和预防肺炎	
		生活健康知识教育	10 分	能从饮食、休息、运动、心态平稳等方面给出合理化建议	
		吸入气雾剂和雾化吸入器	10 分	（1）吸入气雾剂的用药指导（5 分）（2）雾化吸入器的用法指导（5 分）	
合计					

•••• **目标检测**

答案解析

一、A 型选择题

1. 患者，男，75 岁，发热、咳嗽、咳痰 3 天，诊断为社区获得性肺炎。给予对乙酰氨基酚、甘草合剂、左氧氟沙星、氨溴索、维生素 C 等治疗。用药 4 天后患者出现失眠、烦躁不安等症状，最可能引起该症状的药物是（　　）

    A. 乙酰氨基酚　　　　　　B. 甘草合剂　　　　　　C. 左氧氟沙星

D. 氨溴索   E. 维生素 C

2. 患者，女，38 岁。既往有心律失常（Q-T 间期延长），低钾血症。近日来出现发热、咳嗽、咳痰，诊断为社区获得性肺炎。该患者不宜选用的药物是（　　）

A. 阿莫西林   B. 头孢克洛   C. 莫西沙星

D. 氨溴索   E. 乙酰氨基酚

3. 肺炎抗感染治疗一般可于体温正常（　　）日，且呼吸道症状明显改善后停药。

A. 1~2   B. 2~3   C. 3~4

D. 4~5   E. 5~6

4. 金黄色葡萄球菌、铜绿假单胞菌、克雷伯菌属或厌氧菌等容易导致肺组织坏死，建议抗菌药物疗程为（　　）

A. 1~7 日   B. 7~10 日   C. 10~14 日

D. 14~21 日   E. 21~28 日

5. 社区感染肺炎球菌肺炎的治疗，最主要的措施是（　　）

A. 卧床休息，补液   B. 吸氧   C. 镇咳化痰

D. 退热   E. 选用敏感抗菌药

6. 首选红霉素治疗的肺炎为（　　）

A. 厌氧菌所致肺炎   B. G^+ 球菌性肺炎   C. 支原体肺炎

D. 草绿色链球菌性肺炎   E. 金黄色葡萄球菌性肺炎

7. 对于门诊轻症肺炎患者，可口服的抗感染药物是（　　）

A. 阿莫西林   B. 利福平   C. 链霉素

D. 氯霉素   E. 阿米卡星

8. 治疗军团菌肺炎有效的是（　　）

A. 氯霉素   B. 红霉素   C. 青霉素

D. 链霉素   E. 四环素

二、X 型选择题

9. 肺炎按肺炎的获得环境可分成（　　）

A. 大叶性（肺泡性）肺炎   B. 小叶性（支气管性）肺炎   C. 间质性肺炎

D. 社区获得性肺炎   E. 医院获得性肺炎

10. 下列关于肺炎的抗感染治疗，正确的是（　　）

A. 首剂抗感染药物争取在诊断肺炎后尽早使用

B. 非细菌感染（如呼吸道病毒）引起的肺炎，不要滥用抗菌药物

C. 抗菌药物的经验治疗要根据患者具体情况分析最有可能的病原体并评估耐药风险

D. 获得性肺炎病原学结果应参考体外药敏试验结果进行目标病原体治疗

E. 抗菌药物用药剂量应足够，疗程应适当

（任亚丽）

书网融合……

重点小结   微课   习题

项目三　支气管哮喘用药指导

PPT

学习目标

知识目标：

1. **掌握**　支气管哮喘的药物治疗原则和治疗药物选用方法。
2. **熟悉**　支气管哮喘常用治疗药物、特殊剂型的使用。
3. **了解**　支气管哮喘的定义、分期和临床表现。

能力目标：

1. 能结合医生诊断和用药方案对支气管哮喘患者开展用药指导和健康教育。
2. 能熟练操作并指导患者正确使用吸入剂型药物。

素质目标：培养学生积极参与支气管哮喘治疗的职业使命感和社会责任感。

情境导入

情境：患者，男，37岁，吸烟史15年，近期运动后喘息、气急、胸闷严重，医院检查：支气管舒张试验阳性。临床诊断：支气管哮喘。医生处方：沙美特罗恩替卡松粉吸入剂250μg/吸，吸入，b.i.d.；沙丁胺醇气雾剂100μg，吸入，p.r.n.；孟鲁司特钠片10mg，口服，q.d.。

扫一扫，知解析

思考：作为药师，如何对支气管哮喘患者进行用药指导及健康教育？

理论知识

流行病学调查结果显示全球哮喘患者达3.58亿，亚洲的成人哮喘患病率为0.7%～11.9%，近年来哮喘平均患病率也呈上升趋势，我国的患病率为1%～4%，儿童患病率高于青壮年，发达国家高于发展中国家，城市高于农村。哮喘死亡率为（1.6～36.7)/10万，与多数哮喘长期控制不佳、最后一次发作时治疗不及时有关，其中大部分是可预防的。

一、疾病概要

支气管哮喘（bronchial asthma，简称哮喘），是由多种炎性细胞和细胞组分参与的气道慢性炎症性疾病。哮喘发病因素复杂，目前认为是在遗传基础上，接触环境中某些激发因素诱发气道高反应性而发作，如吸入物（花粉、尘、油烟、粉尘等）、感染（细菌、病毒）、食物（鱼、虾、蟹等）、药物（阿司匹林等）、剧烈运动、精神因素等，常见诱因见表2-3-1。哮喘主要临床表现为反复发作的喘息、气促、胸闷和（或）咳嗽等症状，多在夜间和（或）凌晨发生，如不及时处理，胸闷进一步加重，并出现以呼气为主的呼吸困难伴喘鸣，重度者可有口唇发绀、大汗、极度呼吸困难，可危及生命。患者被迫取坐位或端坐呼吸，发作持续几十分钟至数小时，可自行或经治疗后缓解。根据临床表现哮喘可分为急性发作期、慢性持续期和临床缓解期。哮喘急性发作期是指喘息、气促、咳嗽、胸闷等症状突然发生，或原有症状急剧加重，常有呼吸困难，常因接触变应原、刺激物或呼吸道感染诱发。慢性持续期是指在相当长的时间内，每周均不同频度和（或）不同程度地出现症状，如喘息、气急、胸闷、咳嗽等。临床缓解期是指经过治疗或未经治疗症状、体征消失，肺功能恢复到急性发作前水平，并维持 3 个月以上。

表 2 - 3 - 1 支气管哮喘的常见诱因

类别	变应原或诱因
急性上呼吸道感染	病毒、细菌、支原体等
室内变应原	尘螨、宠物、霉菌、蟑螂等
室外变应原	花粉、草粉等
职业性变应原	油漆、饲料、活性染料等
食物	鱼、虾、蛋类、牛奶等
药物	阿司匹林、抗生素等
非变应原因素	寒冷、运动、精神紧张、焦虑、过劳、烟雾（香烟、厨房油烟、污染空气等）、刺激性食物等

知识链接

岗位职责所在，宣传哮喘常识

对哮喘患者的教育必须成为医患之间（包括家属）所有互助关系中的组成部分。通过开展患者教育活动，可提高患者对哮喘的认识和对治疗的依从性，增强自我监测和管理能力，减少急性发作、住院率及病死率，提高生活质量。哮喘患者所需的疾病相关知识和技能培训可能因年龄、文化程度、经济状况、个人意愿等不同而有所不同，但都需要一定的基本知识和技能。哮喘常识教育的内容包括：哮喘的诊断、基本治疗原则、缓解药物与控制药物的差别、潜在的药物不良反应、预防症状及急性发作、如何认识哮喘加重，应该采取什么措施、何时/如何寻求医疗服务、治疗并发症。药学生需要与患者通过建立伙伴关系、传授内容和方式适应患者对健康知识的认知程度、充分讨论患者关心的问题、形成共同目标，有助于提高常识传授的效果。

二、常用治疗药物

目前，治疗哮喘药物分为控制性药物和缓解性药物（表 2 - 3 - 2）。

1. 控制性药物 需要每天使用并长时间维持的药物，这些药物主要通过抗炎作用使哮喘维持临床控制，其中包括吸入型糖皮质激素（inhale corticosteroids，ICS）、全身性激素、白三烯调节剂、长效 β_2 受体激动剂（long - acting inhale bete 2 - agonist，LABA）、缓释茶碱、甲磺司特、色甘酸钠等。

2. 缓解性药物 该类药物在有症状时按需使用，通过迅速解除支气管痉挛从而缓解哮喘症状，包括速效吸入和短效口服 β_2 受体激动剂、吸入型抗胆碱药、短效茶碱和全身用激素等。

表 2 - 3 - 2 常用治疗哮喘药物

类别	代表药物	作用特点	禁忌证
控制药物	吸入型糖皮质激素（ICS） 倍氯米松、布地奈德、氟替卡松、莫米松	（1）最有效的控制哮喘气道炎症的药物 （2）慢性持续期哮喘吸入为首选途径，通常需规律吸入 1～2 周以上才能起效 （3）ICS 局部抗炎作用强，药物直接作用于呼吸道，所需剂量较小，全身性不良反应较少	结核病、糖尿病、真菌感染、骨质疏松、青光眼、严重抑郁或消化性溃疡

续表

类别	代表药物		作用特点	禁忌证
控制药物	白三烯调节剂	孟鲁司特、扎鲁斯特	(1) 是 ICS 之外可单独应用的长期控制性药物之一，可作为轻度哮喘的替代治疗药物和中重度哮喘的联合用药 (2) 可减轻哮喘症状、改善肺功能、减少哮喘的恶化，尤其适用于伴有过敏性鼻炎、阿司匹林哮喘、运动性哮喘患者的治疗	对成分过敏者、急性哮喘发作者
	长效 β₂ 受体激动剂（LABA）	沙美特罗、福莫特罗	(1) LABA 舒张支气管平滑肌的作用可维持 12 小时以上 (2) 不能单独用于哮喘的治疗，与 ICS 联用是目前最常用的哮喘控制性药物	骨骼肌震颤、低血钾、心律失常者
	抗 IgE 抗体、抗 IL-5 抗体药物	甲磺司特	(1) 抑制 IL-4、IL-5 的产生和 IgE 的合成，减少嗜酸性粒细胞浸润，减轻气道高反应性 (2) 口服制剂，安全性好，适用于过敏性哮喘患者的治疗	严重肝、肾功能异常患者
缓解药物	短效 β₂ 受体激动剂	沙丁胺醇、特布他林、克伦特罗	(1) SABA 能够迅速缓解支气管痉挛，通常在数分钟内起效，疗效可维持数小时 (2) 缓解轻至中度哮喘急性症状的首选药物，也可用于预防运动性哮喘	骨骼肌震颤、低血钾、心律失常者
	短效吸入型抗胆碱能药物（SAMA）	异丙托溴铵	(1) 抗胆碱药物可通过气雾剂、干粉剂和雾化溶液给药 (2) 与 β₂ 受体激动剂联合应用具有互补作用。雾化吸入 SAMA 异丙托溴铵与 SABA 沙丁胺醇复合制剂是治疗哮喘急性发作的常用药物	妊娠早期、患有青光眼、前列腺肥大者
	茶碱类	氨茶碱、多索茶碱、双羟丙茶碱	(1) 具有舒张支气管平滑肌及强心、利尿、兴奋呼吸中枢和呼吸肌等作用，低浓度茶碱具有一定的抗炎作用 (2) 口服用于轻中度哮喘急性发作和哮喘的维持治疗，缓释茶碱尤适用于夜间哮喘症状的控制 (3) 静脉用于重症和危重症哮喘，有条件的应在用药期间监测血药浓度 (4) 对吸入 ICS 或 ICS + LABA 仍未控制的哮喘患者，可加用缓释茶碱维持治疗	活动性消化溃疡患者、未经控制的惊厥性疾病患者、急性心肌梗死、严重冠状动脉硬化及低血压患者
	全身用糖皮质激素	琥珀酸氢化可的松、甲泼尼龙、泼尼松、泼尼松龙	(1) 重度或危重哮喘急性发作时，应及早静脉给予糖皮质激素 (2) 口服给药：对于大剂量 ICS + LABA 仍不能控制的慢性重度持续性哮喘，可以使用半衰期较短的激素（如泼尼松等），每天或隔天清晨顿服给药的方式，以减少外源性激素对下丘脑-垂体-肾上腺轴的抑制作用	结核病、糖尿病、真菌感染、骨质疏松、青光眼、严重抑郁或消化性溃疡

三、合理用药原则

哮喘的规范化诊断和治疗，特别是实施有效的管理，对于提高哮喘的控制水平，改善患者生活质量具有重要作用，一旦确立了哮喘的诊断，尽早开始规律地控制治疗对于取得最佳的疗效至关重要。

（一）药物治疗原则

1. 支气管哮喘的治疗应长期、持续、规范，并按个体制定分级治疗方案。大多数哮喘患者通过典型的病史即可做出诊断，但重度哮喘临床表现更为复杂，往往缺乏典型哮喘的特征，容易与其他类似哮喘的疾病相混淆，全球哮喘防治创议（GINA）目前推荐所有成年和青少年哮喘患者接受包含 ICS 的控制治疗，以降低重度急性发作的风险，ICS 可以作为每日常规用药，在轻度哮喘患者中可采用 ICS＋福莫特罗按需给药，初始哮喘治疗（成人和青少年的推荐选择）见表 2 − 3 − 3。

表 2 − 3 − 3　初始哮喘治疗：成人和青少年的推荐选择

存在症状	首选初始治疗
所有患者	不推荐仅用 SABA 治疗（无 ICS）
哮喘症状不频繁，少于每月 2 次	1. 按需低剂量 ICS＋福莫特罗 2. 其他选择包括使用 SABA 时同时使用 ICS，联合使用或单独使用吸入器
每月 2 次或 2 次以上哮喘症状或需要缓解药物	1. 低剂量 ICS，且按需使用 SABA，或按需低剂量 ICS＋福莫特罗 2. 其他选择包括 LTRA（疗效低于 ICS） 3. 使用 SABA 同时使用 ICS，用联合或单独的吸入器。如果缓解药物使用的是 SABA，需评估患者使用控制药物的依从性
大多数日子有哮喘症状；或每周 1 次或 1 次以上因哮喘觉醒，尤其是存在任何危险因素时	1. 低剂量 ICS＋LABA 作为维持治疗，ICS＋福莫特罗 2. 按需使用 SABA 为缓解治疗，同时联合 ICS 3. 中剂量 ICS 及按需 SABA
初始哮喘表现伴严重未控制的哮喘，或伴急性发作	1. 短期口服糖皮质激素及开始规律使用控制药物治疗 2. 采用高剂量 ICS 或中剂量 ICS＋LABA

2. 哮喘急性发作时应给予缓解性药物治疗及时缓解症状，如短效 β_2 受体激动剂、短效茶碱、短效抗胆碱药、全身用糖皮质激素。

3. 非急性发作期则应长期规范化地给予控制性药物治疗，如吸入型糖皮质激素、长效 β_2 受体激动剂、缓释茶碱、白三烯调节剂等或联合给药。

4. 避免接触能引起哮喘发作的过敏源或者非特异性刺激因素，可有效地防止哮喘的发作。过敏源持续暴露、社会心理因素及合并症的存在是哮喘难以控制的重要因素。治疗重度哮喘，首先要识别诱发因素，并避免接触各种过敏源及各种触发因素。

（二）治疗药物选用

哮喘急性发作期治疗原则是去除诱因，根据严重程度不同，给予相应治疗方案，如使用支气管扩张剂、合理氧疗、适时足量全身使用糖皮质激素；哮喘慢性持续期的长期治疗主要以药物吸入治疗为主，强调规律用药，应遵循分级治疗和阶梯治疗。

1. 急性发作期　哮喘急性发作的治疗取决于发作的严重程度及对治疗的反应，治疗的目的是尽快缓解症状、解除气流受限和低氧血症，同时还需要制定长期治疗方案以预防再次急性发作。

（1）轻度和部分中度急性发作可以在家庭或社区治疗。可反复吸入 SABA，在第 1 小时每 20 分钟吸入 1～2 喷。随后根据治疗效果调整，轻度可调整为每 3～4 小时 1～2 喷，效果不好时可加缓释茶碱、短效抗胆碱药等；中度每 1～2 小时 6～10 喷，雾化吸入方式相对常用，第 1 小时内可持续雾化。联合应用雾化吸入短效抗胆碱药、激素混悬液，舒张支气管作用更佳。如果治疗效果不好，尤其是在控制性治疗的基础上发生的急性发作，应尽早口服激素，同时吸氧。必要时到医院就诊。

（2）部分中度和所有重度急性发作均应到急诊室或医院治疗。除氧疗外，可持续雾化吸入 SABA，联合应用 β_2 受体激动剂和抗胆碱药、激素混悬液，以及静脉茶碱类药物。重度及危重患者应尽早静脉应用激素，待病情得到控制和缓解后改为口服给药。注意水、电解质平衡，纠正酸碱失衡，预防呼吸道感染。经上述治疗，临床症状和肺功能无改善甚至继续恶化者，应及时给予机械通气治疗。

2. 慢性持续期　慢性持续期的治疗应在评估和监测患者哮喘控制水平的基础上，定期根据长期治疗方案做出调整，以维持患者的控制水平。哮喘长期治疗方案分为 5 级（表 2 − 3 − 4）。哮喘药物的选择既要考虑疗效及安全，也要考虑患者实际状况，如经济收入和当地医疗资源等。要为每个初诊患者制定哮喘防治计划，定期随访、监测，进行用药教育等。

大多数未经治疗的持续性哮喘患者，初始治疗从第 2 级开始，如果初始评估哮喘未控制，则从第 3 级方案开始。在每一级中缓解药物都应按需使用，以迅速缓解哮喘，如果使用该级方案哮喘未控制，应升级直至达到哮喘控制。

一旦哮喘控制并能够维持至少 3 个月以上，可考虑降级治疗。建议减量方案：①使用中至高剂量 ICS/LABA 维持治疗的患者，将 ICS 减少 50%；②单独使用低剂量 ICS 的患者可改为每日 1 次用药；③联合吸入 ICS/LABA 维持治疗的患者，先将 ICS 减少 50%，继续使用联合治疗。当达到低剂量联合治疗时，可选择改为每日 1 次联合用药或停用 LABA，单用 ICS 治疗。若患者使用最低剂量控制药物达到哮喘控制 1 年，并且哮喘症状不再发作，可考虑停用药物治疗。哮喘的控制方案应个体化，以最小量达到最佳哮喘控制，不良反应最少为原则。

在开始哮喘控制治疗前，应尽可能记录诊断哮喘的依据；患者症状控制水平和危险因素，包括肺功能；考虑影响治疗选择的因素；确保患者能正确使用吸入剂；安排随访时间。对哮喘患者进行哮喘知识的健康教育、有效控制环境、避免诱发因素，要贯穿于整个哮喘治疗过程中。

表 2 – 3 – 4　哮喘长期治疗方案

治疗方案	第 1 级	第 2 级	第 3 级	第 4 级	第 5 级
推荐治疗方案	不使用药物	低剂量 ICS	低剂量 ICS + LABA	中/高剂量 ICS + LABA	+ 其他治疗，如口服糖皮质激素
其他治疗方案	低剂量 ICS	白三烯受体阻断剂 低剂量茶碱	中/高等剂量 ICS 低剂量 ICS + 白三烯受体阻断剂 低剂量 ICS + 茶碱	中/高剂量 ICS + LABA + LAMA 高剂量 ICS + 白三烯受体阻断剂 高剂量 ICS + 茶碱	+ LAMA + IgE 单克隆抗体 + IL – 5 单克隆抗体
缓解药物	按需使用 SABA	按需使用 SABA	按需使用 SABA/低剂量布地奈德/福莫特罗或倍氯米松/福莫特罗		

任务实施

一、任务实施提示

（一）用药指导

1. 给药方法　支气管哮喘治疗药物使用时，应严格按照药品说明书要求和医生处方（或医嘱）给药，掌握吸入制剂的正确使用方法，规范化使用药物。

（1）剂量与频次（表 2 – 3 – 5）

表 2 – 3 – 5　常用支气管哮喘治疗药物的使用剂量和频次

药物	每日剂量（mg）	每日给药次数
ICS		
倍氯米松	0.1 ~ 1	3 ~ 4
布地奈德	0.1 ~ 1.6	1 ~ 2
氟替卡松	0.1 ~ 1	2
LABA（吸入）		
沙美特罗	0.05 ~ 0.1	2
福莫特罗	0.012 ~ 0.048	1 ~ 2

续表

药物	每日剂量（mg）	每日给药次数
SABA（吸入）		
沙丁胺醇	0.1～0.4	按需给药
特布他林	5	3
SAMA		
异丙托溴铵	0.5	3～4
复方制剂（吸入）		
沙美特罗恩替卡松	0.05/0.5（1吸）	2
布地奈德福莫特罗	0.08/0.0045～0.16/0.009（1～2吸）	2
糖皮质激素（口服）		
泼尼松	20～40	1
泼尼松龙	15～60	1
甲泼尼龙	4～48	1
SABA（口服）		
沙丁胺醇	2～4	3
特布他林	1.25～2.5	3
茶碱类		
氨茶碱	0.3～1.0	3
多索茶碱	0.4～0.8	2
白三烯调节剂		
孟鲁司特	10	1
扎鲁斯特	20	2
抗IgE抗体、抗IL-5抗体药物		
甲磺司特	100～300	3

　　（2）药物剂型与给药方法　为快速缓解支气管哮喘急性发作症状，支气管哮喘治疗药物以吸入为主要给药方式，吸入装置种类繁多，使用不当会导致哮喘控制不佳，增加哮喘急性发作的风险及吸入药物的不良反应，甚至使患者产生抵触吸入制剂的情绪，因此吸入制剂的正确使用非常重要。药师应当以实物正确演示每一种吸入装置的使用方法，然后让患者练习，查看患者药物使用的细节，发现错误及时纠正，如此反复数次。

　　（3）给药时间　夜间或清晨气道阻力增加，呼吸道开放能力下降，可诱发哮喘，凌晨0～2时哮喘患者对乙酰胆碱和组胺反应最敏感的时间，黎明前肾上腺素和环磷腺苷浓度低下，是哮喘好发时间。支气管哮喘治疗药物应个体化用药，并根据病情的严重程度调节剂量，吸入制剂根据不同治疗目的有两种使用方法。①维持治疗：作为常规维持治疗，另配快速起效的支气管扩张剂作为缓解药。②维持、缓解治疗：作为日常维持治疗和按需缓解治疗。患者除了按日常维持剂量使用外，还可在症状加重时按需使用本品，患者应随身携带，症状发生即刻使用。口服制剂应当按照药品说明书使用，茶碱类日间吸收快，而晚间吸收较慢，采取日低夜高的给药剂量，多数以临睡前服用为佳；而半衰期较短的泼尼松、泼尼松龙或甲泼尼龙等激素，应当在症状缓解后逐渐减量，然后停用或改用吸入剂。对于难治性哮喘，确定最低维持剂量，长期口服治疗，并采用每天或隔天清晨顿服给药的方式，以减少外源性糖皮质激素对下丘脑-垂体-肾上腺轴的抑制作用。

2. 不良反应与防治

（1）糖皮质激素类　①长期应用出现医源性肾上腺皮质功能亢进症，表现为满月脸、水牛背、多毛、痤疮、向心性肥胖等；②突然停药出现撤药反应，表现为四肢酸痛、心悸、乏力及原有疾病加重等反应；③吸入型糖皮质激素可出现口咽念珠菌感染、声音嘶哑等，吸入药后用清水漱口可减轻局部反应和胃肠吸收。

（2）$β_2$受体激动剂　少数患者应用后可出现头痛、头晕、心悸、手指颤抖等副作用，停药或坚持用药一段时间后可消失。

（3）白三烯调节剂　不良反应少而轻微，主要是胃肠道症状，少数有皮疹、血管性水肿、转氨酶升高，停药后可恢复正常。

（4）茶碱类　①刺激反应，口服可出现胃肠道反应，表现为恶心、呕吐、腹痛等，饭后服用可减轻；②急性中毒，表现为血压骤降、心律失常、惊厥等，应用时必须稀释后缓慢静脉注射。

（5）抗胆碱类　少数患者有口苦或口干等不良反应。

3. 药物相互作用（表 2-3-6）

表 2-3-6　支气管哮喘治疗药物间或与其他药物相互作用一览表

合用药物	相互作用结果
糖皮质激素 + $β_2$受体激动剂/白三烯受体阻断剂	减少糖皮质激素的剂量
糖皮质激素类 + 排钾利尿剂（氢氯噻嗪/呋塞米）	可以造成身体内钾过度流失
糖皮质激素类 + 非甾体抗炎药	增加溃疡的风险

4. 其他　西咪替丁、红霉素、克林霉素、林可霉素、四环素可降低氨茶碱在肝脏的清除率，使其 $t_{1/2}$ 延长，因此血药浓度可高于正常水平，易致中毒。

（二）健康教育与慢病管理　🅔微课

1. 生活方式

（1）注意气候变化　注意季节变化，特别是在秋冬季节，气候变化较为剧烈。故需及时增添衣被，避免受寒，防止诱发致病。

（2）避免接触致病因素　切勿接触可诱发哮喘的因素，如煤气、杀虫气雾剂、农药、汽油、油漆，以及粉尘、蟑螂、花粉等过敏源。

（3）注意保暖　在哮喘发作时，由于呼吸困难，患者可能出汗较多。应及时更换内衣，注意保暖，以免受凉。

（4）避免过度劳累和情志刺激　适度休息，避免过度劳累，减少情绪波动，以降低哮喘发作的机会。

（5）观察诱发因素　细心观察患者的诱发因素，尽量避免发病。同时，常服扶正固本的药物，增强机体抗病能力，减少发作次数。

2. 饮食护理

（1）发作期饮食宜清淡　支气管哮喘发作期间，饮食宜选择清淡、易消化的食物，避免食用生冷、寒凉、肥厚的食物。

（2）缓解期适当增加营养　缓解期可适当增加营养，确保患者获得足够的营养支持。

（3）禁忌过敏源食物　避免食用曾引发过敏的食物，如鱼、虾、蟹等。

3. 精神调理

（1）正确理解和减轻压力　患者应正确和全面地理解支气管哮喘，减轻精神上的压力，提高治疗的积极性。

（2）避免精神刺激和过度劳累　教导患者避免精神刺激和过度劳累，制定合理的生活起居计划，保持舒心的生活氛围和正常的心理状态。

（3）鼓励适当体育活动　在缓解期，鼓励患者参加适当的体育活动，提高机体免疫力，降低支气管哮喘的发作频率。

4. 吸入制剂的使用　以布地奈德福莫特罗粉吸入剂为例，其具体使用方法为：

（1）装药。布地奈德福莫特罗粉吸入剂的主要成分为布地奈德和富马酸福莫特罗，药物呈白色粉末状，装在特制的容器中。在使用该药物时，患者需要握持药瓶，保持垂直，红色部位向下，先任意方向拧转红色部位并到底，可以听到"咔哒"声，提示装药完毕。

（2）吸入。患者需先呼气，避免气流吹到药瓶上的吸嘴，尽力呼气后用嘴含住吸嘴，用嘴唇包裹吸嘴，确保严密后用力吸气，将装药吸出，吸气完成后可以将药瓶拿开，并屏气5秒钟左右，之后即可正常呼吸，严禁对着吸嘴呼气。

（3）漱口。在使用布地奈德福莫特罗粉吸入剂过程中，患者的口腔中可能残留后部分药物，此时需要及时漱口，将口腔中的药物成分漱出，以免口腔中存在药粉，影响口腔黏膜的免疫功能，长此以往容易诱发霉菌感染。

（4）定期（每周一次）用干纸巾擦拭吸嘴，严禁用水或液体擦洗吸嘴外部。

二、实训演练与评价

学生以4~6人组成实训小组，扫码进入案例库，从中选择一个案例，并进行小组讨论，根据选择的案例设计用药指导情境，每组推选2名同学分别扮演药师和哮喘患者，在班内或实训场所进行哮喘用药指导汇报。由带教老师和其他各组同学进行评价。

案例库

项目	考核内容	标准分（100分）	评分标准	得分
职业素养（15分）	仪表、着装符合要求	3分	学生着工作服；女生不得披头发，不可浓妆艳抹，不得佩戴过于鲜艳、花哨的饰品，如大型耳环、项链、手镯等，不留长指甲，指甲不涂色；男女生不得穿拖鞋	
	语速适中，表达清晰	3分	用词准确（2分），语句流畅（1分）	
	具备同理心	3分	尊重患者，能够站在患者角度思考问题	
	讲解科学，通俗易懂	3分	尽量避免使用患者听不懂的专业术语，多使用日常语言	
	认真倾听，有效反馈	3分	耐心、认真地听患者诉说自己的感受和问题，对患者言语中表达出的信息进行准确分析和把握，并作出及时、合适的响应和反馈	

续表

项目	考核内容		标准分（100 分）	评分标准	得分
实训实施（85 分）	用药指导（65 分）	用药剂量与频次	5 分	剂量正确（3 分）；频次正确（2 分） 若随意更改医生处方/医嘱，则该项不得分	
		药物剂型与给药方法	25 分	（1）普通片剂，给药方法正确（10 分） （2）吸入制剂，正确指导剂型使用（15 分）	
		给药时间	10 分	指出晨起后给药（5 分），说明睡前给药的原因（5 分）	
		不良反应与防治	10 分	说出药物常见不良反应（5 分），提出不良反应的防治方法（5 分）	
		药物储存方法	5 分	正确指导药物的储存方法	
		其他	10 分	说明联合用药的理由和药物相互作用时的用药注意事项；指出饮食对药效的影响等	
	健康教育与慢病管理（20 分）	疾病知识教育	10 分	能从疾病病因、高危因素、治疗进展和预后等方面给出科学阐述，帮助患者正确认识和预防哮喘发作	
		生活健康知识教育	10 分	能从饮食、适度运动、保持心态平稳等方面给出合理化建议	

目标检测

答案解析

一、A 型选择题

1. 支气管哮喘的治疗方案中，持续性哮喘治疗首选（　　）
    A. 去除诱因　　　　　　　B. 抗原脱敏　　　　　　　C. 长期吸入糖皮质激素
    D. 抗白三烯类药物　　　　E. 吸入 β_2 受体激动剂

2. 重度哮喘时，除吸氧外尚应采取的措施是（　　）
    A. 尽可能找出过敏源，去除诱因或进行抗原脱敏疗法
    B. 采用吸入 β_2 受体激动剂、抗生素和促肾上腺皮质激素
    C. 积极吸入 β_2 受体激动剂，应用免疫抑制剂
    D. 改善通气、支气管解痉、控制感染、纠正水和电解质平衡失调，应用糖皮质激素
    E. 大剂量广谱抗生素及抗原脱敏疗法

3. 下列不是哮喘发作时快速缓解药物的是（　　）
    A. 短效吸入 β_2 受体激动剂　　　　　B. 抗白三烯类药物
    C. 抗胆碱药　　　　　　　　　　　　　D. 糖皮质激素
    E. 茶碱类

4. 支气管哮喘发病的本质是（　　）
    A. 肥大细胞产生反应素
    B. 一个抗原分子与一个 IgE 结合
    C. 气道慢性炎症
    D. 浆细胞释放生物活性物质，如组织胺等
    E. 嗜碱性粒细胞传递特异性抗原成分

5. 下列不是支气管哮喘发病的有关因素的是（ ）

    A. 体液免疫反应   B. 神经因素

    C. 气道炎症   D. 肾上腺素能 α 受体功能低下

    E. 气道高反应性

6. 应用氨茶碱治疗支气管哮喘，既能使其发挥最好疗效，又能防止药物中毒最有效的方法是（ ）

    A. 缓慢静脉注射   B. 缓慢静脉滴注   C. 与糖皮质激素合用

    D. 与 β_2 受体激动剂合用   E. 血浓度监测

7. 重度支气管哮喘，抢救措施中一般不用的是（ ）

    A. 静脉滴注氨茶碱   B. 静脉滴注糖皮质激素   C. 氧气吸入

    D. 注射强心剂   E. 静脉补充液体

8. 对支气管哮喘预防发作最好的药物是（ ）

    A. 吸入糖皮质激素   B. 抗白三烯类药物   C. 氨茶碱

    D. 色苷酸钠   E. 吸入 β_2 受体激动剂

二、X 型选择题

9. 患者，男，39 岁。以"发作性喘息、咳嗽 15 年，加重 1 天"为主诉住院。伴有胸闷、心悸，夜间发作明显，既往有过敏性鼻炎，体检：患者神志清，精神可，呼吸急促，R 25 次/分，口唇发绀。两肺可闻及哮鸣音，心率 120 次/分，律齐。动脉血气分析提示：PaO_2 270mmHg，$PaCO_2$ 30mmHg，pH 7.25。未明确诊断前不宜选择的治疗方法为（ ）

    A. 注射肾上腺素   B. 给予地西泮   C. 吸氧

    D. 静脉注射氨茶碱   E. 给予普萘洛尔

10. 导致哮喘呼吸道炎症反应加重的因素有（ ）

    A. 吸入某些变应原（如尘螨、屋尘、花粉等）

    B. 剧烈运动

    C. 呼吸道病毒感染

    D. 吸入冷空气

    E. 吸入 M 受体阻滞药

（张　琦）

书网融合……

重点小结   微课   习题

项目四　慢性阻塞性肺疾病用药指导

PPT

学习目标

知识目标：

1. 掌握 慢性阻塞性肺疾病的药物治疗原则和治疗药物选用方法。

2. 熟悉 慢性阻塞性肺疾病常用治疗药物、特殊剂型药物的使用。

3. 了解 慢性阻塞性肺疾病的分类和临床表现。

能力目标：

1. 能结合医生诊断和用药方案对慢性阻塞性肺疾病患者开展用药指导和健康教育。

2. 能熟练操作并指导患者正确使用吸入剂型药物。

素质目标： 培养学生积极参与慢性阻塞性肺疾病治疗的职业使命感和社会责任感。

情境导入

情境：患者，男，51岁，因胸闷、气短3天就诊，医院检查：肺功能提示吸入支气管扩张剂后第一秒用力呼气容积（FEV_1）与用力肺活量（FVC）比值<0.7，低氧血症，多发肺大泡。临床诊断：慢性阻塞性肺疾病。医生处方：布地奈德福莫特罗粉吸入剂，160微克，4.5微克/吸，吸入，b.i.d.；茶碱缓释片，0.2g，口服，b.i.d.。

扫一扫，知解析

思考：作为药师，如何对慢性阻塞性肺疾病患者进行用药指导？

理论知识

慢性阻塞性肺疾病简称慢阻肺，是一种严重危害人类健康的常见病，严重影响患者的生命质量，是导致死亡的重要病因。估算我国患者数近1亿，随着发展中国家吸烟率的升高和高收入国家人口老龄化加剧，慢阻肺的患病率在未来40年将继续上升，预测至2060年死于慢阻肺及其相关疾病患者数超过每年540万人，慢阻肺将造成巨大的社会和经济负担。

一、疾病概要

慢性阻塞性肺疾病（chronic obstructive pulmonary disease，COPD）简称慢阻肺，是一种常见的、可以预防和治疗的疾病，其特征是持续存在的呼吸系统症状和气流受限，通常与显著暴露于有害颗粒或气体引起的气道和（或）肺泡异常有关。慢性阻塞性肺疾病的确切病因不清楚，一般认为与慢性支气管炎和阻塞性肺气肿发生有关的因素都可能参与慢性阻塞性肺疾病的发病。已经发现的危险因素大致可以分为外因（环境因素）与内因（个体易患因素）两类。外因包括吸烟、粉尘和化学物质的吸入、空气污染、呼吸道感染及社会经济地位较低的人群（可能与室内和室外空气污染、居室拥挤、营养较差及其他与社会经济地位较低相关联的因素有关）。内因包括遗传因素、气道反应性增高、在怀孕期、新生儿期、婴儿期或儿童期由各种原因导致肺发育或生长不良的个体。慢阻肺的主要症状是慢性咳嗽、咳痰和呼吸困难。早期慢阻肺患者可以没有明显的症状，随病情进展日益显著；咳嗽、咳痰症状通常在疾病早期出现，而后期则以呼吸困难为主要表现。慢阻肺主要累及肺脏，但也可引起全身（或称肺外）的不良效应。慢阻肺病程可分为急性加重期（acute exacerbation of chronic obstructive pulmonary disease，AECOPD）和稳定期。急性加重和合并症影响患者整体疾病的严重程度，稳定期的长期规范管理是慢阻肺治疗的重点。慢阻肺的诊断主要依据危险因素暴露史、症状、体征及肺功能检查等临床资料（表2-4-1），并排除可引起类似症状和持续气流受限的其他疾病，综合分析确定。

表2-4-1　慢阻肺实验室检查及辅助检查

检查手段	检查意义
肺功能检查	是判断持续气流受限的主要客观指标。肺总量（TLC）、功能残气量（FRC）和残气量（RV）增高，肺活量（VC）减低，表明肺过度充气
胸部X线检查	慢阻肺早期胸片无异常变化。以后可出现肺纹理增粗、紊乱等非特异性改变，也可出现肺气肿。X线胸片改变对慢阻肺诊断的特异性不高，但对于与其他肺疾病进行鉴别具有重要价值，对于明确自发性气胸、肺炎等常见并发症也十分有用
胸部CT检查	CT检查可见慢阻肺小气道病变的表现、肺气肿的表现，以及并发症的表现，但其主要临床意义在于排除其他具有相似症状的呼吸系统疾病
血气检查	对确定发生低氧血症、高碳酸血症、酸碱平衡失调，以及判断呼吸衰竭的类型有重要价值
其他	慢阻肺合并细菌感染时，外周血白细胞计数增高，核左移。痰培养可能查出病原菌

知识链接

药师强化教育，助力预防慢阻肺

慢阻肺具有高患病率、高发病率、高致残率、高致死率、高经济负担率及低知晓率的"五高一低"特点，患病周期长、反复急性加重、有多种合并症，严重影响中老年患者的预后和生活质量，造成沉重的医疗负担。为提高人们对慢阻肺的认识，改善慢阻肺人群健康状况，WHO将每年11月第三周的周三定为"世界慢阻肺日"。作为药学工作者，不仅需要学会正确指导患者合理用药，还需要主动承担起对慢阻肺的健康宣传工作，告知社会公众预防慢阻肺的方法，如戒烟，吸烟是导致COPD的主要危险因素；注意室内及时通风；防治呼吸道感染；加强锻炼，根据自身情况选择适合自己的锻炼方式；通过做呼吸瑜伽、呼吸操、深慢腹式阻力呼吸功能锻炼、唱歌、吹口哨、吹笛子等进行肺功能锻炼；每天坚持户外活动等方式锻炼耐寒能力。当前慢阻肺无法完全治愈，强化预防教育显得尤为关键，药师的普及教育与健康促进活动在慢阻肺预防中扮演着重要角色，助力打造健康呼吸的未来。

二、常用治疗药物

目前，治疗慢阻肺的常用药物包括以下几类。①支气管扩张药：如β受体激动剂（沙丁胺醇、特布他林、福莫特罗、茚达特罗等）、抗胆碱药（异丙托溴铵、噻托溴铵等）、茶碱类药物（氨茶碱、茶碱缓释片、多索茶碱等）；②糖皮质激素/支气管扩张剂复合制剂：如布地奈德/福莫特罗、氟替卡松/沙美特罗、倍氯米松/福莫特罗等；③磷酸二酯酶-4抑制剂：罗氟司特等；④止咳祛痰药等其他治疗用药。慢阻肺的常用治疗药物见表2-4-2。

表 2-4-2 常用慢性阻塞性肺疾病治疗药物

类别		代表药物	作用特点	禁忌证
平喘药	$β_2$ 受体激动剂	沙丁胺醇、福莫特罗、特布他林	(1) 通过松弛气道平滑肌扩张支气管，改善气流受限，从而减轻慢阻肺的症状，包括缓解气促、增加运动耐力、改善肺功能和降低急性加重风险 (2) 与口服药物相比，吸入制剂的疗效和安全性更优，因此多首选吸入治疗	高血压、器质性心脏病、糖尿病、甲亢、心源性哮喘等
	抗胆碱能药物	异丙托溴铵、噻托溴铵等	(1) 呼吸道分布有 M_1、M_2、M_3 三个胆碱受体亚型，抗胆碱药阻断 M_1、M_3 受体后可产生支气管扩张作用，吸入给药仅阻断呼吸道胆碱受体，全身反应少 (2) 异丙托溴氨无选择性，作用时间持续 6~8 小时，噻托溴氨选择阻断 M_1、M_3 受体，持续时间达 24 小时以上	幽门梗阻
	茶碱类药物	氨茶碱、茶碱缓释片、多索茶碱等	(1) 抑制磷酸二酯酶（PDE），使 cAMP 分解减少，细胞内 cAMP/cGMP 的比值升高使气管平滑肌松弛 (2) 有免疫调节、抗炎、增加膈肌收缩力、促进纤毛运动等作用	活动性消化溃疡、未经控制的惊厥性疾病
	糖皮质激素类药物	布地奈德、甲泼尼龙、倍氯米松、氟替卡松	(1) 减少过敏介质释放，降低血管通透性，加强儿茶酚胺对腺苷酸环化酶的激活作用，并有较强的抗炎作用 (2) AECOPD 患者全身应用糖皮质激素可缩短康复时间，改善肺功能和氧合，降低早期反复和治疗失败的风险	库欣综合征、癫痫、病毒感染、骨质疏松、妊娠早期、严重基础疾病等
	磷酸二酯酶-4抑制剂	罗氟司特	特选择性抑制 PDE4，阻断炎症反应信号传递，进而抑制 COPD 和哮喘等呼吸道疾病对肺组织造成的损伤	中度至重度肝损害患者
祛痰药		溴己新、氨溴索、桉柠蒎、乙酰半胱氨酸、羧甲司坦	(1) 祛痰药应用可促进黏液溶解，有利于气道引流通畅，改善通气功能 (2) 对于有气道黏液高分泌的慢阻肺患者，无论稳定期评估分组如何，均可在起始治疗中加用祛痰剂	支气管哮喘患者慎用或禁用、消化性溃疡活动期患者禁用羧甲司坦
抗菌药物		β-内酰胺类抗生素（阿莫西林、头孢菌素等）、喹诺酮类抗生素（左氧氟沙星、莫西沙星）	(1) 抗菌药物治疗的指征：呼吸困难加重、痰量增加和脓性痰，3 个症状同时出现或仅出现上述 3 种症状中的 2 种但包括痰液变脓 (2) 需要有创或无创机械通气治疗，可以用阿莫西林克拉维酸、头孢呋辛，左氧氟沙星、莫西沙星口服治疗；较重者可应用三代头孢菌素静滴 (3) 对于反复发生急性加重的患者、严重气流受限和（或）需要机械通气的患者，应该做痰液培养，根据药敏结果选用抗生素	过敏者禁用、妊娠期、儿童禁用喹诺酮类抗生素

三、合理用药原则

慢阻肺的管理目标主要有：减轻当前症状，包括缓解症状、改善运动耐量和改善健康状况；降低未来风险，包括防止疾病进展、防治急性加重和减少病死率。

（一）药物治疗原则

1. 去除诱因 控制职业性或环境污染教育和劝导患者戒烟，吸烟是 COPD 的最主要原因，戒烟是临床干预的基础；因职业或环境粉尘、刺激性气体所致者，应脱离污染环境。由感染、气胸、胸腔积液等引起急性加重者，应积极治疗。

2. 评估病情，解痉平喘 防治缺氧根据患者不同分期及病情轻重选择相应的支气管扩张剂、糖皮质激素等平喘，改善通气，必要时低流量吸氧或家庭氧疗。

3. 治疗合并症 慢阻肺常与其他疾病合并存在，最常见的是心血管疾病、抑郁和骨质疏松，这些合并症对疾病的进展影响显著，对住院率和病死率也有影响。

4. 教育与管理患者 通过教育与管理提高患者和有关人员对慢阻肺的认识及自身处理疾病的能力，更好地配合管理，加强预防措施，减少反复加重，维持病情稳定，提高生命质量。

（二）治疗药物选用

COPD 的药物治疗是用来改善症状，降低急性加重的频率及严重程度，改善运动耐量及健康状况。目前为止，没有确切的临床证据表明现有的任何药物可改变肺功能的长期下降趋势。治疗慢阻肺的常用药物有支气管扩张药和糖皮质激素、抗菌药物、止咳祛痰药，慢性阻塞性肺疾病的药物治疗推荐见表 2-4-3。

表 2-4-3 慢性阻塞性肺疾病的药物治疗推荐

分期	药物种类	用药指证	推荐药物
稳定期	平喘药	稳定期长期治疗	异丙托溴铵（MDI）、噻托溴铵粉（DPI）、沙丁胺醇（MDI）、福莫特罗（DPI）、布地奈德/福莫特罗（DPI）、沙美特罗/氟替卡松（DPI）、茶碱
急性加重期	平喘药	基础治疗	沙丁胺醇（雾化溶液）、特布他林（雾化溶液）、异丙托溴铵（雾化溶液）、沙丁胺醇/异丙托溴铵（雾化溶液）、布地奈德（雾化吸入混悬液）、倍氯米松（雾化吸入混悬液）、氟替卡松（雾化吸入混悬液）、泼尼松
	祛痰药	合并黏痰不易咳出	溴己新、氨溴索、桉柠蒎、乙酰半胱氨酸、羧甲司坦
	抗菌药	合并细菌感染	1. 无铜绿假单胞菌危险因素：青霉素类/酶抑制剂复合物（如阿莫西林克拉维酸钾）、头孢菌素类（如头孢克洛、头孢呋辛、头孢曲松、头孢噻肟），和（或）联合大环内酯类 2. 有铜绿假单胞菌危险因素：抗铜绿假单胞菌作用的 β-内酰胺类（如头孢他啶、头孢哌酮/舒巴坦）、环丙沙星、左氧氟沙星，和（或）联合阿米卡星

注：pMDI：pressurised metered-dose inhaler，压力定量气雾剂；DPI：dry powder inhaler，干粉吸入剂；SMI：soft mist inhaler，软雾吸入剂

1. 稳定期药物治疗

（1）支气管扩张剂 是现有控制症状的主要措施，可依据患者病情严重程度、用药后患者的反应等因素选用。联合应用不同药理机制的支气管扩张剂可增加支气管扩张效果。β_2 受体激动剂：短效制剂如沙丁胺醇气雾剂；长效制剂如沙美特罗、福莫特罗等。抗胆碱药：短效制剂如异丙托溴气雾剂，雾化吸入；长效制剂有噻托溴铵粉吸入剂。茶碱类药：茶碱缓释或控释片、氨茶碱等。

（2）糖皮质激素 有研究显示，高风险患者长期吸入糖皮质激素与长效 β_2 受体激动剂的联合制剂可增加运动耐量，减少急性加重频率，提高生活质量。目前常用的药物有沙美特罗氟替卡松粉吸入剂、布地奈德福莫特罗粉吸入剂。

（3）祛痰药 对痰不易咳出者可应用，常用药物有盐酸氨溴索、乙酰半胱氨酸、羧甲司坦，后两种药物可以降低部分患者急性加重的风险。

（4）长期家庭氧疗（LTOT） 对慢阻肺并发慢性呼吸衰竭者可提高生活质量和生存率，对血流动力学、运动能力和精神状态均会产生有益的影响。LTOT 的使用指征为：①$PaO_2 \leqslant 55mmHg$ 或 $SaO_2 \leqslant 88\%$，有或没有高碳酸血症。②PaO_2 55~60mmHg，或 $SaO_2 < 89\%$，并有肺动脉高压，右心衰竭或红细胞增多症（血细胞比容 >0.55）。一般用鼻导管吸氧，氧流量为 1.0~2.0L/min，吸氧时间 >15h/d。目的是使患者在海平面、静息状态下，达到 $PaO_2 \geqslant 60mmHg$ 和（或）使 SaO_2 升至 90% 以上。

2. 急性加重期治疗

（1）确定急性加重的原因（最多见的原因是细菌或病毒感染）及病情的严重程度，根据病情轻重程度决定门诊或住院治疗。

（2）支气管扩张剂药物。同稳定期。有严重喘息症状者可给予较大剂量雾化吸入治疗，如应用沙丁胺醇，或沙丁胺醇加异丙托溴铵，通过小型雾化器给患者吸入治疗以缓解症状。

（3）低流量吸氧。发生低氧血症者可用鼻导管吸氧，或通过文丘里（Venturi）面罩吸氧，鼻导管给氧时，吸入的氧浓度为 28% ～30%，应避免吸入氧浓度过高引起二氧化碳潴留。

（4）抗生素。当患者呼吸困难加重，咳嗽伴痰量增加、有脓性痰液时，应依据患者所在地常见病原菌及其药物敏感情况积极选用抗生素治疗。

（5）糖皮质激素。对需要住院治疗的急性加重期患者可考虑泼尼松龙，也可静脉给予甲泼尼龙，连续 5 ～7 天。

3. 其他治疗措施　合理补充液体和电解质以保持身体水、电解质平衡。注意补充营养，根据患者胃肠功能状况调节饮食，保证热量和蛋白质、维生素等营养素的摄入，必要时可以选用肠外营养治疗。

任务实施

一、任务实施提示

（一）用药指导 🇪 微课

1. 用药方法　COPD 的药物治疗用于预防、控制症状，减少加重频率，减轻严重程度，增加运动耐量，改善生活质量，如无明显不良反应及出现病情恶化，应维持同一水平治疗，不可私自减量或停药。

（1）剂量与频次（表 2 – 4 –4）

表 2 – 4 – 4　国内慢性阻塞性肺疾病稳定期常用吸入治疗药物使用剂量和频次

药物名称	吸入剂类型	每次剂量（μg）	使用频次（次/天）
β_2 受体激动剂			
沙丁胺醇	pMDI	100 ～200	不超过 8 ～12 喷
特布他林	pMDI	100 ～200	不超过 8 ～12 喷
福莫特罗	pMDI	4.5 ～9	2
茚达特罗	DPI	150 ～300	1
抗胆碱能药物			
异丙托溴铵	pMDI	20 ～40	3 ～4
噻托溴铵	DPI，SMI	18，5	1
复方制剂			
福莫特罗/格隆溴铵	pMDI	5/7.2	2
异丙托溴铵/沙丁胺醇	SMI	2/100	3 ～4
茚达特罗/格隆溴铵	DPI	27.5/15.6；100/50	1
维兰特罗/乌镁溴铵	DPI	25/62.5	1
奥达特罗/噻托溴铵	SMI	5/5	1

续表

药物名称	吸入剂类型	每次剂量（μg）	使用频次
福莫特罗/布地奈德	DPI	9/320；4.5/160	2
维兰特罗/丙酸氟替卡松	DPI	25/100	1

（2）药物剂型与给药方法　多达90%的患者存在吸入技术不正确的问题，在采用定量定压式气雾吸入器时尤其常见。因此，需要在每次检查时检查患者吸入剂技术，并在必要时更正。在使用定量定压式气雾吸入器时，使用储雾罐会显著提高药物在肺部的沉积量，下面以布地奈德为例，介绍常见剂型给药方法。

布地奈德气雾剂：第1次使用该吸入装置前，或者在14日及以上时间没有使用后再次使用前，应向空气中试撤一撤以保证吸入装置工作良好。①打开：拔除喷嘴保护盖并充分摇匀；②吸入：先尽量呼气（不要将气呼入气雾剂吸嘴），垂直握住气雾剂，食指或中指放在储雾罐顶部，拇指托住固定座，用双唇包住喷嘴（勿咬喷嘴），用嘴慢而深地吸气，在开始吸气后同步按压气雾剂顶部撤出一撤药物（此过程的吸入和按压同步非常重要），然后将气雾剂从口中拿出，继续屏气约10秒，若需要多次吸入，重复该步骤；③关闭：盖上保护盖，最后漱口。

布地奈德粉雾剂：①打开吸嘴保护盖；②垂直方向上下振摇装置4~5次，使药物填满剂量杯；③按下顶部，听到"咔哒"声，精准地将一个剂量的药物转入吸入通道；④先尽量呼气（不要将气呼入气雾剂吸嘴），用双唇包住吸嘴用力且深长地吸气，然后将装置从口中拿出，继续屏气约10秒，若需要多次吸入，重复步骤②~④；⑤盖上保护盖，最后漱口。

吸入用布地奈德混悬液：①在医生指导下准备雾化器以加入雾化吸入混悬液，取1~2个单剂量小瓶，用力扭顶部打开，将药液挤入雾化器药皿中，也可用生理盐水稀释至终体积为2~4mL；②安装好雾化器并按说明使用：嘴唇合拢包住咬嘴，平静呼吸，从嘴吸气，经鼻呼气（雾化期间避免雾液喷入眼睛）；③雾化结束应及时漱口，并擦净面部残留药液，雾化器洗净并晾干备用。

（3）给药时间　慢阻肺患者气喘症状发生的生物钟节律多见晚上11时至清晨5时，此时由于支气管肌肉张力增加，炎症加重，黏膜水肿，黏液分泌增多，加剧气道狭窄，促使气喘发作或加重。①沙丁胺醇气雾剂，可根据生物节律特点于晚10时之后吸入，将支气管舒张作用维持跨过凌晨气流量最低时间，能使气流通畅，气喘症状缓解；②沙美特罗，一次给药其支气管扩张作用可维持12小时，对夜间气喘发作患者疗效较好；③茶碱类药物，慢阻肺患者白天气道阻力较小至凌晨最大，患者常在夜间或凌晨发病或病情加重，因此茶碱类药剂量可日低夜高；④糖皮质激素，慢阻肺患者呼气峰流速存在昼夜节律波动，波动最大时间段下午2时至4时，吸入型糖皮质激素比口服糖皮质激素全身不良反应小，可于早晨8时给药一次，晚上睡前给药一次，可控制患者一天内气道炎症，如少数患者需要长期口服维持量糖皮质激素，可采用每日清晨或隔日清晨一次服用。

2. 不良反应与防治

（1）β$_2$受体激动剂　可能导致窦性心动过速，有诱发易感人群出现心律失常的潜在可能。部分使用高剂量β$_2$受体激动剂的老年患者，不论给药途径如何，可引发肌肉震颤。可能出现低钾血症（特别是联合使用噻嗪类利尿剂时）。但上述药物不良反应会随时间推移而减弱。

（2）抗胆碱药　用药后可出现口干、口苦、头晕、头痛、心悸、恶心、皮疹、视物模糊、咳嗽和吸入时刺激，也可能会出现速发型超敏反应，极少数病例报告出现荨麻疹、血管神经性水肿、皮疹、支气管痉挛和口咽部水肿及过敏反应等。

（3）茶碱类药物　氨茶碱常见的不良反应包括恶心、胃部不适、呕吐、食欲减退，还可能会引起心慌、心悸及心律失常、头痛、烦躁、易激动等不适，甚至可引起血管神经性水肿等严重反应。多索茶碱的副作用较氨茶碱为低，可能引起恶心、呕吐、上腹部疼痛、头痛、失眠、易怒、呼吸急促、蛋白尿等不适。过量使用会出现严重心律失常、阵发性痉挛等。

（4）吸入型糖皮质激素　主要包括发音困难、口咽念珠菌病、咳嗽、口周皮炎、舌体肥厚等，正确的吸入方法和吸入后及时漱口可减少局部不良反应的发生。

3. 药物相互作用（表2-4-5）

表2-4-5　慢性阻塞性肺疾病治疗药物与其他药物相互作用一览表

合用药物	相互作用结果
茶碱+地尔硫䓬/维拉帕米/西咪替丁/美西律/大环内酯类/氟喹诺酮类/克林霉素/林可霉素等	茶碱血药浓度升高
茶碱+肝药酶诱导剂（如苯巴比妥、苯妥英、利福平）	茶碱血药浓度降低
茶碱+锂盐	锂的肾排泄增加，降低锂盐药效
泼尼松+非甾体抗炎药	加强其致溃疡作用；增强对乙酰氨基酚的肝毒性
泼尼松+抗胆碱能药	长期合用，可致眼压增高
泼尼松+三环类抗抑郁药	精神症状加重
泼尼松+降糖药如胰岛素	糖尿病患者血糖升高

（二）健康教育与慢病管理

1. 生活方式。对患者进行有关COPD知识的介绍有助于患者更好的配合治疗，加强对疾病急性发作的预防，使患者掌握改善症状的方法，包括如下几方面：

（1）教育、督促有吸烟史的患者戒烟，对于有吸烟史的患者，戒烟是唯一可以有效缓解肺功能进行性降低的方式。

（2）秋冬季防寒保暖，预防感冒。

（3）保持室内空气新鲜，定时开窗通风。

（4）学会自我控制疾病的技巧，缓解期可进行呼吸操训练，如腹式呼吸、缩唇呼吸锻炼、吹气球等，加强康复锻炼，如散步、踏车等。

（5）改善营养状态，在呼吸衰竭期避免摄入高碳水化合物。

2. 使患者掌握COPD的基本知识，加强患者对疾病的了解，有助于患者日常回避危险因素，树立治疗的信心；注射流感疫苗和肺炎球菌疫苗可预防COPD患者并发流感及肺炎球菌感染，减少其肺部感染的风险，减少因感染导致的死亡率。

3. 使患者掌握一般及一些特殊的治疗方法，如吸氧及吸入支气管扩张剂，掌握吸入剂的正确使用方法；教育患者自我控制病情的方法，如腹式呼吸、缩唇呼吸。

4. 教育患者及家属了解赴医院就诊的时机，加强互利的方法如协助患者排痰等，鼓励患者咳嗽，帮助变换体位，轻拍背，痰干结者给予超声雾化或氧压雾化吸入药化痰，也可用口服药物祛痰。若有严重肺功能不全、精神不安者，慎用镇静药，因能抑制呼吸，促使肺性脑病的发生。必要时可用少量镇静剂，如水合氯醛，但禁用吗啡、可待因等。

二、实训演练与评价

学生以4~6人组成实训小组，扫码进入案例库，从中选择一个案例，并进行小组讨论，根据选择的案例设计用药指导情境，每组推选2名同学分别扮演药师和慢阻肺患者，在班内或实训场所进行慢阻肺用药指导汇报。由带教老师和其他各组同学进行评价。

案例库

项目	考核内容		标准分（100分）	评分标准	得分
职业素养（15分）	仪表、着装符合要求		3分	学生着工作服；女生不得披头发，不可浓妆艳抹，不得佩戴过于鲜艳、花哨的饰品，如大型耳环、项链、手镯等，不留长指甲，指甲不涂色；男女生不得穿拖鞋	
	语速适中，表达清晰		3分	用词准确（2分），语句流畅（1分）	
	具备同理心		3分	尊重患者，能够站在患者角度思考问题	
	讲解科学，通俗易懂		3分	尽量避免使用患者听不懂的专业术语，多使用日常语言	
	认真倾听，有效反馈		3分	耐心、认真地听患者诉说自己的感受和问题，对患者言语中表达出的信息进行准确分析和把握，并作出及时、合适的响应和反馈	
实训实施（85分）	用药指导（65分）	用药剂量与频次	5分	剂量正确（3分）；频次正确（2分）若随意更改医生处方/医嘱，则该项不得分	
		药物剂型与给药方法	25分	（1）普通片剂，给药方法正确（10分）（2）吸入制剂，正确指导剂型使用（15分）	
		给药时间	10分	指出晨起后给药（5分），说明睡前给药的原因（5分）	
		不良反应与防治	10分	说出药物常见不良反应（5分），提出不良反应的防治方法（5分）	
		药物储存方法	5分	正确指导药物的储存方法	
		其他	10分	说明联合用药的理由和药物相互作用时的用药注意事项；指出饮食对药效的影响等	
	健康教育与慢病管理（20分）	疾病知识教育	10分	能从疾病病因、高危因素、治疗进展和预后等方面给出科学阐述，帮助患者正确认识慢性阻塞性肺疾病	
		生活健康知识教育	10分	能从饮食、适度运动等方面给出合理化建议	

•••• 目标检测

答案解析

一、A 型选择题

1. 控制 COPD 症状的最重要治疗药物是（ ）
   A. 利尿药　　　　　　　B. 祛痰药　　　　　　　C. 抗菌药
   D. 支气管舒张剂　　　　E. 糖皮质激素

2. 支气管舒张剂首选的给药途径是（ ）
   A. 口服　　　　　　　　B. 肌内注射　　　　　　C. 静脉注射
   D. 舌下含服　　　　　　E. 气雾吸入

3. COPD 症状加重、痰液增加且呈脓性时应给予的药物（ ）
   A. 利尿药　　　　　　　B. 祛痰药　　　　　　　C. 抗菌药
   D. 支气管舒张剂　　　　E. 糖皮质激素

4. 患者，68 岁，患慢性阻塞性肺疾病 10 年余，近日着凉后，咳嗽、咳黄痰、气喘加剧，伴发热，患者最需要的治疗是（　　）

    A. 抗菌药物治疗   B. 抗高血压药物   C. 强心剂治疗

    D. 抗心律失常治疗   E. 平喘、镇咳、祛痰治疗

5. 用于治疗慢性阻塞性肺疾病的药物中，治疗浓度和中毒浓度接近，建议进行血药浓度监测的是（　　）

    A. β_2 受体激动剂   B. 抗胆碱药   C. 氨茶碱

    D. 糖皮质激素   E. 盐酸氨溴索

6. 以下药物中，治疗慢性阻塞性肺疾病最主要的药物是（　　）

    A. 支气管舒张剂   B. 糖皮质激素   C. 祛痰药

    D. 抗氧化剂   E. 疫苗

7. 关于慢性阻塞性肺疾病的治疗错误的是（　　）

    A. 稳定期 COPD 的药物治疗包括支气管舒张剂、糖皮质激素及其他药物

    B. 稳定期 COPD 的药物治疗中其他药物包括祛痰药、抗氧化剂、疫苗及中医治疗

    C. COPD 急性加重的院外药物治疗包括支气管舒张剂、糖皮质激素及抗菌药物

    D. COPD 急性加重的住院治疗包括抗菌药物、支气管舒张剂、糖皮质激素、利尿剂、强心剂、血管扩张剂、抗凝药物、呼吸兴奋剂

    E. 利尿剂在 COPD 急性加重的住院治疗中占重要地位

8. 患者，男，75 岁，患良性前列腺增生症、慢性阻塞性肺疾病多年，既往有心悸症状，一周前因感冒，发热，咳嗽，进而诱发 COPD 急性发作。该患者在急性加重期应首选的药物是（　　）

    A. 吸入型糖皮质激素   B. 噻托溴铵粉雾剂   C. 福莫特罗气雾剂

    D. 沙丁胺醇气雾剂   E. 盐酸氨溴索口服液

二、X 型选择题

9. 慢性阻塞性肺疾病稳定期的治疗包括（　　）

    A. 戒烟   B. 预防感染   C. 长期家庭氧疗

    D. 应用糖皮质激素   E. 机械通气

10. 可用于治疗慢性阻塞性肺疾病的药物是（　　）

    A. 可待因   B. 茶碱   C. 异丙托溴铵

    D. 罗氟司特   E. 倍氯米松

（张　琦）

书网融合……

      重点小结   微课   习题

模块三　消化系统常见病用药指导

项目一　消化性溃疡用药指导

PPT

学习目标

知识目标：

1. 掌握　消化性溃疡的药物治疗原则及治疗药物的合理选用。

2. 熟悉　消化性溃疡的发病特点、常用治疗药物、不同药物之间的相互作用及用药注意事项。

3. 了解　消化性溃疡的病因、发病机制、危害。

能力目标：

1. 能结合医生诊断和用药方案对消化性溃疡的患者开展用药指导和健康教育。

2. 能指导患者正确使用药物，包括用药剂量、用药时间和注意事项等。

素质目标：培养学生积极参与消化性溃疡防治的职业使命感和社会责任感。

情境导入

情境：患者，男，25 岁，上腹部烧灼痛，反复发作，常发生在夜间或空腹时，医院检查诊断为十二指肠溃疡，Hp 阳性，医生处方：奥美拉唑肠溶胶囊 20mg 口服，b.i.d.；阿莫西林胶囊 1000mg 口服，b.i.d.；甲硝唑片 400mg 口服，t.i.d.，连续服药 14 天。

扫一扫，知解析

思考：作为药师，如何对消化性溃疡患者进行用药指导？

理论知识

　　消化性溃疡是指主要发生于胃和十二指肠的慢性溃疡。溃疡的形成与酸性胃液对黏膜的消化作用有关，因此得名。消化性溃疡是全球性的多发病，我国的发病率在 10%～20% 之间，其中十二指肠溃疡的发病率略高于胃溃疡。消化性溃疡的发病率与地区、年龄、性别、生活习惯等多种因素有关。在我国，随着人们生活水平的提高和生活节奏的加快，消化性溃疡的发病率呈逐年上升趋势。因此，对于消化性溃疡的预防和治疗需要引起更多的关注和重视。

一、疾病概要　微课

　　消化性溃疡的发生与胃、十二指肠黏膜的损伤因素增强和（或）黏膜保护因素功能降低有关。幽门螺杆菌（helicobacter pylori，Hp）感染会引起胃黏膜炎症，削弱胃黏膜的屏障功能，增加胃酸和胃蛋白酶对胃黏膜的消化作用，临床上约 80% 的胃溃疡和 90% 的十二指肠溃疡均与 Hp 感染有关，Hp 感染是消化性溃疡的主要病因之一。胃酸分泌异常、某些药物（如非甾体抗炎药）的广泛应用也是最常见病因。另外，消化性溃疡的发生还受吸烟、遗传因素、精神心理因素及饮食等影响。临床上治疗消化性溃疡的药物主要是通过降低损伤因素和增强保护因素来发挥作用。

消化性溃疡的典型表现为中上腹疼痛或不适、返酸、嗳气等。典型腹痛有以下特点：①慢性病程，数年甚至数十年。②周期性发作，腹痛发作有季节性，多在秋冬和冬春之交好发。③具有节律性，典型的十二指肠溃疡疼痛多发生在两餐之间或餐前，也可发生在夜间，进食可缓解；胃溃疡腹痛多发生在进食后 30 ~ 60 分钟，下次餐前缓解，进食后又出现疼痛。部分病例可仅表现为腹胀、嗳气、恶心、厌食等症状。消化性溃疡活动期可有上腹部局限性轻压痛，缺乏特异性。主要并发症为上消化道出血、穿孔、幽门梗阻和癌变。消化性溃疡确诊最可靠的方法是内镜检查。

知识链接

科学用药　护胃健康

胃溃疡是一种常见的消化系统疾病，长期患病不仅会影响患者的生活质量，还可能引发一系列严重的后果，包括出血、穿孔甚至癌变。因此，合理应用药物根治溃疡至关重要。作为药学生，要始终坚持科学用药的原则，在为患者提供用药建议和指导时，应全面考虑患者的病情、个体差异、药物特点及生活方式等因素，确保患者安全、合理地使用药物。同时，也应关注患者的心理需求，为其提供全面的药学服务和关怀。

二、常用治疗药物

目前临床常用治疗消化性溃疡的药物包括四大类：抑制胃酸分泌药、抗酸药、黏膜保护药、抗幽门螺杆菌药。其中抑制胃酸分泌药有：质子泵抑制药（proton pump inhibitors，PPI）、H_2 受体阻断药（H_2 receptor antagonist，H_2RA）、M_1 受体阻断药、促胃液素受体阻断药等四种（表 3 – 1 – 1）。

表 3 – 1 – 1　常用抗消化性溃疡药物

类别	代表药物	作用特点	禁忌证
PPI	奥美拉唑、雷贝拉唑、泮托拉唑、兰索拉唑	（1）起效快，抑酸作用强，作用持久 （2）适用于治疗消化性溃疡、胃食管反流病、卓艾综合征以及上消化道出血患者	严重肾功能不全者、婴幼儿、妊娠期妇女、哺乳期妇女
H_2RA	西咪替丁、雷尼替丁、法莫替丁、尼扎替丁	（1）对基础胃酸分泌和夜间胃酸分泌有明显的抑制作用 （2）适用于胃和十二指肠溃疡、胃食管反流病、卓 – 艾综合征等患者	妊娠期妇女、哺乳期妇女
M_1 受体阻断药	哌仑西平、替仑西平	（1）对基础胃酸、五肽胃泌素引起的胃酸分泌均有抑制作用 （2）疗效与西咪替丁相当	妊娠期妇女、青光眼和前列腺肥大者
促胃液素受体阻断药	丙谷胺	（1）对胃黏膜有保护和促进愈合作用 （2）抑酸作用较弱 （3）具有利胆作用	胆囊管及胆道完全梗阻患者
抗酸药	铝碳酸镁、氢氧化铝、三硅酸镁	（1）起效迅速，服用后几分钟内开始起效 （2）复方制剂疗效好，不良反应少	（1）氢氧化铝：阑尾炎、急腹症 （2）铝碳酸镁：严重肾功能不全者、低磷血症者 （3）三硅酸镁：严重肾功能损害患者

续表

类别	代表药物	作用特点	禁忌证
胃黏膜保护药	枸橼酸铋钾、胶体果胶铋、硫糖铝、米索前列醇、恩前列素	（1）枸橼酸铋钾、胶体果胶铋：兼有胃黏膜保护作用和抑制幽门螺杆菌作用，减少复发 （2）硫糖铝：利于溃疡修复和愈合 （3）米索前列醇、恩前列素：尤其适用于防治非甾体类抗炎药引起的胃黏膜损伤和溃疡	（1）枸橼酸铋钾、胶体果胶铋：肾功能不全者、妊娠期妇女 （2）米索前列醇、恩前列素：妊娠期妇女
抗幽门螺杆菌药	阿莫西林、甲硝唑、四环素、克拉霉素、呋喃唑酮、左氧氟沙星	（1）为 Hp 感染常用抗菌药 （2）单用根除 Hp 疗效差	（1）阿莫西林：对青霉素过敏者 （2）甲硝唑：妊娠期及哺乳期妇女、儿童及酗酒患者、有活动性中枢神经系统疾病和血液病者 （3）四环素：对本类药物过敏者 （4）克拉霉素：低钾血症患者、伴有肾功能不全的严重肝功能不全患者 （5）呋喃唑酮：对本药过敏者、葡萄糖 - 6 - 磷酸脱氢酶（G - 6 - PD）缺乏者 （6）左氧氟沙星：对喹诺酮类药物过敏者、妊娠期及哺乳期妇女、18 岁以下患者

三、合理用药原则

消化性溃疡治疗目的在于消除病因，缓解疼痛，促进溃疡愈合，减少复发，避免并发症的发生，提高患者生活质量。

（一）药物治疗原则

1. 全程治疗 消化性溃疡药物治疗应遵循用药指征，按规定疗程规范用药，确保药物在溃疡愈合过程中的持续作用，降低复发风险，治疗十二指肠溃疡疗程通常 4 周，胃溃疡 6 ~ 8 周。十二指肠溃疡如无并发症、溃疡面小及治疗后症状缓解者，可停药，其余需继续抗酸治疗 2 ~ 3 周。胃溃疡在根除 Hp 治疗后继续抑酸治疗 4 周。

2. 联合用药 胃溃疡患者可考虑抑酸药和胃黏膜保护药联合应用，有明显腹痛症状的患者，在初始治疗阶段加用抗酸药，可迅速缓解疼痛。

3. 个体化治疗 根据患者的具体病情、溃疡的类型、胃酸分泌情况、有无 Hp 感染，以及个体差异选择适当的药物和治疗方案。

（二）治疗药物选用

1. 活动期溃疡的治疗 抑酸治疗是缓解症状、促进溃疡愈合的最主要措施。通过抑酸治疗降低胃内酸度，与溃疡尤其是十二指肠溃疡的愈合存在直接关系。若能用药抑制胃酸分泌，使胃内 pH 升高≥3，每日维持 18 ~ 20 小时，可使大多数十二指肠溃疡在 4 周内愈合。质子泵抑制药抑酸作用最强，临床上常作为治疗活动期消化性溃疡的首选药物。H_2受体阻断药抑酸作用仅次于 PPI，可有效抑制基础胃酸的分泌，对十二指肠溃疡疗效优于胃溃疡。合并出血等并发症及其他治疗失败的患者应优先使用 PPI 治疗。有明显腹痛症状的患者在初始治疗阶段加用抗酸药，可迅速缓解疼痛。大多数胃溃疡患者胃酸分泌正常，胃黏膜屏障功能下降，单用抑酸药治疗效果不及十二指肠溃疡，胃溃疡患者可考虑抑酸药和胃黏膜保护药联合应用。

消化性溃疡伴有 Hp 感染时必须根除 Hp。根除 Hp 是促进溃疡愈合和预防复发的有效措施，三联方案是以 PPI 为基础的方案（PPI + 两种抗菌药），或者以铋剂为基础的方案（铋剂 + 两种抗菌药）。随着 Hp 耐药率上升，三联方案根除率明显下降，目前主要推荐四联方案根除 Hp，推荐疗程 10 天或

14 天。常用的方案是 PPI + 铋剂 + 两种抗菌药（表 3 - 1 - 2）。

表 3 - 1 - 2　根除 Hp 四联方案推荐

方案	质子泵抑制药（PPI）	铋剂	抗菌药物 1	抗菌药物 2
1	标准剂量 PPI 包括艾司奥美拉唑 20mg、雷贝拉唑 10mg、奥美拉唑 20mg、兰索拉唑 30mg、泮托拉唑 40mg、艾普拉唑 5mg，早、晚餐前半小时口服，每日 2 次	标准剂量枸橼酸铋钾 220mg，每天 2 次，早、晚餐前 0.5~1 小时口服。或者胶体果胶铋 100~200mg，一日 3 次，餐前半小时服用，严重者睡前加服一次	阿莫西林 1000mg，一日 2 次	克拉霉素 500mg，一日 2 次
2			阿莫西林 1000mg，一日 2 次	左氧氟沙星 500mg，一日 1 次或 200mg，一日 2 次
3			四环素 500mg，一日 3~4 次	甲硝唑 400mg，一日 3~4 次
4			阿莫西林 1000mg，一日 2 次	甲硝唑 400mg，一日 3~4 次
5			阿莫西林 1000mg，一日 2 次	四环素 500mg，一日 3~4 次
6			四环素 500mg，一日 3~4 次	呋喃唑酮 100mg，一日 2 次
7			阿莫西林 1000mg，一日 2 次	呋喃唑酮 100mg，一日 2 次

2. 维持期溃疡的治疗　对于 Hp 阴性或根除后仍然反复发作、伴有出血或穿孔等并发症的消化性溃疡患者，应给予维持治疗。长程维持治疗一般采用 H_2 受体阻断药常规剂量的一半，睡前服用 1 次，或服用质子泵抑制药，病程因人而异。

3. 特殊人群用药　PPI 主要用于成年人相关疾病的治疗，若儿童确需使用，可考虑选择使用经验比较多的药物，如奥美拉唑。妊娠期妇女慎重应用 PPI，如确实需要使用，推荐奥美拉唑和兰索拉唑等。妊娠期及哺乳期妇女禁用 H_2 受体阻断药，儿童需慎重选择。

任务实施

一、任务实施提示

（一）用药指导

1. 用药方法　消化性溃疡药物治疗时，应严格按照药品说明书要求和医生处方（或医嘱）给药，药师、患者不得随意更换药物或调整用药剂量。

（1）剂量与频次（表 3 - 1 - 3）

表 3 - 1 - 3　抗消化性溃疡药物的服用剂量和频次

治疗药物	每日剂量（mg）	每日给药次数
质子泵抑制药		
奥美拉唑	20~40	1~2
雷贝拉唑	10	1~2
泮托拉唑	40	1~2
兰索拉唑	15~30	1~2
艾司奥美拉唑	20~40	1~2
艾普拉唑	5~10	1~2
H_2 受体阻断药		
西咪替丁	800~1600	2
雷尼替丁	300	1~2
法莫替丁	40	2

续表

治疗药物	每日剂量（mg）	每日给药次数
尼扎替丁	300	2
胃黏膜保护药		
枸橼酸铋钾	1200	4
胶体果胶铋	400～600	4
硫糖铝	4000	4
米索前列醇	0.8	2～4
抗幽门螺杆菌感染药		
阿莫西林	2000～4000	2
克拉霉素	1000	2
甲硝唑	1200～1600	3～4
四环素	1500～2000	3～4
左氧氟沙星	400或500	2或1
呋喃唑酮	200	2
抗酸药		
铝碳酸镁	1500～3000	3
氢氧化铝	1800～2700	3
三硅酸镁	1500～3000	3

（2）药物剂型与给药方法　氢氧化铝片、铝碳酸镁咀嚼片等药物，需要嚼碎后服用，在口腔内的咀嚼时间宜充分，咀嚼后可用少量温开水送服。PPI对酸不稳定，大部分PPI为肠溶制剂，不可嚼碎、压碎后服用，应整片吞服。

（3）给药时间　质子泵抑制剂应空腹服用，常于清晨餐前或睡前服用；H_2受体阻断药应于餐后及睡前服用；铋剂和硫糖铝等胃黏膜保护药一般于餐前0.5～1小时及睡前服用；抗酸药应于餐后1～2小时及睡前服用；铝碳酸镁一般于两餐间及睡前服用；替普瑞酮可于饭后30分钟服用；Hp根除方案中，PPI与铋剂为餐前0.5～1小时用药，抗菌药物一般在餐后即服。

2. 不良反应与防治

（1）抑酸药　①PPI：可能出现恶心、呕吐、腹泻、腹痛等胃肠道不适，持续出现时可咨询医生调整用药。奥美拉唑可引起头晕，尤其用药初期，应避免开车或从事高度注意力集中的工作。长期使用PPI还可能增加骨折的风险，尤其是对于老年人，应注意饮食均衡，适当补充营养，保持适当的运动，避免摔倒等意外伤害。②H_2受体阻断药：偶见腹泻、腹胀、便秘、头晕、恶心、皮疹等，西咪替丁不良反应较多，雷尼替丁和法莫替丁等不良反应相对较少。

（2）胃黏膜保护药　①铋剂：常出现舌苔发黑、黑便，停药后即自行消失，无需特殊处理，但长期使用需要注意防止铋中毒。②硫糖铝：常见便秘，仅需对症处理即可。③米索前列醇：常见恶心、呕吐、腹泻、头痛、眩晕、皮疹等，还可能导致子宫收缩，应该遵循医生的建议。

（3）抗Hp药物　需要关注抗菌药的过敏反应，如果发生过敏，应立即就医，进行抗过敏治疗，并调整抗菌药的种类。①青霉素过敏者禁用含阿莫西林的方案。②有Q-T间期延长或有Q-T间期延长风险者，不推荐含克拉霉素或左氧氟沙星的四联方案。③甲硝唑、呋喃唑酮可引起双硫仑样反应，服药期间及停药后1周内禁止饮酒及饮用含有酒精的饮料、食物、药品。

（4）抗酸药　各种抗酸药中和胃酸的作用相差比较大，长期应用常见腹泻或便秘、腹部不适、口干、头晕等，应按照医嘱使用。

3. 药物相互作用（表 3 - 1 - 4）

表 3 - 1 - 4　抗消化性溃疡的药物间或与其他药物相互作用一览表

合用药物	相互作用结果
PPI + 氯吡格雷	降低氯吡格雷的疗效，血栓不良事件增加
抑酸药 + 铁剂	影响铁剂吸收
抗酸药/抑酸药 + 胃黏膜保护药	降低黏膜保护作用，合用需错时服药
米索前列醇 + 铝碳酸镁	加重米索前列醇引起的腹泻
克拉霉素 + 他汀类调血脂药	增加横纹肌溶解风险
硫糖铝 + 四环素	硫糖铝作用降低
四环素 + 铁剂	相互干扰吸收
甲硝唑 + 抗凝血药	凝血酶原时间延长

4. 其他

（1）服用铋剂前、后半小时不要喝牛奶或服用抗酸剂和其他碱性药物，以免影响疗效。

（2）在服用胃黏膜保护药时，只需少量温水送服药物即可，半小时内尽量减少饮水量，此时如果大量饮水，会将形成的保护膜稀释，减弱保护效果。

（二）健康教育与慢病管理

1. 饮食指导　合理饮食有助于疾病的治疗与恢复，告知患者养成良好饮食习惯的重要性，饮食要有规律，定时定量进餐，每餐八分饱，细嚼慢咽，给予清淡、易消化、高蛋白、高维生素饮食，不食生冷、坚硬、刺激性食物及饮料，如浓咖啡、浓茶、辣椒、油炸食品、过酸过甜的饮料。溃疡活动期应给予温和无刺激的流食、半流食，如汤粥、蛋羹、果汁、豆浆等。多人共同进餐时实行分餐制。

2. 生活方式调整　指导患者保持规律作息，避免过度劳累和精神紧张。戒烟限酒，适当进行体育锻炼，增强体质。注意保暖，避免受寒，增强机体免疫力。

3. 心理指导　消化性溃疡患者由于其慢性病程、周期发作，极易产生悲观失望、烦躁、情绪不稳等不良心理反应，甚至不配合治疗，而不良的心态又可加重病情。应关注患者的心理健康状况，多与患者沟通，详细讲解该病的病因、治疗方法、预后等有关知识，使其对自身疾病有基本的了解，增强自我保护意识和能力，保持积极乐观的态度，树立起战胜疾病的信心，解除思想顾虑，积极配合治疗，提高治疗依从性和生活质量。

4. 病情监测　密切关注患者的症状变化，如腹痛、腹胀、恶心、呕吐等。如发现异常情况，应及时就医。坚持药物治疗和定期复查，预防复发。胃镜是确诊消化性溃疡和随访复查判断消化性溃疡疗效的首选方法。一般应在根除 Hp 治疗后至少 4 周复查。

二、实训演练与评价

以 4～6 人组成实训小组，扫码进入案例库，从中选择一个案例，并进行小组讨论，根据选择的案例设计用药指导情境，每组推选 2 名同学分别扮演药师和消化性溃疡患者，在班内或实训场所进行消化性溃疡用药指导汇报。由带教老师和其他各组同学进行评价。

案例库

项目	考核内容		标准分 （100 分）	评分标准	得分
职业 素养 （15 分）	仪表、着装符合要求		3 分	学生着工作服；女生不得披头发，不可浓妆艳抹，不得佩戴过于鲜艳、花哨的饰品，如大型耳环、项链、手镯等，不留长指甲，指甲不涂色；男女生不得穿拖鞋	
	语速适中，表达清晰		3 分	用词准确（2 分），语句流畅（1 分）	
	具备同理心		3 分	尊重患者，能够站在患者角度思考问题	
	讲解科学，通俗易懂		3 分	尽量避免使用患者听不懂的专业术语，多使用日常语言	
	认真倾听，有效反馈		3 分	耐心、认真地听患者诉说自己的感受和问题，对患者言语中表达出的信息进行准确分析和把握，并作出及时、合适的响应和反馈	
实训 实施 （85 分）	用药指导 （55 分）	用药剂量与频 次	5 分	剂量正确（3 分）；频次正确（2 分） 若随意更改医生处方/医嘱，则该项不得分	
		药物剂型与给药 方法	15 分	（1）普通片剂，给药方法正确（5 分） （2）肠溶制剂需指出整片吞服，不能掰开、嚼碎（5 分） （3）交代咀嚼片剂需充分咀嚼（5 分）	
		给药时间	10 分	指出抑酸药、胃黏膜保护药餐前服药（5 分），说明餐前服药的原因（5 分）	
		不良反应与防治	10 分	说出药物常见不良反应（5 分），提出不良反应的防治方法（5 分）	
		药物储存方法	5 分	正确指导药物的储存方法	
		其他	10 分	说明联合用药的理由和药物相互作用时的用药注意事项；指出饮食对药效的影响等	
	健康教育与 慢病管理 （30 分）	疾病知识教育	10 分	能从疾病病因、影响因素、治疗进展和预后等方面给出科学阐述，帮助患者正确防治消化性溃疡	
		生活健康知识教 育	10 分	能从生活方式、饮食习惯、心理支持等方面给出合理化建议	
		病情监测	10 分	从坚持药物治疗、定期复查等方面，给出合理建议	
合计					

•••• 目标检测

答案解析

一、A 型选择题

1. 典型的十二指肠溃疡腹痛特点是（　　）

　　A. 腹痛出现无明显规律　　　　　　　　B. 空腹时腹痛，进餐后缓解

　　C. 进食油腻食物后出现腹痛　　　　　　D. 进餐后腹痛，至下一餐前缓解

　　E. 精神紧张时出现腹痛

2. 下列治疗消化性溃疡的药物中，抑酸最强、疗效最佳的是（　　）

　　A. 西咪替丁　　　　　　　B. 阿托品　　　　　　　　C. 硫糖铝

　　D. 奥美拉唑　　　　　　　E. 胶体果胶铋

3. 下列药物属于质子泵抑制药的是（　　）

　　A. 奥美拉唑　　　　　　　　B. 地塞米松　　　　　　　　C. 枸橼酸铋钾

　　D. 多潘立酮　　　　　　　　E. 法莫替丁

4. 李某，男，30岁。患胃溃疡5年，其间多次复发，近一周来上腹痛、反酸，检查：幽门螺旋杆菌阳性，下列治疗方案中最有可能减少复发的是（　　）

　　A. 法莫替丁+多潘立酮+甲硝唑　　　　　B. 硫糖铝+甲氧氯普胺+雷尼替丁

　　C. 枸橼酸铋钾+甲硝唑+奥美拉唑　　　　D. 西咪替丁+呋喃唑酮

　　E. 奥美拉唑+阿莫西林+克拉霉素

5. 既能保护胃黏膜又能抗幽门螺杆菌的药物是（　　）

　　A. 氢氧化铝凝胶　　　　　　B. 枸橼酸铋钾　　　　　　　C. 西咪替丁

　　D. 奥美拉唑　　　　　　　　E. 碳酸氢钠

6. 关于铋剂的描述，正确的是（　　）

　　A. 胶体果胶铋应在餐后0.5~1小时服用　　　B. 服用后如果粪便色泽变黑，应立即停药

　　C. 铋剂具有抗幽门螺杆菌的作用　　　　　　D. 铋剂的安全性较高，可大剂量服用

　　E. 为了提高疗效，两种铋剂可同时服用

7. 关于消化性溃疡的治疗，正确的说法是（　　）

　　A. 需长期应用黏膜保护剂以降低溃疡复发率

　　B. 为降低复发率，需长期服用质子泵抑制剂

　　C. 只要内镜证实溃疡已经愈合，溃疡就不会复发

　　D. 根除幽门螺杆菌可以降低溃疡复发率

　　E. 有消化道出血的溃疡患者必须长期维持治疗

8. 男，32岁。间断上腹痛3年。腹痛多发生在饥饿时，进食后可缓解。查体：T 36.5℃，P 68次/分，R 18次/分，BP 100/60mmHg。双肺呼吸音清，未闻及干湿性啰音，心律齐，腹软，无压痛。诊断：十二指肠溃疡，Hp阳性。最有效的治疗方案是（　　）

　　A. 奥美拉唑+枸橼酸铋钾+克拉霉素

　　B. 西咪替丁+克拉霉素+左氧氟沙星

　　C. 奥美拉唑+阿莫西林+甲硝唑+枸橼酸铋钾

　　D. 奥美拉唑+硫糖铝

　　E. 法莫替丁+阿莫西林+克拉霉素+铝碳酸镁

9. 服药后半小时内限制饮水的药物是（　　）

　　A. 微生态制剂　　　　　　　B. 胃黏膜保护剂　　　　　　C. 磺胺类药物

　　D. 头孢菌素类药物　　　　　E. 抗高血压药

二、X型选择题

10. 属于根除幽门螺杆菌感染联合用药治疗方案中的药物是（　　）

　　A. 奥美拉唑　　　　　　　　B. 阿莫西林　　　　　　　　C. 雷尼替丁

　　D. 甲硝唑　　　　　　　　　E. 氢氧化铝

11. 消化性溃疡常见的并发症有（　　）

　　A. 出血　　　　　　　　　　B. 穿孔　　　　　　　　　　C. 幽门梗阻

　　D. 肺栓塞　　　　　　　　　E. 癌变

12. 下列属于抑酸药的是 （　　）

    A. 奥美拉唑　　　　　　　B. 西咪替丁　　　　　　　C. 硫糖铝

    D. 枸橼酸铋钾　　　　　　E. 哌仑西平

（王惠乔）

书网融合……

重点小结	微课	习题

项目二　反流性食管炎用药指导

PPT

学习目标

知识目标：

1. 掌握　反流性食管炎的药物治疗原则。

2. 熟悉　反流性食管炎的病因、一般治疗和常用治疗药物。

3. 了解　不同药物之间的相互作用及注意事项。

能力目标：

1. 能结合医生诊断和用药方案对反流性食管炎的患者开展用药指导和健康教育。

2. 能指导患者正确使用药物，包括用药剂量、用药时间和注意事项等。

素质目标： 培养学生医者仁心的责任感与使命感。

情境导入

情境： 患者，男，48岁，反酸、烧心3个月，加重1周。医院检查诊断为反流性食管炎。医生处方：兰索拉唑肠溶片，15mg，口服，q.d.；枸橼酸莫沙必利分散片，5mg，口服，t.i.d.。

思考： 作为药师，如何对反流性食管炎患者进行用药指导？

扫一扫，知解析

理论知识

    反流性食管炎是一种常见的胃食管反流病，是由于胃和十二指肠的内容物反流入食管，导致食管黏膜的炎症、糜烂、溃疡和纤维化等病变。反流性食管炎也称糜烂性食管炎，其发病与多种因素有关，我国反流性食管炎的发病率为20%左右，且近年来呈逐年上升趋势。胃食管反流病还包括非糜烂性反流病和Barrett食管。非糜烂性反流病主要表现为反流和烧心等症状，但胃镜检查并未发现食管黏膜破损。

一、疾病概要 微课1

反流性食管炎好发于中老年人、肥胖、长期吸烟、饮酒及精神压力大的人群，且患病率会随着年龄增长而增加。反流性食管炎的症状包括胃痛、烧心（胃灼热感）、反酸、吞咽疼痛和咽下困难等，其中反酸和烧心是最常见的症状。常在餐后1小时出现，弯腰、平卧或腹压增高时易发生，直立位可减轻。反流物刺激食管可引起胸痛，疼痛发生在胸骨后，少数疼痛似心绞痛，常在餐后或平卧后发生，与活动无关。反流物侵入喉部及支气管可引起咽炎、喉炎、哮喘发作或吸入性肺炎等，临床上称为食管外综合征。反流性食管炎患者因食管黏膜糜烂及溃疡可以导致上消化道出血，反复发生及愈合致使纤维组织增生，可引起食管远端狭窄，食管下段炎症出现鳞状上皮黏膜被柱状上皮取代称为Barrett食管，是食管腺癌的癌前病变。

知识链接

"药"您健康，远离反流性食管炎

反流性食管炎是一种常见的消化系统疾病，长期患病可能导致食管狭窄、食管癌等严重后果，严重影响患者生活质量，因此科学防治至关重要。作为药学生，要学会反流性食管炎的防治知识和技能，通过提供科学的用药指导、监测药物疗效，向患者和公众普及反流性食管炎的防治知识，提高人们对疾病的认识和自我保健能力，为患者提供坚实的健康保障。

二、常用治疗药物

目前有效治疗药物包括四类：抑制胃酸分泌药、促胃动力药、抗酸药、胃黏膜保护药。其中抑制胃酸分泌药是最常用、最有效的药物（表3-2-1）。

表3-2-1　常用抗反流性食管炎药物

类别	及代表药物	作用特点	禁忌证
多巴胺受体阻断药	多潘立酮、甲氧氯普胺	（1）多潘立酮为外周多巴胺受体阻断药，对结肠影响小 （2）甲氧氯普胺具有中枢及外周双重作用	多潘立酮：机械性肠梗阻、妊娠期妇女及本药过敏者 甲氧氯普胺：妊娠期妇女
5-HT受体激动药	莫沙比利、西沙比利	适用于胃动力减弱和各种胃轻瘫、反流性食管炎、便秘的患者	心脏疾病患者

注：抑酸药、抗酸药、胃黏膜保护药作用特点及禁忌证参考本模块项目一。

三、合理用药原则 微课2

反流性食管炎的治疗目的在于控制症状、治愈食管炎、减少复发和防止并发症。

（一）药物治疗原则

反流性食管炎患者应遵医嘱，按时、按量、按要求服药，并密切关注自身病情变化和药物反应。同时，积极配合医生的治疗方案，加强预防措施，以获得最佳的治疗效果并降低复发的风险。

（二）治疗药物选用

目前反流性食管炎的药物治疗以抑制胃酸分泌为主，分控制发作和维持治疗两阶段。

1. 控制发作　控制发作治疗药物应足量、足疗程，必要时多种药物联合应用。根据病情采用递减法或递增法。控制发作目前多主张递减法，首先使用疗效较好的药物，如PPI加促胃肠动力药，迅

速控制症状，治愈炎症，再减量维持。递减法适用于中、重度反流性食管炎患者。初始治疗可选用一种标准剂量 PPI 制剂，2 次/日，餐前服用。必要时加用促胃肠动力药，如多潘立酮 10mg，3 次/日，餐前口服。糜烂性食管炎患者需正规治疗 8～12 周，炎症愈合后可逐步减少药物的剂量和种类。无糜烂和溃疡的中、重度反流性食管炎患者，需要在临床症状完全消失数日至数周后逐步减少 PPI 用量，一般先减至原始剂量的一半，数日至数周后再减量一半，并逐步过渡至隔日 1 次或与 H_2 受体阻断药交替使用。症状缓解后促胃肠动力药也可逐渐减量。

2. 维持治疗　为减少复发，防止引起的并发症，需考虑给予维持治疗。质子泵抑制药和 H_2 受体阻断药均可用于维持治疗，其中以质子泵抑制药效果较好。维持治疗剂量因人而异，以调整至患者无症状的最低剂量为最佳剂量；维持治疗时间遵循个体化原则，一般应在正规治疗、复查胃镜食管炎已愈合后，维持 6～12 个月，重症患者时间应延长，甚至终身维持。

任务实施

一、任务实施提示

（一）用药指导

1. 用药方法　反流性食管炎药物治疗时，应严格按照药品说明书要求和医生处方（或医嘱）给药，药师、患者不得随意更换药物或调整用药剂量。

（1）剂量与频次（表 3-2-2）

表 3-2-2　常用反流性食管炎治疗药物的服用剂量和频次

治疗药物	每日剂量（mg）	每日给药次数
多巴胺受体阻断药		
多潘立酮	30	3
甲氧氯普胺	15～30	3
5-HT 受体激动药		
莫沙比利	15	3
西沙比利	15～30	3

注：抑酸药、抗酸药、胃黏膜保护药作用特点及禁忌证参考本模块项目一。

（2）药物剂型与给药方法　抗酸药氢氧化铝、三硅酸镁等制剂，在口腔内的咀嚼时间宜充分，咀嚼后用少量温开水送服。肠溶制剂，如雷贝拉唑肠溶片，应整片吞服，不可掰开、咀嚼或嚼碎，服用时间应选择饭前空腹。

（3）给药时间　质子泵抑制剂常需要于清晨餐前或睡前服用；H_2 受体阻断药，多在睡前服用；铋剂餐前 0.5～1 小时及睡前服用。

2. 不良反应与防治

（1）多潘立酮　偶见轻度腹部痉挛、口干、皮疹、头痛、腹泻、神经过敏、倦怠、嗜睡、头晕等；有 10%～15% 的患者可引起可逆性血催乳素水平升高、溢乳等，停药后即可恢复正常。

（2）甲氧氯普胺　可引起怠倦、焦虑、锥体外系反应等副作用。

（3）西沙必利　可引起患者 Q-T 间期延长并致严重心律失常，如尖端扭转型室性心动过速等，导致患者猝死。

（4）其他药物　不良反应见本模块项目一。

3. 药物相互作用（表3-2-3）

表3-2-3 治疗反流性食管炎的药物间或与其他药物相互作用一览表

合用药物	相互作用结果
甲氧氯普胺 + 中枢抑制剂	镇静作用加强
多潘立酮/莫沙必利 + 抗胆碱药	拮抗作用
多潘立酮 + 抗凝血药	增加出血的风险

4. 其他 避免应用可能加重反流症状的药物，如钙通道阻滞剂、α受体激动剂、β受体激动剂、茶碱类、硝酸盐、镇静剂、雌激素，以及停服后可能引起食管损害的药物，如多西环素、氯化钾、铁剂、奎尼丁、阿仑膦酸盐等。

（二）健康教育与慢病管理

1. 改变生活方式。控制体重，餐后散步，避免睡前2小时内进食，白天进餐后亦不宜立即卧床。为了减少卧位及夜间反流可将床头抬高15~20cm。不穿紧身衣，避免举重。

2. 改变饮食习惯。定时定量，少食多餐，缓慢进食，避免可能加重反流症状的饮食，如高脂肪、巧克力、咖啡、辛辣食物、酸性食物，宜选用低脂低糖食物。

3. 戒烟禁酒。

二、实训演练与评价

以4~6人组成实训小组，扫码进入案例库，从中选择一个案例，并进行小组讨论，根据选择的案例设计用药指导情境，每组推选2名同学分别扮演药师和反流性食管炎患者，在班内或实训场所进行反流性食管炎用药指导汇报。由带教老师和其他各组同学进行评价。

案例库

项目	考核内容		标准分（100分）	评分标准	得分
职业素养（15分）	仪表、着装符合要求		3分	学生着工作服；女生不得披头发，不可浓妆艳抹，不得佩戴过于鲜艳、花哨的饰品，如大型耳环、项链、手镯等，不留长指甲，指甲不涂色；男女生不得穿拖鞋	
	语速适中，表达清晰		3分	用词准确（2分），语句流畅（1分）	
	具备同理心		3分	尊重患者，能够站在患者角度思考问题	
	讲解科学，通俗易懂		3分	尽量避免使用患者听不懂的专业术语，多使用日常语言	
	认真倾听，有效反馈		3分	耐心、认真地听患者诉说自己的感受和问题，对患者言语中表达出的信息进行准确分析和把握，并作出及时、合适的响应和反馈	
实训实施（85分）	用药指导（55分）	用药剂量与频次	5分	剂量正确（3分）；频次正确（2分）若随意更改医生处方/医嘱，则该项不得分	
		药物剂型与给药方法	15分	（1）普通片剂，给药方法正确（5分）（2）肠溶制剂需指出整片吞服，不能掰开、嚼碎（5分）（3）交代咀嚼片剂需充分咀嚼（5分）	
		给药时间	10分	指出空腹服药（5分），说明空腹服药的原因（5分）	

续表

项目	考核内容		标准分 （100分）	评分标准	得分
实训 实施 （85分）	用药指导 （55分）	不良反应与防治	10分	说出药物常见不良反应（5分），提出不良反应的防治方法（5分）	
		药物储方法	5分	正确指导药物的储存方法	
		其他	10分	说明联合用药的理由和药物相互作用时的用药注意事项；指出饮食对药效的影响等	
	健康教育 （30分）	疾病知识教育	10分	能从疾病病因、高危因素、治疗进展和预后等方面给出科学阐述，帮助患者正确防治反流性食管炎	
		生活健康知识教育	15分	能从改变生活方式、饮食习惯、戒烟禁酒等方面给出合理化建议	
		其他	5分	从某些药物对疾病的影响方面，给出合理建议	
合计					

目标检测

答案解析

一、A 型选择题

1. 胃食管反流病患者的典型症状是（　　）
   A. 餐后上腹胀　　　　　　B. 上腹部钝痛　　　　　　C. 吞咽困难
   D. 嗳气　　　　　　　　　E. 反酸、烧心

2. 不属于胃食管反流病并发症的是（　　）
   A. 胃癌　　　　　　　　　B. 食管狭窄　　　　　　　C. 食管腺癌
   D. 消化道出血　　　　　　E. Barrett 食管

3. 患者，男，48 岁。反酸、烧心 5 个月。胃镜检查：反流性食管炎伴溃疡形成，最佳的治疗药物是（　　）
   A. 铝碳酸镁　　　　　　　B. 枸橼酸铋钾　　　　　　C. 雷尼替丁
   D. 奥美拉唑　　　　　　　E. 硫糖铝

4. 关于奥美拉唑肠溶片用药教育的说法，错误的是（　　）
   A. 适宜餐前 30 分钟服用
   B. 应整片吞服
   C. 用药后可能出现口干、便秘等不良反应
   D. 长期用药后可能会出现维生素 K 缺乏
   E. 长期用药可能会出现骨质疏松

5. 患者，男，52 岁，胸骨后异物感伴泛酸 3 个月，胃镜提示反流性食管炎，以下不正确的是（　　）
   A. 戒烟、禁酒　　　　　　　　　　　　B. 控制体重
   C. 睡前进食碱性食物　　　　　　　　　D. 避免降低下食管括约肌的药物
   E. 症状缓解后需维持治疗

6. 反流性食管炎患者调整生活方式的说法，错误的是（　　）
   A. 戒烟酒　　　　　　　　B. 餐中多饮水　　　　　　C. 控制体重

D. 避免高脂饮食　　　　　E. 抬高床头

7. 患者，女，32岁，泛酸、烧心半年余，胃镜检查诊断为反流性食管炎，经质子泵抑制剂和促动力剂治疗3个月后症状缓解，对于其随后的维持治疗，目前首先推荐（　　）

A. 不需要维持治疗　　　　B. 质子泵抑制剂　　　　C. H₂受体阻断剂

D. 促动力药　　　　　　　E. 抗酸药

8. 患者，女，48岁，患有反流性食管炎，服用兰索拉唑治疗，近期诊断为高血压，血压160/90mmHg，为了避免加重胃食反流症状，应避免使用的降压药是（　　）

A. 吲达帕胺　　　　　　　B. 哌唑嗪　　　　　　　C. 卡托普利

D. 氯沙坦　　　　　　　　E. 硝苯地平

二、X 型选择题

9. 反流性食管炎治疗措施包括（　　）

A. 应用促胃肠动力药　　　B. 抗酸治疗　　　　　　C. 高脂肪饮食

D. 减肥　　　　　　　　　E. 避免饮用咖啡和浓茶

10. 关于反流性食管炎维持治疗的叙述正确的有（　　）

A. 通常选用 H₂ 受体阻断药和质子泵抑制剂

B. 有持续用药和按需治疗两种方法

C. 按需治疗更适宜有并发症者

D. 目前多采用递减策略

E. 以调整至患者无症状的最小剂量为适宜剂量

（杨　光）

书网融合……

重点小结　　　微课　　　习题

PPT

项目三　肠易激综合征用药指导

> **学习目标**

知识目标：

1. 掌握　肠易激综合征的药物治疗原则。

2. 熟悉　肠易激综合征的病因、一般治疗和常用治疗药物。

3. 了解　不同药物之间的相互作用及注意事项。

能力目标：

1. 能结合医生诊断和用药方案对肠易激综合征的患者开展用药指导和健康教育。

2. 能指导患者正确使用药物，包括用药剂量、用药时间和注意事项等。

素质目标：培养学生医者仁心的责任感与使命感。

▶ 情境导入

情境：患者，男，28 岁，下腹疼痛 1 年，伴大便次数增多，常于上午上班前大便 3～4 次，稀水便，偶伴黏液，排便后腹痛缓解，一般每周发作 2～3 次，医院检查诊断为肠易激综合征。医生处方：匹维溴铵片，50mg，口服，t.i.d.；蒙脱石分散片，3g，口服，t.i.d.。

扫一扫，知解析

思考：作为药师，如何对该肠易激综合征患者进行用药指导？

理论知识

肠易激综合征是一组持续或间歇发作，以腹痛、腹胀、排便习惯和（或）大便性状改变为临床表现，而缺乏胃肠道结构和生化异常的肠道功能紊乱性疾病。罗马Ⅲ型诊断标准将其列为功能性肠病的一类，患者以中青年人为主，发病年龄多见于 20～50 岁，女性较男性多见，有家族聚集倾向，常与其他胃肠道功能紊乱性疾病如功能性消化不良并存伴发。肠易激综合征分为腹泻型、便秘型、混合型和不定型四种临床类型，我国以腹泻型多见。

一、疾病概要

肠易激综合征起病隐匿，症状反复发作或慢性迁延，病程可长达数年至数十年，但全身健康状况却不受影响。精神、饮食等因素常诱使症状复发或加重。最主要的临床表现是腹痛或腹部不适、排便习惯和粪便性状的改变。几乎所有肠易激综合征患者都有不同程度的腹痛或腹部不适，部位不定，以下腹和左下腹多见，排便或排气后缓解。极少有睡眠中痛醒者。腹泻型肠易激综合征常排便较急，粪便呈糊状或稀水样，一般每日 3～5 次左右，少数严重发作期可达十余次，可带有黏液，但无脓血。部分患者腹泻与便秘交替发生。便秘型肠易激综合征常有排便困难，粪便干结、量少，呈羊粪状或细杆状，表面可附黏液。常伴腹胀、排便不净感，部分患者同时有消化不良和失眠、抑郁等精神症状。一般无明显体征，可在相应部位有轻压痛，部分患者可触及腊肠样肠管，直肠指检可感到肛门痉挛、张力较高，可有触痛。

知识链接

合理用药解病痛，心理支持树信心

肠易激综合征是一种慢性疾病，治疗方法和药物研究不断进展，患者的情绪和心理状态对疾病的影响也较大，药学生应该持续学习最新的医药学知识和治疗技术，以患者为中心，关注患者的心理健康，提供心理支持和疏导，帮助患者缓解焦虑、抑郁等情绪问题，增强治疗信心。帮助患者缓解病痛，提高生活质量。

二、常用治疗药物 微课1

肠易激综合征的常用治疗药物包括：解痉药、泻药、止泻药、促胃肠动力药、微生态制剂（表 3-3-1）。

表 3 – 3 – 1　常用抗反流食管炎药物

类别	代表药物	作用特点	禁忌证
解痉药	山莨菪碱、匹维溴胺	(1) 匹维溴胺对肠易激综合征腹痛和腹泻效果好，患者耐受性较好，应用普遍 (2) 山莨菪碱特异性不如匹维溴胺	匹维溴胺：过敏者、妊娠期妇女 山莨菪碱：出血性疾病、脑出血急性期、青光眼、前列腺肥大、尿潴留患者
泻药	聚乙二醇、乳果糖	安全性较好，适用于包括慢性便秘和功能性便秘多种便秘患者	过敏者、严重腹痛、肠炎、肠梗阻
止泻药	洛哌丁胺、地芬诺酯、蒙脱石、药用炭	(1) 洛哌丁胺、地芬诺酯适用于急慢性功能性腹泻 (2) 蒙脱石对消化道黏膜有覆盖保护作用，提高黏膜屏障	洛哌丁胺：2 岁以下儿童、伴有高热和脓血便的急性菌痢者
促胃肠动力药	多潘立酮、甲氧氯普胺、莫沙比利、西沙比利、曲美布汀	曲美布汀有消化道双向调节作用，各种类型肠易激综合征均有效。其他药物见本模块项目二	曲美布汀：过敏者
微生态制剂	双歧杆菌、乳酸杆菌、酪酸菌、地衣芽孢杆菌	(1) 调理人体肠道环境 (2) 适用于腹泻、便秘、腹胀	过敏者
抗抑郁药	阿米替林、帕罗西汀	(1) 阿米替林有兴奋精神、清除抑郁、改善睡眠的作用 (2) 帕罗西汀起效快，且远期疗效好。对于伴有焦虑症的抑郁症患者，同样适用	阿米替林：前列腺肥大、青光眼 帕罗西汀：哺乳期妇女

三、合理用药原则 🅔 微课2

肠易激综合征的治疗目的是改善症状，消除患者顾虑，提高生活质量。

(一) 药物治疗原则

肠易激综合征的症状因人而异，应根据患者的具体症状和严重程度制定用药方案。对于腹痛为主的患者，应以缓解疼痛为主要目标。而对于以腹泻或便秘为主的患者，则应着重调整肠道运动功能，改善症状。

(二) 治疗药物选用

1. 轻度肠易激综合征　治疗主要包括健康宣教、安慰、指导患者调整饮食和生活方式。

2. 中度肠易激综合征　除上述治疗方法外还应进行药物治疗，如止泻药、泻药、解痉药等。解痉药目前主要选择匹维溴胺，抗胆碱药可作为缓解腹痛的短期对症治疗。腹泻较重者可选洛哌丁胺或地芬诺酯，但不宜长期使用；轻症者宜使用吸附止泻药如蒙脱石、药用炭等。对便秘型患者宜使用作用温和的轻泻剂，如聚乙二醇、乳果糖。微生态制剂可纠正肠道菌群失调，对腹泻、腹胀有一定疗效。

3. 重度肠易激综合征　除采用轻、中度患者的治疗措施外还需应用抗抑郁药物。

任务实施

一、任务实施提示

(一) 用药指导

1. 用药方法　肠易激综合征药物治疗时，应严格按照药品说明书要求和医生处方（或医嘱）给药，药师、患者不得随意更换药物或调整用药剂量。

（1）剂量与频次（表3-3-2）

表3-3-2　常用肠易激综合征治疗药物的服用剂量和频次

治疗药物	每日剂量	每日给药次数
解痉药		
山莨菪碱	15~30mg	3
匹维溴胺	150~300mg	3
止泻药		
洛哌丁胺	2~16mg	成人首剂4mg，以后每腹泻一次再服2mg，直到腹泻停止或用量达16mg/d
地芬诺酯	5~20mg	2~4
蒙脱石	9000mg	3
药用炭	3000~9000mg	3
泻药		
聚乙二醇4000散	10000mg	1~2
乳果糖口服溶液	30~150mL	3
促胃肠动力药		
曲美布汀	0.3~0.6g	3
曲美布汀分散片	0.3~0.6g	3
曲美布汀干混悬剂	0.3~0.6g	3
微生态制剂		
双歧杆菌活菌胶囊	700~1400mg	2（早晚各1次）
枯草杆菌二联活菌颗粒	2~4袋	2周岁以下：一次1袋，每日1~2次；2周岁以上：一次1~2袋，每日1~2次
枯草杆菌二联活菌粉	37.5~75mg	2~3
地衣芽孢杆菌活菌胶囊	1500mg	3
地衣芽孢杆菌活菌颗粒	1500mg	3
酪酸梭菌胶囊	1200mg	3
抗抑郁药		
阿米替林	50~300mg	2~3
帕罗西汀	20~50mg	1

（2）药物剂型与给药方法　微生态制剂常用于肠易激综合征的治疗，活菌制剂使用时要注意保护其活性：①一般建议饭后半小时内温水送服（水温不超过40℃），吞咽困难的患者，服用时可打开胶囊，将药粉加入少量温开水或奶液混合后服用，溶解时温度同上；②避免与抗生素同服，必要时需间隔3小时服用，以免活菌被抗生素灭活；③铋剂、鞣酸、药用炭、酊剂等能抑制、吸附活菌，避免并用。

（3）给药时间　肠易激综合征是一种功能性肠病，患者的肠道没有实质性的病变，但会出现腹痛、腹胀、排便习惯改变等症状，需要根据患者的具体情况来决定服药时间。通常情况下蒙脱石散应空腹服用，最好在饭前或饭后半小时至一小时服用；匹维溴铵片切勿咀嚼或掰碎，宜在进餐时整片吞服，不要在卧位时或临睡前服用。

2. 不良反应与防治

（1）山莨菪碱　常见的不良反应为口干、面红、视近物模糊，不宜长时间应用。

（2）匹维溴铵　不良反应少，可能出现轻微的胃肠不适。

（3）地芬诺酯、洛哌丁胺 偶有口干、嗜睡、恶心、腹部不适、失眠，长期大量应用可产生依赖性。

（4）蒙脱石 可引起便秘，可适当增加膳食纤维的摄入，多喝水，并适当运动，以帮助缓解症状。

（5）曲美布汀 主要有腹泻、腹痛、口干、皮疹、怠倦和头晕等不良反应，服药期间应避免进食辛辣、油腻、刺激性食物，以免加重胃肠负担；遵医嘱用药，出现不适，需及时咨询医生。

3. 药物相互作用（表3-3-3）

表3-3-3 治疗反流性食管炎的药物间或与其他药物相互作用一览表

合用药物	相互作用结果
微生态制剂+抗菌药/吸附剂/抗酸药	疗效降低
曲美布汀+西沙必利	减弱西沙必利作用
蒙脱石+抗酸药	疗效降低

4. 其他 活菌制剂要求2~8℃冷藏保存。

（二）健康教育与慢病管理

1. 注意饮食 避免高脂肪及刺激性食物，如咖啡、浓茶、酒精及辛辣、冰冻、油腻、生冷食物。

2. 建立良好的生活习惯 饮食定量，不过饥过饱，劳逸结合，保持睡眠充足。便秘患者多饮水，养成定时排便习惯，并增加含纤维素多的食物。

3. 体育锻炼 积极锻炼身体，增强体质，增强胃肠运动功能。

4. 控制情绪 解除紧张情绪，保持心情舒畅。

二、实训演练与评价

以4~6人组成实训小组，扫码进入案例库，从中选择一个案例，并进行小组讨论，根据选择的案例设计用药指导情境，每组推选2名同学分别扮演药师和肠易激综合征患者，在班内或实训场所进行肠易激综合征用药指导汇报。由带教老师和其他各组同学进行评价。

案例库

项目	考核内容	标准分（100分）	评分标准	得分
职业素养（15分）	仪表、着装符合要求	3分	学生着工作服；女生不得披头发，不可浓妆艳抹，不得佩戴过于鲜艳、花哨的饰品，如大型耳环、项链、手镯等，不留长指甲，指甲不涂色；男女生不得穿拖鞋	
	语速适中，表达清晰	3分	用词准确（2分），语句流畅（1分）	
	具备同理心	3分	尊重患者，能够站在患者角度思考问题	
	讲解科学，通俗易懂	3分	尽量避免使用患者听不懂的专业术语，多使用日常语言	
	认真倾听，有效反馈	3分	耐心、认真地听患者诉说自己的感受和问题，对患者言语中表达出的信息进行准确分析和把握，并作出及时、合适的响应和反馈	

续表

项目	考核内容		标准分（100分）	评分标准	得分
实训实施（85分）	用药指导（55分）	用药剂量与频次	5分	剂量正确（3分）；频次正确（2分）若随意更改医生处方/医嘱，则该项不得分	
		药物剂型与给药方法	15分	（1）普通片剂，给药方法正确（5分）（2）缓释制剂需指出整片吞服，不能掰开、嚼碎（5分）（3）交代治疗药物的正确用法，如微生态制剂、蒙脱石（5分）	
		给药时间	10分	指出空腹服药（5分），说明空腹服药的原因（5分）	
		不良反应与防治	10分	说出药物常见不良反应（5分），提出不良反应的防治方法（5分）	
		药物储存方法	5分	正确指导药物的储存方法	
		其他	10分	说明联合用药的理由和药物相互作用时的用药注意事项；指出饮食对药效的影响等	
	健康教育（30分）	疾病知识教育	10分	能从疾病病因、治疗进展和预后等方面给出科学阐述，帮助患者解除肠易激综合征的病痛	
		生活健康知识教育	15分	能从注意饮食、生活习惯、体育锻炼等方面给出合理化建议	
		其他	5分	能够帮助患者解除顾虑，提高治疗信心	
合计					

目标检测

答案解析

一、A 型选择题

1. 下列不是肠易激综合征临床表现的是（　）

A. 消瘦　　　　　　　　B. 腹痛　　　　　　　　C. 腹泻

D. 便秘　　　　　　　　E. 失眠

2. 下列不属于肠易激综合征分型的是（　）

A. 便秘型　　　　　　　B. 腹泻型　　　　　　　C. 混合型

D. 其他型　　　　　　　E. 腹泻便秘交替型

3. 患者，女，28 岁，间断性下腹痛 4 年余，大便 2～3 次/日，稀便，无脓血，便后下腹痛可缓解，粪常规检查：未见细胞，隐血试验阴性，查体无异常发现。该患者最适合的治疗药物为（　）

A. 糖皮质激素　　　　　B. 匹维溴铵　　　　　　C. 柳氮磺吡啶

D. 硫唑嘌呤　　　　　　E. 喹诺酮药物

4. 宜采用常用量短期治疗，以免产生依赖性，可用于肠易激综合征患者止泻的药物是（　）

A. 蒙脱石散　　　　　　B. 匹维溴铵　　　　　　C. 环孢素 A

D. 地芬诺酯　　　　　　E. 药用炭

5. 解痉药常用于缓解肠易激综合征患者腹痛、腹泻的症状，以下有关该类药物的叙述，错误的是（　）

A. 解痉药只能缓解症状，不能消除病因

B. 服用该类药物解痉、止痛后常会掩盖一些急性疾病，应提高警惕

C. 脑出血急性期、青光眼、手术前患者禁用解痉药

D. 用药时会出现口干、瞳孔扩大、心率加快等不良反应，必须立即停药

E. 服用该类药物时间宜在餐前半小时

6. 关于微生态制剂的使用注意事项，以下叙述错误的是（　　）

A. 不能与抗菌药、吸附剂同服

B. 抗酸药可降低活菌制剂疗效

C. 活菌制剂需用低于40℃的温开水送服

D. 微生态肠溶制剂应整片或整粒吞服，不可嚼碎

E. 双歧杆菌三联活菌要求室温干燥并于避光处保存

二、X 型选择题

7. 腹泻型肠易激综合征应用蒙脱石散治疗时，下列说法正确的有（　　）

A. 倒入口中用温水送服　　　　　　B. 蒙脱石散应随餐服用

C. 将药物倒入 50mL 温开水中混匀服用　　D. 治疗腹泻应于两餐间服用

E. 其他药物与之合用时，在服用此药之后 1 小时服用

8. 肠易激综合征患者日常应注意（　　）

A. 少食或不食辛辣刺激性食物　　　　B. 进食宜按时定量，不宜过饱

C. 适当运动，可缓解便秘　　　　　　D. 保持心情舒畅

E. 戒除烟酒，规律作息

（杨　光）

书网融合……

重点小结	微课	习题

项目四　慢性胃炎用药指导

PPT

学习目标

知识目标：

1. 掌握　慢性胃炎的常见病因和治疗药物选用方法。

2. 熟悉　慢性胃炎的诱因、诊断和常用治疗药物。

3. 了解　慢性胃炎治疗的定义、分类和临床表现。

能力目标：

1. 能结合医生诊断和用药方案对慢性胃炎患者开展用药指导和健康教育。

2. 能了解慢性胃炎的转归及其影响因素和癌变预防。

素质目标：培养学生积极参与慢性胃炎防治的职业使命感和社会责任感。

>> **情境导入** >>

　　情境：患者，男，61岁，慢性胃炎病史1年。近期感觉胃部不适，医院胃镜检查提示：慢性胃炎。医生处方：雷贝拉唑肠溶片，20mg，口服，b.i.d.；枸橼酸铋钾胶囊，20mg，口服，b.i.d.。

　　思考：作为药师，如何对该慢性胃炎患者进行用药指导？

扫一扫，知解析

理论知识

　　慢性胃炎（chronic gastritis）是由多种病因引起的胃黏膜慢性炎症或萎缩性病变，本质是胃黏膜上皮反复受到损害使黏膜发生改变，最终导致不可逆的胃固有腺体的萎缩，甚至消失。该病易反复发作，不同程度地影响患者生命质量。我国人群慢性胃炎的患病率仍然呈现升高趋势，知晓率、治疗率和控制率仍处于较低水平，防治任务重大而紧迫。

一、疾病概要 📱微课1

　　慢性胃炎是胃黏膜发生的慢性非特异性炎症，一般可将慢性胃炎分为慢性非萎缩性胃炎和慢性萎缩性胃炎。基于胃炎分布分类：分为胃窦为主胃炎、胃体为主胃炎和全胃炎三大类。胃体为主胃炎尤其伴有胃黏膜萎缩者，发生胃癌的风险增加；而胃窦为主胃炎者胃酸分泌增多，发生消化性溃疡的风险增加。慢性胃炎的病因、诱因或危险因素中，幽门螺杆菌（Helicobacter pylori，Hp）感染是最主要的原因，长期感染可致部分患者发生胃黏膜萎缩、肠化生，甚至异型增生、胃癌；此外还有饮食和环境因素，进食过冷、过热及粗糙刺激性食物等不良饮食习惯可致胃黏膜损伤。饮食中高盐和缺乏新鲜蔬菜水果与胃黏膜萎缩、肠化生，以及胃癌的发生密切相关。大多数慢性胃炎患者无明显症状，表现为中上腹不适、饱胀、钝痛、烧灼痛等，也可呈食欲缺乏、嗳气、反酸、恶心等消化不良症状，有时上腹轻压痛。恶性贫血者常有全身衰弱、疲软、可出现明显的厌食、体重减轻、贫血，一般消化道症状较少。阿司匹林等非甾体抗炎药所致者多数患者症状不明显，或仅有轻微上腹不适或隐痛。危重病应激者症状被原发疾病所掩盖，可致上消化道出血，患者可以突然呕血和（或）黑便为首发症状。病理组织学检查对慢性胃炎的诊断至关重要，可根据病变情况和需要分别在胃窦、胃角和胃体部位活检。

▪ **知识链接**

药学岗位担使命，科学评估与饮食

　　临床就诊的慢性胃炎患者，如Hp感染情况未知，均建议行Hp检测。Hp根除治疗后所有患者都应常规进行Hp复查，评估根除治疗的效果。最佳的非侵入性评估方法是^{13}C或^{14}C尿素呼气试验。评估应在治疗完成后至少4周进行。作为药学工作者，不仅需要学会指导患者科学评估Hp减少复发，还需主动承担起对慢性胃炎患者的健康宣教工作，告知患者科学治疗和健康生活的重要性，尤其是饮食方面，建议患者可选用易于消化的食品，并注意少用油炸、油煎等烹调方法，食物宜清淡、软烂。饮食要有规律，定时定量，养成良好的饮食习惯，细嚼慢咽，使食物在口腔内咀嚼，使食物颗粒变得细腻以减轻胃部消化负担。加强营养，注意选择营养价值高的蛋白质食品和维生素丰富的软食，如牛奶、豆腐、胡萝卜和一些发酵的食品。慢性胃炎合并贫血者应适当进食一些富含铁的动物内脏、瘦肉等。

二、常用治疗药物 🅔 微课2

目前，临床常用的治疗慢性胃炎的药物主要包括抗酸药、抑制胃酸分泌药、胃黏膜保护药、抗幽门螺杆菌药等四类（表3-4-1）。胃酸和（或）胃蛋白酶在胃黏膜糜烂、上腹痛或上腹部烧灼感等症状的发生中起重要作用，抗酸或抑酸治疗对愈合糜烂和消除上述症状有效。胃黏膜保护药可改善胃黏膜屏障，促进胃黏膜糜烂愈合。抗酸药起效迅速但作用持续时间相对短暂，但PPI类药物抑酸作用强而持久，可根据病情或症状严重程度选用。

表3-4-1　常用治疗慢性胃炎药物

类别		代表药物	作用特点	禁忌证
抗酸药		三硅酸镁、氢氧化铝、碳酸氢钠	(1) 直接中和已经分泌的胃酸 (2) 降低胃蛋白酶活性 (3) 氢氧化铝、三硅酸镁等还能形成胶状保护膜，覆盖于溃疡面和胃黏膜起保护作用	骨折、低磷血症等患者
抑制胃酸分泌药	H_2受体阻断药	西咪替丁、雷尼替丁、法莫替丁、尼扎替丁	(1) 口服吸收迅速 (2) 对基础胃酸分泌的抑制作用最强	8岁以下儿童、妊娠期妇女及哺乳期妇女、重度肾功能损害、过敏者
	H^+,K^+-ATP酶抑制药（质子泵抑制药）	奥美拉唑、兰索拉唑、泮托拉唑	(1) 疗效显著、确切，不良反应少 (2) 对幽门螺杆菌有抑制作用	肝肾功能不全的患者谨慎使用，妊娠期及哺乳期妇女禁用
胃黏膜保护药		米索前列醇、硫糖铝、枸橼酸铋钾、替普瑞酮	(1) 抵抗胃酸和胃蛋白酶 (2) 增加胃黏膜的血流量	妊娠期妇女及前列腺素类过敏者、肾衰竭患者
抗幽门螺杆菌药		克林霉素、阿莫西林、四环素和甲硝唑	(1) 联合用药 (2) 克林霉素、阿莫西林、四环素不能被其各自同类的其他抗生素所替代	过敏者

三、合理用药原则 🅔 微课3

大多数成人胃黏膜均有轻度非萎缩性胃炎，如Hp阴性且无糜烂及无症状，可不予以治疗。慢性胃炎波及黏膜全层或呈活动性，出现癌前情况如肠上皮化生、假幽门腺化生、萎缩型增生，可予以短期或长期间歇治疗，但是对于Hp阳性的慢性胃炎，无论有无症状和并发症，均应进行Hp根除治疗。

（一）药物治疗原则

1. 去除病因　根除Hp有利于胃黏膜的修复，显著改善胃黏膜炎性反应，阻止或延缓胃黏膜萎缩、肠化生的发生和发展，甚至有可能部分逆转萎缩。

2. 缓解症状　上腹部灼热感或上腹痛为主要症状者，可根据病情或症状严重程度选用PPI或H_2受体阻断药、抗酸剂、胃黏膜保护药；上腹饱胀、嗳气、早饱、恶心等主要症状者，可选择胃肠促动力药物。

3. 胃黏膜营养因子缺乏　补充复合维生素，恶性贫血者需终生注射维生素B_{12}。

4. 评估Hp感染状态　对于已行根除Hp治疗者要行^{13}C或^{14}C尿素呼气试验判断根除成功与否。

5. 联合治疗　伴焦虑、抑郁等精神心理因素、常规治疗无效和疗效差的患者可给予抗抑郁药物或抗焦虑药物。

6. 个体化治疗 对慢性胃炎患者，应根据其病因和类型、病理组织学诊断、心理和睡眠情况等，制定个体化的治疗方案。

（二）治疗药物选用

通过增加黏膜防御能力，促进损伤黏膜愈合是慢性胃炎的治疗基础。常用的药物治疗方案是根据患者的病因、类型及临床表现从治疗慢性胃炎的药物中选用不同品种。

1. 有胃黏膜糜烂和（或）上腹痛及上腹部烧灼感等症状的慢性胃炎患者 可根据病情或症状严重程度选用胃黏膜保护药、抗酸药、H_2 受体阻断药、PPI。

2. 以上腹饱胀、恶心、与进食相关的腹胀、纳差等为主要症状的慢性胃炎患者 可考虑使用胃肠促动力药和（或）消化酶制剂。针对与进食相关的中上腹饱胀、纳差等消化不良症状应选用消化酶制剂，宜餐中服用可帮助营养物质消化，缓解相应症状。消化酶制剂种类较多，常用的消化酶制剂包括米曲菌胰酶片、复方阿嗪米特肠溶片、胰酶肠溶胶囊、复方消化酶胶囊等。

3. 伴焦虑、抑郁等精神心理因素、常规治疗无效和疗效差的患者 可给予抗抑郁药物或抗焦虑药物，临床上常用的药物有三环类抗抑郁药（如阿米替林）或选择性 5 – 羟色胺再摄取抑制剂（如帕罗西汀）等。

4. 伴胆汁反流的慢性胃炎患者 治疗可选用胃肠促动力药和（或）有结合胆酸作用的胃黏膜保护药。胃肠促动力药物有多潘立酮，莫沙比利等。铝碳酸镁可以结合胆汁酸，增强胃黏膜屏障，减轻或消除胆汁反流所致胃黏膜损伤。熊去氧胆酸可以降低胆汁内的其他胆汁酸，缓解胆汁酸对细胞的毒性，对胃黏膜起保护作用。

5. Hp 阳性慢性胃炎患者 根除 Hp 有利于胃黏膜的修复，显著改善胃黏膜炎性反应，阻止或延缓胃黏膜萎缩、肠化生的发生和发展，甚至有可能部分逆转萎缩。目前推荐根除 Hp 治疗方案为铋剂四联方案：质子泵抑制剂（PPI）＋铋剂＋2 种抗菌药物（表 3 – 4 – 2）。

表 3 – 4 – 2　四联方案抗生素推荐表

方案	抗生素 1	抗生素 2	给药时间
1	阿莫西林 1000mg，b. i. d.	克拉霉素 500mg，b. i. d.	餐后立即口服（提高药物在胃部存留时间和浓度，发挥局部抗菌作用）
2	阿莫西林 1000mg，b. i. d.	左氧氟沙星 500mg，q. d. 或200mg，b. i. d.	
3	四环素 500mg，t. i. d. 或 q. i. d.	甲硝唑 400mg，t. i. d. 或 q. i. d.	
4	阿莫西林 1000mg，b. i. d.	甲硝唑 400mg，t. i. d. 或 q. i. d.	

6. 药物相关性慢性胃炎患者 首先根据患者使用药物的治疗目的评估患者是否可停用相关药物。对于必须长期服用的患者应进行 Hp 检测，阳性者应根除治疗，并根据病情或症状严重程度加强抑酸和胃黏膜保护治疗。PPI 是预防和治疗阿司匹林类非甾体抗炎药引起的相关消化道损伤的首选药物。

任务实施

一、任务实施提示

（一）用药指导

1. 用药方法 治疗慢性胃炎患者的药物使用时，应严格按照药品说明书要求和医生处方（或医嘱）给药，药师、患者不得随意更换药物或调整用药剂量。

（1）剂量与频次（表3－4－3）

表3－4－3　常用治疗慢性胃炎药物的服用剂量和频次

口服抗慢性胃炎药物	每日剂量（mg/mL） （起始剂量～足量）	每日给药次数
抗酸药		
三硅酸镁	900～1800	3
氢氧化铝凝胶	4～8mL	2～4
碳酸氢钠	250～2000	3
抑制胃酸分泌药——H_2受体阻断药		
西咪替丁	200～400	2～4
雷尼替丁	300	2
法莫替丁	40	2
尼扎替丁	300	2
抑制胃酸分泌药——H^+,K^+－ATP酶抑制药（质子泵抑制药）		
奥美拉唑（第一代）	40	2
兰索拉唑（第二代）	30	1
泮托拉唑（第三代）	40	1
胃黏膜保护药		
硫糖铝	4000	4
枸橼酸铋钾颗粒	400	2
替普瑞酮	150	3
抗幽门螺杆菌药		
克林霉素	500	2
阿莫西林	2000	2
甲硝唑	400	2

（2）药物剂型与给药方法　药物的剂型对疗效的影响不大，但需注意的是肠溶片与胶囊剂的正确给药方法。肠溶片不能咀嚼，应整片吞服，胶囊剂应整粒吞服。

（3）给药时间　两种抗菌药物饭后半小时服用，PPI、铋剂须饭前半小时服用；抗酸药建议餐前或胃痛时服用；胃肠促动力药如多潘立酮片、甲氧氯普胺、西沙比利、莫沙比利片等宜饭前30分钟左右服用。

2. 不良反应与防治

（1）抗酸药　一般会引起便秘、嗳气、腹胀、继发性胃酸分泌增加等。铝、钙剂可致便秘，与剂量相关；含镁的抗酸药可引起腹泻和高镁血症；严重铝潴留仅发生于肾衰竭患者，且可能会在长期应用氢氧化铝后出现神经毒性和贫血；氢氧化铝会阻碍肠道对磷酸盐的吸收，中等剂量氢氧化铝治疗2周可导致严重低磷血症。

（2）抑制胃酸分泌药　①H_2受体阻断药：可通过血－脑屏障，引起头痛、头晕、乏力，也可出现可逆性的神志不清、精神异常、行为异常、幻觉、激动、失眠等，西咪替丁具有轻度抗雄性激素作用，可出现脂质代谢异常、高催乳素血症、血浆睾酮水平下降和促性腺激素水平增加，长期用药可出现男性乳房肿胀、胀痛以及女性溢乳等；雷尼替丁和法莫替丁对性激素的影响较轻。②PPI：不良反应很少，偶见恶心、呕吐、腹胀、便秘、腹泻、头痛、皮疹等。

（3）胃黏膜保护药　常见不良反应有腹泻、腹痛、恶心、腹部不适，也有头痛、头晕、便秘等。枸橼酸铋钾可导致口腔有氨味，黑色粪便等现象，少数患者服用时可出现恶心、呕吐、食欲减退、腹泻、便秘等消化道症状，以上表现停药后均可消失。

（4）抗幽门螺杆菌药　常见不良反应有过敏反应，以及腹泻、便秘、消化不良等胃肠道反应。

3. 药物相互作用（表3-4-4）

表3-4-4　治疗慢性胃炎药物间或与其他药物相互作用一览表

合用药物	相互作用结果
西咪替丁 + 苯二氮䓬类/华法林/苯妥英/普萘洛尔/茶碱/奎尼丁	使后者体内血药浓度升高
PPI + 华法林/地西泮/苯妥英	使后者体内代谢速率减慢
奥美拉唑 + 氯吡格雷	可能抑制氯吡格雷活化，减弱抗血小板聚集作用，不推荐合用
铝/镁剂等 + 阿奇霉素/喹诺酮类/异烟肼/吩噻嗪类/地高辛/四环素类/H₂受体阻断剂/左甲状腺素/苯二氮䓬类	后者吸收减少，一般不提倡合用，如需合用，服用时间应间隔1~2小时

（二）健康教育与慢病管理

1. 生活方式

（1）注意饮食　慢性胃炎治疗的时间比较长，病情会出现反复发作，要注意多吃保护黏膜的食物，避免暴饮暴食，避免辛辣刺激食物，少吃熏制、腌制、富含亚硝酸盐和硝酸盐的食物，避免长期大量饮酒、吸烟，避免浓茶、咖啡、烟酒，多食用新鲜水果、蔬菜。

（2）适当运动　适量运动可以促进胃肠道的蠕动，改善患者的消化功能，促进食物的消化和吸收。

（3）放松心情　要保持积极乐观的心理状态，避免出现负面情绪和情绪紧张，生活规律，保证充足的睡眠；服用抗焦虑/抗抑郁药物者要遵医嘱规律服药。

（4）Hp主要通过人与人密切接触的口-口或粪-口传播，尤其是在家庭内传播，应避免导致母-婴传播的不良喂食习惯，并应提倡公筷及分餐制，减少感染Hp的机会，做好口腔卫生清洁护理也有益于食欲的改善。

2. 定期检查　要注意定期到医院做胃镜检查，可以了解胃部的情况。

二、实训演练与评价

以4~6人组成实训小组，扫码进入案例库，从中选择一个案例，并进行小组讨论，根据选择的案例设计用药指导情境，每组推选2名同学分别扮演药师和慢性胃炎患者，在班内或实训场所进行慢性胃炎患者用药指导汇报。由带教老师和其他各组同学进行评价。

案例库

项目	考核内容	标准分（100分）	评分标准	得分
职业素养（15分）	仪表、着装符合要求	3分	学生着工作服；女生不得披头发，不可浓妆艳抹，不得佩戴过于鲜艳、花哨的饰品，如大型耳环、项链、手镯等，不留长指甲，指甲不涂色；男女生不得穿拖鞋	
	语速适中，表达清晰	3分	用词准确（2分），语句流畅（1分）	
	具备同理心	3分	尊重患者，能够站在患者角度思考问题	
	讲解科学，通俗易懂	3分	尽量避免使用患者听不懂的专业术语，多使用日常语言	
	认真倾听，有效反馈	3分	耐心、认真地听患者诉说自己的感受和问题，对患者言语中表达出的信息进行准确分析和把握，并作出及时、合适的响应和反馈	

续表

项目	考核内容		标准分 (100 分)	评分标准	得分
实训 实施 (85 分)	用药指导 (55 分)	用药剂量与频次	5 分	剂量正确（3 分）；频次正确（2 分） 若随意更改医生处方/医嘱，则该项不得分	
		药物剂型与给药方法	15 分	（1）普通片剂，给药方法正确（5 分） （2）缓、控释制剂需指出整片吞服，不能掰、嚼、咬（10 分）	
		给药时间	10 分	指出餐前或餐后给药（5 分），说明餐前或餐后给药的原因（5 分）	
		不良反应与防治	10 分	说出药物常见不良反应（5 分），提出不良反应的防治方法（5 分）	
		药物储存方法	5 分	正确指导药物的储存方法	
		其他	10 分	说明联合用药的理由和药物相互作用时的用药注意事项；指出饮食对药效的影响等	
	健康教育与 慢病管理 (30 分)	疾病知识教育	10 分	能从疾病病因、高危因素、治疗进展和预后等方面给出科学阐述，帮助患者正确认识和预防慢性胃炎	
		生活健康知识教育	10 分	能从饮食、运动、情绪等方面给出合理化建议	
合计					

目标检测

答案解析

一、A 型选择题

1. 慢性活动性胃炎的主要病因是（　）
    A. 酸辣等刺激性食物　　　B. 非甾体抗炎药　　　C. 浓茶或咖啡
    D. 幽门螺杆菌　　　E. 吸烟及饮酒

2. Hp 阳性慢性胃炎治疗的主要手段是（　）
    A. 消胆胺　　　B. 解痉药　　　C. 抑制胃酸分泌药
    D. 根除幽门螺杆菌治疗　　　E. 抗生素

3. 某慢性胃炎患者自觉上腹部饱胀不适，遵医嘱口服多潘立酮，药师应告知患者不能同时服用的药物是（　）
    A. 阿托品　　　B. 枸橼酸铋钾　　　C. 甲硝唑
    D. 氢氧化铝凝胶　　　E. 奥美拉唑

4. 非甾体抗炎药引起慢性胃炎的主要机制是（　）
    A. 激活磷脂酶 A　　　B. 抑制前弹性蛋白酶　　　C. 抑制前列腺素合成
    D. 促进胃泌素合成　　　E. 抑制脂肪酶

5. 患者，男，50 岁。上腹部胀痛不适 4 年余，查体：腹软，上腹部压痛，无反跳痛。胃镜检查提示慢性萎缩性胃炎，下列生活方式中不恰当的是（　）
    A. 忌暴饮暴食，戒烟酒
    B. 定时进餐，少量多餐

  C. 给予高热量、高蛋白、高维生素、易消化的饮食

  D. 餐后多进行体育锻炼，以利消化吸收

  E. 胃酸缺乏者多喝鸡汤和肉汤

6. 患者，男，45 岁。因长期腹痛、腹胀就诊，诊断为慢性胃炎，幽门螺杆菌检测阳性，抗菌药物治疗不包括（   ）

  A. 奥美拉唑   B. 枸橼酸铋钾   C. 阿莫西林

  D. 克拉霉素   E. 西咪替丁

7. 患者，男，27 岁，自去年冬季以来每日发生上腹部隐痛，平时伴有恶心、打嗝、反酸，检查示幽门螺杆菌阳性，诊断"慢性胃炎"，针对其病情，药师建议采用四联疗法治疗，四联疗法包括（   ）

  A. 阿莫西林 + 甲硝唑 + 枸橼酸铋钾 + 奥美拉唑

  B. 利福平 + 甲硝唑 + 乙胺丁醇 + 奥美拉唑

  C. 氯霉素 + 红霉素 + 链霉素 + 艾司奥美拉唑

  D. 黄连素 + 呋喃唑酮 + 链霉素 + 泮托拉唑

  E. 庆大霉素 + 青霉素 + 链霉素 + 枸橼酸铋钾

8. 具有黏膜保护作用的抗酸药为（   ）

  A. 碳酸氢钠   B. 三硅酸镁   C. 氢氧化铝

  D. 铝碳酸镁   E. 替普瑞酮

二、X 型选择题

9. 下列可引起胃黏膜损伤的药物有（   ）

  A. 米索前列醇   B. 化疗药   C. NASIDs

  D. PPI   E. 枸橼酸铋钾

10. 慢性胃炎，有胆汁反流，治疗上可以选用的药物有（   ）

  A. 多潘立酮   B. 莫沙比利   C. 铝碳酸镁

  D. 阿莫西林   E. 阿托品

（裔照国　张　琦）

书网融合……

重点小结   微课   习题

项目五　胆石症与胆囊炎用药指导

PPT

学习目标

知识目标：

1. **掌握**　胆石症与胆囊炎的药物治疗原则和治疗药物选用方法。
2. **熟悉**　胆石症与胆囊炎的诱因、危害和常用治疗药物。
3. **了解**　胆石症与胆囊炎的定义、分类和临床表现。

能力目标：能结合医生诊断和用药方案对胆石症与胆囊炎患者开展用药指导和健康教育。

素质目标：培养学生积极参与胆石症与胆囊炎防治的职业使命感和社会责任感。

情境导入

情境：患者，男，53岁，体重75kg，慢性胆囊炎病史1年。近期感觉右上腹不适，医院腹部B超检查：慢性胆囊炎、胆囊结石。临床诊断：慢性胆囊炎、胆囊结石。医生处方：熊去氧胆酸胶囊，250mg，口服，t. i. d. ；复方阿嗪米特肠溶片，75mg，口服，t. i. d. 。

扫一扫，知解析

思考：作为药师，如何对该胆囊炎合并胆石症患者进行用药指导？

理论知识

胆石症（cholelithiasis）又称胆结石，是指胆道系统包括胆囊或胆管内发生结石的疾病，是常见疾病；胆囊炎（cholecystitis）常是胆囊结石的并发症，也可在无胆囊结石时发生，大部分的胆囊炎都是由胆囊结石引起的。随着我国人民生活水平逐渐提高，慢性胆囊炎、胆囊结石发病率近年来呈上升趋势。

一、疾病概要

胆囊炎可以分为急性胆囊炎和慢性胆囊炎。急性胆囊炎是胆囊由于胆道梗阻和细菌感染而发生的以右上腹绞痛、腹肌紧张、发热和恶心、呕吐为主要症状的急性化脓性炎性病变，治疗不及时或是反复发作则可能转变为慢性。慢性胆囊炎一般是由长期存在的胆囊结石所致的胆囊慢性炎症，或急性胆囊炎反复发作迁延而来，其临床表现差异较大，可表现为无症状、反复右上腹不适或腹痛，也可出现急性发作。根据胆囊内是否存在结石，分为结石性胆囊炎与非结石性胆囊炎，慢性结石性胆囊炎占所有慢性胆囊炎的90%～95%。胆石症主要以右肋部痛剧烈难忍，使用止痛剂效果不佳为其特征。我国胆囊结石发病率随年龄增长而升高，女性发病率高于男性，发病高峰为50岁以后。胆囊结石分成胆固醇结石或以胆固醇为主的混合性结石和胆色素结石，我国人群中胆固醇结石占70%以上，主要的发病因素包括油腻饮食、肥胖、脂肪肝、糖尿病、高血压、高脂血症、缺乏运动、不吃早餐和胆囊结石家族史等。胆石症不治疗的后果是胆绞痛、胆囊癌、胆源性炎症等。

知识链接

药学岗位担使命，科学宣教防结石

脂肪肝是胆结石重要的诱发因素，可以分为酒精性脂肪性肝病、非酒精性脂肪性肝病及特殊类型脂肪肝，其中以非酒精性肝病最常见。患病的人群主要是肥胖、代谢综合征、2型糖尿病及长期过量饮酒者。作为药学工作者，不仅需要学会指导胆结石患者合理用药，还需主动承担起对脂肪肝患者的健康宣教工作，告知患者科学治疗和健康生活的重要性。脂肪肝在治疗上主要以降脂、护肝为主，指导患者增强健康意识，改变不良的生活习惯，戒烟、戒酒，调节不良心理和情绪，适当运动增强体质，提高生活质量等综合治疗。

运动处方：

1. 最佳运动方式为大步快走，每次至少走3公里。

2. 运动最好安排在下午或晚饭以后。

3. 每次运动持续30~45分钟以上，每周坚持3~5次。

4. 做到"能坐不躺，能站不坐，能走不站，能快不慢"。

二、常用治疗药物 📱微课

迄今尚无证据表明使用药物或其他非手术疗法能完全溶解或排尽结石，胆囊结石的治疗主要是药物治疗和手术切除胆囊，取石、保留胆囊的微创手术尚在探索中。目前常用的治疗慢性胆囊炎的药物主要包括溶石药物和缓解胆源性消化不良的药物（表3-5-1）。

表3-5-1　常用治疗慢性胆囊炎药物

类别	代表药物	作用特点	禁忌证
溶石药物	熊去氧胆酸	（1）显著降低胆汁中胆固醇及胆固醇酯水平和胆固醇的饱和指数，有利于结石中胆固醇逐渐溶解 （2）是目前唯一被美国FDA批准用于非手术治疗胆结石的胆汁酸药物	急性胆囊炎和胆管炎、胆道阻塞（胆总管和胆囊管）、经常性的胆绞痛发作、射线穿不透的胆结石钙化、胆囊功能受损、胆囊不能在X线下被看到时、对胆汁酸或本品任一成分过敏患者
缓解胆源性消化不良的药物	复方阿嗪米特	本品为复方制剂，促进胆汁分泌，改善碳水化合物、脂肪、蛋白质的消化与吸收，恢复机体的正常消化功能，使植物营养物质变为可利用的细胞能量，有减少气体作用，可使胃肠道的气体减到最低	肝功能障碍患者、因胆石症引起胆绞痛的患者、胆管阻塞患者、急性肝炎患者
缓解胆绞痛症状的药物	非甾体抗炎药：如双氯芬酸和吲哚美辛 镇痛药：哌替啶 M胆碱受体阻断药：阿托品、山莨菪碱、匹维溴铵	（1）非甾体抗炎药具有抗炎、解热及镇痛作用 （2）哌替啶为阿片受体激动剂，是人工合成强效镇痛药 （3）阿托品可使平滑肌明显松弛，并能解除血管痉挛，抑制腺体分泌，同时还可以解除迷走神经对心脏的抑制，此外还具有镇痛作用 （4）山莨菪碱：俗称654-2，有明显的外周抗胆碱作用 （5）匹维溴铵：对症治疗与肠道功能紊乱有关的疼痛、排便异常和胃肠不适，对症治疗与胆道功能紊乱有关的疼痛	（1）非甾体抗炎药禁用于服用阿司匹林或者其他非甾体抗炎药后引起哮喘、血管性水肿、荨麻疹或者过敏反应的患者，禁用于冠状动脉搭桥手术围手术期疼痛的治疗 （2）室上性心动过速、颅脑损伤、颅内占位性病变、慢性阻塞性肺疾病、支气管哮喘、严重肺功能不全等禁用哌替啶 （3）青光眼患者、前列腺增生患者、高热患者、重症肌无力患者、幽门梗阻与肠梗阻者禁用阿托品

三、合理用药原则

慢性胆囊炎患者主要的治疗目的是去除病因、缓解症状、预防复发、防治并发症。

（一）药物治疗原则

对于慢性胆囊炎、胆囊结石患者，应按是否有症状、是否有并发症分别进行个体化治疗。

1. 无症状的慢性胆囊炎、胆囊结石治疗　对于无症状慢性胆囊炎、胆囊结石患者，治疗原则是饮食调整，有症状时可利胆对症治疗，继续观察等。对某些高风险患者可采取预防性胆囊切除。

2. 有症状的慢性胆囊炎、胆囊结石治疗　治疗以控制症状、消除炎性反应为主。

（二）治疗药物选用

1. 解痉止痛　胆绞痛急性发作期间应予禁食及有效的止痛治疗，治疗药物首选 NSAIDs，如双氯芬酸和吲哚美辛或镇痛剂如哌替啶。NSAIDs 可降低胆绞痛患者发生急性胆囊炎的风险。也可选用解痉药，包括阿托品、山莨菪碱、匹维溴铵和间苯三酚等。匹维溴铵为钙拮抗药，对平滑肌的作用机制和其他钙拮抗剂一样，但对结肠平滑肌具有高度选择性作用，可阻断钙离子流入肠壁平滑肌细胞，防止肌肉过度收缩而达到解痉作用，能消除肠平滑肌的高反应性，并增加肠道蠕动能力。这些药物并不能改变疾病转归，且可能掩盖病情，因此需密切观察病情变化，一旦无效或疼痛复发，应及时停药。此外，因吗啡可能促使 Oddi 括约肌痉挛进而增加胆管内压力，故一般禁用。

2. 溶石　无症状的胆囊结石患者可不实施治疗。而有症状的患者如不宜手术，且经腹部超声检查评估为胆囊功能正常、X 线检查阴性的胆固醇结石，可考虑口服溶石药物治疗。常用药物为熊去氧胆酸（ursodeoxycholic acid，UDCA）。推荐 UDCA 剂量≥10mg/（kg·d），应连续服用 6 个月以上。若服用 12 个月后腹部超声检查或胆囊造影无改善者即应停药。UDCA 是目前唯一被美国 FDA 批准用于非手术治疗胆结石的胆汁酸药物。

3. 缓解胆源性消化不良　慢性胆囊炎、胆囊结石患者嗳气、腹胀、脂肪餐不耐受等消化功能紊乱症状常见。对有胆源性消化不良症状患者宜补充促进胆汁合成和分泌的消化酶药物，如复方阿嗪米特肠溶片，可高效地促进胆汁合成和分泌，同时增强胰酶的活性，促进吸收碳水化合物、脂肪和蛋白质。还有 3 种胰酶及二甲硅油，能有效促进消化，快速消除腹胀。

4. 抗感染治疗　慢性胆囊炎患者通常不需要使用抗生素。如出现急性发作，建议首先采用经验性抗菌药物治疗，在明确致病菌后应根据药物敏感试验结果选择合适的抗菌药物进行目标治疗。

5. 常见并发症处理

（1）慢性胆囊炎急性发作　慢性胆囊炎急性发作时，会导致胆囊内胆汁淤积合并感染，如果感染未能及时控制，胆囊壁会出现坏疽，最终可导致胆囊穿孔，临床上可出现感染性休克症状，危及生命，此时应以外科治疗为主。

（2）急性胆源性胰腺炎　对于急性胆源性胰腺炎伴胆总管梗阻、胆管炎者，宜行经内镜逆行性胰胆管造影术、经皮穿刺肝胆管引流术或手术治疗。对于急性胆源性胰腺炎伴胆囊结石、胆囊炎的患者，宜尽早行胆囊切除，防止急性胰腺炎复发。

（3）Mirizzi 综合征　Mirizzi 综合征的解剖成因是胆囊管与肝总管伴行过长或者胆囊管与肝总管汇合位置过低，邻近胆囊壶腹的结石压迫肝总管或胆总管，炎症反应反复发作可导致胆囊肝总管瘘管，胆囊管消失，结石部分或全部堵塞肝总管，Mirizzi 综合征患者的治疗以外科手术为主。

（4）结石性肠梗阻　结石性肠梗阻约占所有肠梗阻的 1%，是在胆囊与胆道间形成瘘管，因结石通过瘘管进入肠道所致，多于回盲部发生肠梗阻。结石性肠梗阻的治疗以外科干预解除梗阻为主。

（5）胆囊癌　胆囊癌是慢性胆囊炎、胆囊结石最严重的并发症。除了临床表现（如右季肋区疼痛、包块、黄疸等）和实验室检查以外，胆囊癌诊断主要依赖影像学，包括腹部超声、CT、MRI和内镜超声等。由于胆囊癌预后较差，高度怀疑胆囊癌的患者无论是否存在症状均应预防性切除胆囊。

任务实施

一、任务实施提示

（一）用药指导

1. 用药方法　治疗胆囊炎药物使用时，应严格按照药品说明书要求和医生处方（或医嘱）给药，药师、患者不得随意更换药物或调整用药剂量。

（1）剂量与频次（表3-5-2）

表3-5-2　常用治疗胆囊炎的药物服用剂量和频次

药品名称	每日剂量（mg）（起始剂量~足量）	每日给药次数
熊去氧胆酸	8~10	2
复方阿嗪米特肠溶片	75~150	3
阿托品	0.3~0.6	3
山莨菪碱	0.3~0.6	2
匹维溴铵	50	3
双氯芬酸钠肠溶片	25~50	3
双氯芬酸钠栓	50	1~2
吲哚美辛	25	3
哌替啶	50~100	4

2. 不良反应与防治

（1）溶石药物　常见胃肠道紊乱、肝胆功能紊乱等，妊娠期、哺乳期妇女禁用。

（2）缓解胆源性消化不良的药物　复方阿嗪米特肠溶片尚未见严重的不良反应，可出现恶心、呕吐、腹胀、腹痛、腹泻等胃肠道不适表现；偶见头痛、头晕、疲倦、嗜睡等全身表现；还可能出现皮疹、瘙痒、荨麻疹等过敏反应。

（3）解痉药　莨菪碱类药物可引起抗胆碱能效应，包括口鼻咽喉干燥、便秘、出汗减少、瞳孔散大、视物模糊、眼睑炎、眼压升高、排尿困难、心悸、皮肤潮红、胃肠动力低下、胃食管反流等。山莨菪碱不良反应与阿托品相似，但毒性比阿托品较低。

（4）镇痛药　NSAIDs类药物以胃肠道不良反应最为常见，症状包括胃及十二指肠溃疡和出血、胃出血、胃穿孔等。吲哚美辛可导致出血时间延长，加重出血倾向，血友病及其他出血性疾病患者慎用，不良反应较大，可选用直肠给药。双氯芬酸钠可引起头痛，以及腹痛、便秘、腹泻、胃烧灼感、恶心、消化不良等胃肠道反应，少见的有肾功能下降，可导致水钠潴留，表现为尿量减少、面部水肿、体重骤增等，极少数可引起心律不齐、耳鸣等，有导致骨髓抑制或使之加重的可能。哌替啶具有耐受性和成瘾性，一般不连续使用，治疗剂量时可出现轻度的眩晕、出汗、口干、恶心、呕吐、心动过速及直立性低血压等。

3. 药物相互作用（表 3 - 5 - 3）

表 3 - 5 - 3　治疗胆囊炎和胆结石的药物间或与其他药物相互作用一览表

合用药物	相互作用结果
熊去氧胆酸 + 环孢素	环孢素在肠道吸收增加
熊去氧胆酸 + 尼群地平	尼群地平剂量降低
熊去氧胆酸 + 考来烯胺/考来替泊/氢氧化铝/氢氧化铝/三硅酸镁	阻碍熊去氧胆酸的吸收，影响疗效

（二）健康教育与慢病管理

1. 饮食调整　通过对饮食中脂肪和胆固醇量进行控制，辅以高碳水化合物。供给足够营养，维持机体热能需要，饮食应选用低脂肪、低胆固醇的食物；禁食动物脑髓、肝脏、肾脏、蛋黄等高胆固醇食品，禁食油炸的食品，如油炸饼、油炸糕、煎鸡蛋等；易消化的蛋白质每天可摄入 50 ~ 60g；碳水化合物可以增加肝糖原贮存，并能保护肝细胞组织，忌食刺激性食物和辛辣调味品，以及烈性酒、浓茶、咖啡等。

2. 营养治疗

（1）急性发作期应禁食，使胆囊得到充分休息，以缓解疼痛，可由静脉补充营养；但可多饮水，在饮料中注意补充钠和钾盐，以利于治疗疾病。疼痛缓解后，根据病情循序渐进地调配饮食，可给予清淡流质饮食，或低脂肪低胆固醇高碳水化合物流质饮食，如米汤、藕粉、豆浆等食物。病情好转后可给予低脂半流质饮食或低脂少渣软饭。

（2）慢性胆囊炎患者应供给足量的水和饮料等稀释胆汁，促进胆汁排出，有利于胆管疾病的恢复，每天供水量以 1000 ~ 1500mL 为宜，每次间隔 2 ~ 3 小时。少食多餐，少量进食可减少消化系统负担，多餐能刺激胆道分泌胆汁，保持胆道畅通，有利于胆道内炎性物质引流，促使疾病减缓和好转。

3. 休息与活动　适当活动，避免劳累，保持运动的习惯，维持理想体重，避免长时间以坐姿从事工作。

二、实训演练与评价

以 4 ~ 6 人组成实训小组，扫码进入案例库，从中选择一个案例，并进行小组讨论，根据选择的案例设计用药指导情境，每组推选 2 名同学分别扮演药师和胆囊炎患者，在班内或实训场所进行胆囊炎用药指导汇报。由带教老师和其他各组同学进行评价。

案例库

项目	考核内容	标准分（100分）	评分标准	得分
职业素养（15分）	仪表、着装符合要求	3分	学生着工作服；女生不得披头发，不可浓妆艳抹，不得佩戴过于鲜艳、花哨的饰品，如大型耳环、项链、手镯等，不留长指甲，指甲不涂色；男女生不得穿拖鞋	
	语速适中，表达清晰	3分	用词准确（2分），语句流畅（1分）	
	具备同理心	3分	尊重患者，能够站在患者角度思考问题	
	讲解科学，通俗易懂	3分	尽量避免使用患者听不懂的专业术语，多使用日常语言	
	认真倾听，有效反馈	3分	耐心、认真地听患者诉说自己的感受和问题，对患者言语中表达出的信息进行准确分析和把握，并作出及时、合适的响应和反馈	

续表

项目	考核内容		标准分 （100 分）	评分标准	得分
实训 实施 （85 分）	用药指导 （55 分）	用药剂量与频次	5 分	剂量正确（3 分）；频次正确（2 分） 若随意更改医生处方/医嘱，则该项不得分	
		药物剂型与给药方法	15 分	（1）普通片剂，给药方法正确（5 分） （2）缓、控释制剂需指出整片吞服，不能掰、嚼、咬（10 分）	
		给药时间	10 分	指出何时给药（5 分），说明此时间给药的原因（5 分）	
		不良反应与防治	10 分	说出药物常见不良反应（5 分），提出不良反应的防治方法（5 分）	
		药物储存方法	5 分	正确指导药物的储存方法	
		其他	10 分	说明联合用药的理由和药物相互作用时的用药注意事项；指出饮食对药效的影响等	
	健康教育与 慢病管理 （30 分）	疾病知识教育	15 分	能从疾病病因、高危因素、治疗进展和预后等方面给出科学阐述，帮助患者正确认识和预防胆囊炎	
		生活健康知识教育	15 分	能从饮食、营养、运动等方面给出合理化建议	
合计					

目标检测

答案解析

一、A 型选择题

1. 匹维溴铵的作用机制为（　　）
   A. M 受体阻断药　　　　　B. β 受体阻断药　　　　　C. M 受体激动药
   D. 钙拮抗药　　　　　　　E. 钠拮抗药

2. 胆结石的溶石药物为（　　）
   A. 熊去氧胆酸　　　　　　B. 复方阿嗪米特　　　　　C. 阿托品
   D. 间苯三酚　　　　　　　E. 山莨菪碱

3. 非甾体抗炎药的作用机制是（　　）
   A. β - 内酰胺酶抑制剂　　　　　　　B. 磷酸二酯酶抑制剂
   C. 二氢叶酸还原酶抑制剂　　　　　　D. 花生四烯酸环氧化酶抑制剂
   E. 二氢叶酸合成酶抑制剂

4. 哌替啶的作用不包括（　　）
   A. 镇咳　　　　　　　　　B. 镇痛　　　　　　　　　C. 抑制呼吸
   D. 人工冬眠　　　　　　　E. 麻醉前给药

5. 硫酸阿托品是（　　）
   A. 非甾体抗炎药　　　　　B. 解痉药　　　　　　　　C. 祛痰药
   D. 平喘药　　　　　　　　E. 脱水药

6. 解痉药 654 - 2 是指（　　）
   A. 天然的山莨菪碱　　　　B. 人工合成的山莨菪碱　　C. 天然的东莨菪碱
   D. 人工合成的东莨菪碱　　E. 人工合成的丁溴东莨菪碱

7. 胆管结石和急性胆管炎急性发作的典型症状是（　　）

    A. 腹痛、呕吐、寒热　　　　B. 腹痛、呕吐、黄疸　　　　C. 腹痛、黄疸、腹泻

    D. 腹痛、腹胀、昏迷　　　　E. 腹痛、黄疸、寒热

8. 吲哚美辛属于（　　）

    A. 吡唑烷二酮类　　　　　　B. 邻氨基苯甲酸类　　　　　C. 吲哚乙酸类

    D. 芳基乙酸类　　　　　　　E. 芳基丙酸类

二、X 型选择题

9. 可用于胆石症的药物有（　　）

    A. 呋塞米　　　　　　　　　B. 维生素 C　　　　　　　　C. 匹维溴铵

    D. 硫酸镁　　　　　　　　　E. 熊去氧胆酸

10. 胆石症合并急性胆囊炎的治疗原则是（　　）

    A. 卧床休息、禁食　　　　　B. 解除梗阻　　　　　　　　C. 注意规律饮食

    D. 降低胆囊张力　　　　　　E. 抗菌药物治疗

（裔照国　张　琦）

书网融合……

重点小结　　　　　微课　　　　　习题

模块四 内分泌及代谢性常见病用药指导

项目一 糖尿病用药指导

PPT

学习目标

知识目标：

1. **掌握** 糖尿病的药物治疗原则和治疗药物选用方法。
2. **熟悉** 糖尿病的诱因、并发症和常用治疗药物。
3. **了解** 糖尿病的定义、分类和临床表现。

能力目标：

1. 能结合医生诊断和用药方案对糖尿病患者开展用药指导和健康教育。
2. 能熟练操作并指导患者正确使用血糖仪测量血糖。

素质目标： 培养学生积极参与糖尿病防治的职业使命感和社会责任感。

情境导入

情境： 患者，男，49 岁，住院患者，临床诊断：糖尿病。医生处方：甘精胰岛素注射液，30U，皮下注射，q.d.；门冬胰岛素 30 注射液，30U，皮下注射，b.i.d.。

思考： 作为药师，如何对该糖尿病患者进行用药指导？

扫一扫，知解析

理论知识

糖尿病（diabetes mellitus，DM）是一类因血中胰岛素相对或绝对不足，或靶细胞对胰岛素敏感性降低，导致血糖过高，出现糖尿，进而引起脂肪和蛋白质代谢紊乱为特征的代谢性疾病。糖尿病的诊断主要以血糖升高为依据，即空腹血糖≥126mg/dL（7.0mmol/L）和（或）口服葡萄糖耐量实验（oral glucose tolerance test，OGTT）时 2 小时餐后血糖≥200mg/dL（11.1mmol/L）。多年来，我国糖尿病患病率有增长趋势，2 型糖尿病的患病率在 2% ~ 10% 之间。

一、疾病概要 微课1

糖尿病的病因和发病机制尚未完全阐明。目前认为，导致糖尿病的主要因素有遗传因素、自身免疫性疾病和环境因素（如病毒感染）等。根据病因可将糖尿病分为 1 型糖尿病（T1DM）、2 型糖尿病（T2DM）、妊娠期糖尿病和特殊类型糖尿病。1 型糖尿病多发生于幼年或青少年时期，由于胰岛 B 细胞破坏，导致胰岛素分泌绝对不足而引起。起病急，血糖波动较大，症状明显，易发生酮症酸中毒，依赖胰岛素维持治疗。2 型糖尿病多发生于成年人，以胰岛素抵抗为主伴胰岛素相对不足，或是胰岛素相对不足为主伴胰岛素抵抗，约占糖尿病患者的 90% 以上。大多数患者体型肥胖，起病缓，血糖波动较小，症状较轻。在一定诱因下也可发生酮症酸中毒或高渗性昏迷，饮食控制和口服降糖药有一定效果，不一定依赖胰岛素治疗，但最终将使用胰岛素治疗。

糖尿病的临床表现主要有多饮、多尿、多食和消瘦，严重高血糖时出现典型的"三多一少"症状，或发生酮症酸中毒。

随着病情发展，脂肪、蛋白质代谢紊乱，有些患者常出现眼、肾、心、神经、血管等组织器官慢性进行性病变，常见的慢性并发症有：①动脉硬化、冠心病等；②视网膜病变、糖尿病性肾病等微血管病变；③缺血性脑卒中、周围神经炎、自主神经功能紊乱等神经系统病变；④糖尿病足（严重时足部缺血、溃疡坏死），白内障、青光眼等其他眼部并发症，还易发各种感染，如结核病、体癣、肾盂肾炎等。急性并发症有：糖尿病酮症酸中毒、糖尿病非酮症高血糖高渗昏迷等。糖尿病的现代治疗包括饮食控制、运动疗法、血糖监测、药物治疗和糖尿病教育等5个方面，其治疗目标为合理控制血糖，延缓并发症的发生和发展，提高生活质量，延长患者寿命。

二、常用治疗药物

常用于治疗糖尿病的药物包括胰岛素、口服降血糖药和其他药物等三类。

1. 胰岛素　胰岛素主要通过促进肝脏、脂肪、肌肉等靶组织糖原和脂肪的储存，达到降低血糖的效果。常见不良反应有低血糖、过敏反应、胰岛素抵抗和脂肪萎缩等。根据胰岛素起效快慢、活性达峰值时间和作用维持时间长短等分为以下几类：

（1）超短效胰岛素（IA）　如赖脯胰岛素和门冬胰岛素。与常规胰岛素相比，起效迅速，维持时间短，用药时间灵活，餐前或餐后立即给药均可达常规胰岛素（餐前30分钟给药）效果。

（2）短效胰岛素（RI）　如普通胰岛素，主要有动物来源和重组人胰岛素两种，可以皮下注射给药，也可用于静脉给药。

（3）中效胰岛素（NPH）　如低精蛋白锌胰岛素，本品中所含的鱼精蛋白锌与胰岛素分离缓慢，因此胰岛素吸收速度缓慢，维持时间较长。

（4）长效胰岛素（PZI）　如精蛋白锌胰岛素，与低精蛋白锌胰岛素相比，其中所含的鱼精蛋白锌较多，所以吸收速度更慢、维持时间更长。

（5）超长效胰岛素　如甘精胰岛素和地特胰岛素。

（6）预混胰岛素　即按一定比例将短效胰岛素与中长效胰岛素混合，如精蛋白生物合成人胰岛素注射液（预混30R），精蛋白锌重组人胰岛素混合注射液70/30。

（7）单组分胰岛素　为高纯度胰岛素（纯度>99%），抗原性弱，且胰岛素用量明显减少。

2. 口服降血糖药　目前，临床常用的口服降糖药物主要包括磺酰脲类、双胍类、α-葡萄糖苷酶抑制药、胰岛素增敏药和胰岛素促泌药等五类（表4-1-1）。

表4-1-1　常用口服降血糖药

类别	代表药物	作用特点	禁忌证
磺酰脲类	甲苯磺丁脲、氯磺丙脲、格列本脲、格列吡嗪、格列美脲、格列波脲、格列喹酮、格列齐特等	T2DM 患者经饮食控制、运动、降低体重等治疗后，疗效尚不满意者均可用磺酰脲类药物	对磺胺药过敏者、诊断为1型糖尿病者、肝肾功能不全者、昏迷、严重烧伤者
双胍类	二甲双胍、苯乙双胍	适用于肥胖型2型糖尿病，单用饮食治疗效果不满意者。T1DM 用胰岛素治疗病情不稳定，用双胍类药物可减少胰岛素剂量。T2DM 单用磺酰脲类药物效果不好，可加双胍类药物，或在继发性失效改用胰岛素治疗时，可加用双胍类药物，能减少胰岛素用量	严重心肺疾病者、维生素 B_{12} 或叶酸缺乏者、对盐酸二甲双胍过敏者、2型糖尿病伴酮症酸中毒、肺功能不全者

续表

类别	代表药物	作用特点	禁忌证
胰岛素促泌药	瑞格列奈、那格列奈等	为餐时血糖调节剂。起效较快，作用维持时间较短，主要用于控制餐后血糖。餐前即刻口服，每次主餐时服，不进餐不服。适用于 T2DM、老年糖尿病和糖尿病肾病等患者	伴随或不伴随昏迷的糖尿病酮症酸中毒患者 重度肝功能异常者
α-葡萄糖苷酶抑制药	阿卡波糖、伏格列波糖、米格列醇等	通过减慢碳水化合物水解和葡萄糖的生成，从而降低血糖。T1DM 和 T2DM 均可使用本类药物，可以与磺酰脲类、双胍类或胰岛素联用	过敏者、存在消化或吸收障碍者、肾功能损害者
胰岛素增敏药	罗格列酮、环格列酮、吡格列酮、恩格列酮等	可改善胰岛素抵抗降低高血糖，还具有改善脂肪代谢紊乱、防治 T2DM 血管并发症及改善胰岛 B 细胞功能等作用。可以单用，也可与磺酰脲类、双胍类或胰岛素联用	有心力衰竭病史者、心脏病史者、骨质疏松症患者、对罗格列酮有过敏史的患者

3. 其他药物

（1）胰高血糖素样肽-1（GLP-1）受体激动药　代表药物为依克那肽。通过长效激动 GLP-1 受体，以依赖于血糖增高的方式发挥降血糖作用，能明显改善 2 型糖尿病患者的血糖，且不易引起低血糖。

（2）二肽基肽酶-4（DPP-4）抑制药　西格列汀为二肽基肽酶-4（DPP-4）抑制药，通过保护内源性肠降血糖素和增强其作用而控制血糖水平。

（3）普兰林肽　是胰淀粉样多肽的一种合成类似物。主要用于 T1DM 和 T2DM 患者胰岛素治疗的辅助治疗，但不能替代胰岛素。

（4）钠-葡萄糖协同转运蛋白2（SGLT-2）抑制剂　SGLT-2 抑制剂是近年来新型口服降糖药中的后起之秀，包括卡格列净、达格列净、恩格列净等。

> **知识链接**
>
> #### 世界上第一个人工合成的蛋白质——牛胰岛素在中国诞生
>
> 1965 年 9 月 17 日，世界上第一个人工合成的蛋白质——牛胰岛素在中国诞生，在国内外引起巨大反响。从 1958 年开始，中国科学院上海生物化学研究所、中国科学院上海有机化学研究所和北京大学化学系三个单位联合，以王应睐为首，由龚岳亭、邹承鲁、杜雨苍、季爱雪、邢其毅、汪猷、徐杰诚等人共同组成一个协作组，在前人对胰岛素结构和肽链合成方法研究的基础上，开始探索用化学方法合成胰岛素。至 1965 年 9 月，历时近 7 年，经过周密研究，他们确立了合成牛胰岛素的程序。这是世界上第一次人工合成与天然胰岛素分子相同化学结构并具有完整生物活性的蛋白质，标志着人类在揭示生命本质的征途上实现了里程碑式的飞跃。
>
> 我国完成人工全合成结晶牛胰岛素，依靠的是敢于向难题挑战的自信和勇气、严谨的科学作风、团队的精诚合作以及参与者的无私奉献。它为我国生命科学培养了一批人才，为我国生命科学研究奠定了基础。人工全合成结晶牛胰岛素开辟了人工合成蛋白质的时代，在生命科学发展史上产生了重大影响，也为后人留下了宝贵的精神财富，对于当前加快实施创新驱动发展战略、实现科技强国之梦具有重大现实意义。

三、合理用药原则

糖尿病的药物治疗目的不仅是为了降低血糖，最终目标为最大限度地减轻患者的器官损伤，防止严重并发症的发生，从而提高生活质量，延长患者寿命。

（一）药物治疗原则

1. 早期治疗　T1DM 诊断明确后应及早给予胰岛素治疗，避免或减少酮症酸中毒的发生；T2DM 在调整膳食、运动治疗无效时，及早给予药物治疗。

2. 长期治疗　目前对糖尿病的病因缺乏有效治疗手段，故必须坚持长期治疗，治疗过程中不能随意停药，尤其是 T1DM，否则有诱发酮症酸中毒的危险。

3. 综合治疗　通过健康教育与心理改善、药物改善、饮食改善、运动改善和血糖监测等 5 个方面的综合治疗，可使糖尿病患者血糖长期控制稳定，有效防止或减少糖尿病并发症发生。

4. 个体化治疗　主要依据患者的年龄、性别、体重、血糖水平、并发症、对药物的反应，以及患者对治疗的依从性等制定个性化治疗方案。通常在糖尿病患者标准化的基础之上，再配合两个层面的个体化，即血糖控制目标的个体化设定及治疗的个体化选择，以确保血糖稳定达标，减少并发症的发生。

（二）治疗药物选用 　微课 2

1. 1 型糖尿病　1 型糖尿病因体内胰岛素分泌绝对不足，需外源性胰岛素终生替代治疗，可采用多次皮下胰岛素注射或者连续皮下胰岛素输注，模拟体内生理的胰岛素分泌方式。目前，常采用中效或长效胰岛素制剂提供基础胰岛素，采用短效或速效胰岛素提供餐时胰岛素，1 型糖尿病每日多次胰岛素注射方案见表 4-1-2。

表 4-1-2　1 型糖尿病每日多次胰岛素注射方案

方案	早餐前	午餐前	晚餐前	睡前
方案一	短效/速效	短效/速效	短效/速效	中效/长效
方案二	短效/速效	短效/速效	短效/速效	长效类似物
方案三	短效/速效或中效/长效	短效/速效	短效/速效	中效/长效

2. 2 型糖尿病　《中国 2 型糖尿病防治指南》2020 年版中指出：2 型糖尿病是一种进展性的疾病，随着病程的进展，血糖有逐渐升高的趋势，控制高血糖的治疗强度也应随之加强，常需要多种手段的联合治疗。生活方式干预是 2 型糖尿病的基础治疗措施，应贯穿于糖尿病治疗的始终。如果单纯生活方式不能使血糖控制达标，应开始单药治疗，2 型糖尿病药物治疗的首选是二甲双胍。若无禁忌证，二甲双胍应一直保留在糖尿病的治疗方案中。不适合二甲双胍治疗者可选择 α-葡萄糖糖苷酶抑制剂或胰岛素促泌剂。如单独使用二甲双胍治疗而血糖仍未达标，则可进行二联治疗，加用胰岛素促泌剂、α-葡萄糖苷酶抑制剂、DPP-4 抑制剂、TZDs、SGLT2 抑制剂、胰岛素或 GLP-1 受体激动剂。上述不同机制的降糖药物可选择三种药物联合使用。如三联治疗控制血糖仍不达标，则应将治疗方案调整为多次胰岛素治疗（基础胰岛素加餐时胰岛素或每日多次预混胰岛素）（图 4-1-1）。采用多次胰岛素治疗时应停用胰岛素促分泌剂。

（1）口服降糖药　临床常用的口服降糖药的适用范围见表 4-1-3。

表 4-1-3　常用口服降血糖药的适用范围

类别	适用范围
磺酰脲类	适用于经饮食控制及体育锻炼 2~3 个月疗效不满意、胰岛 B 细胞功能尚存的轻中度 T2DM 患者
双胍类	尤适用于肥胖和伴高胰岛素血症的 2 型糖尿病患者。与磺酰脲类合用有协同作用，与胰岛素合用，可减少胰岛素用量
α-葡萄糖糖苷酶抑制药	适用于轻度至中度 T2DM，特别是肥胖者或以餐后血糖升高为主的患者。糖耐量减低的患者长期服用可减少发展为 T2DM 的危险性。使用磺酰脲类和（或）双胍类药物血糖控制不理想者，可与本类药物联合应用

续表

类别	适用范围
胰岛素促泌药	适用于胰岛 B 细胞尚有一定分泌功能的 T2DM 患者,特别是餐后胰岛素或 C - 肽早相分泌低平、高峰后延、餐后血糖升高明显者及无急性并发症、不合并妊娠、无严重肝肾功能不全者。可单独应用,也可与二甲双胍合用
胰岛素增敏药	适用于以胰岛素抵抗为主,伴有高胰岛素血症的 T2DM 和糖耐量减低的患者

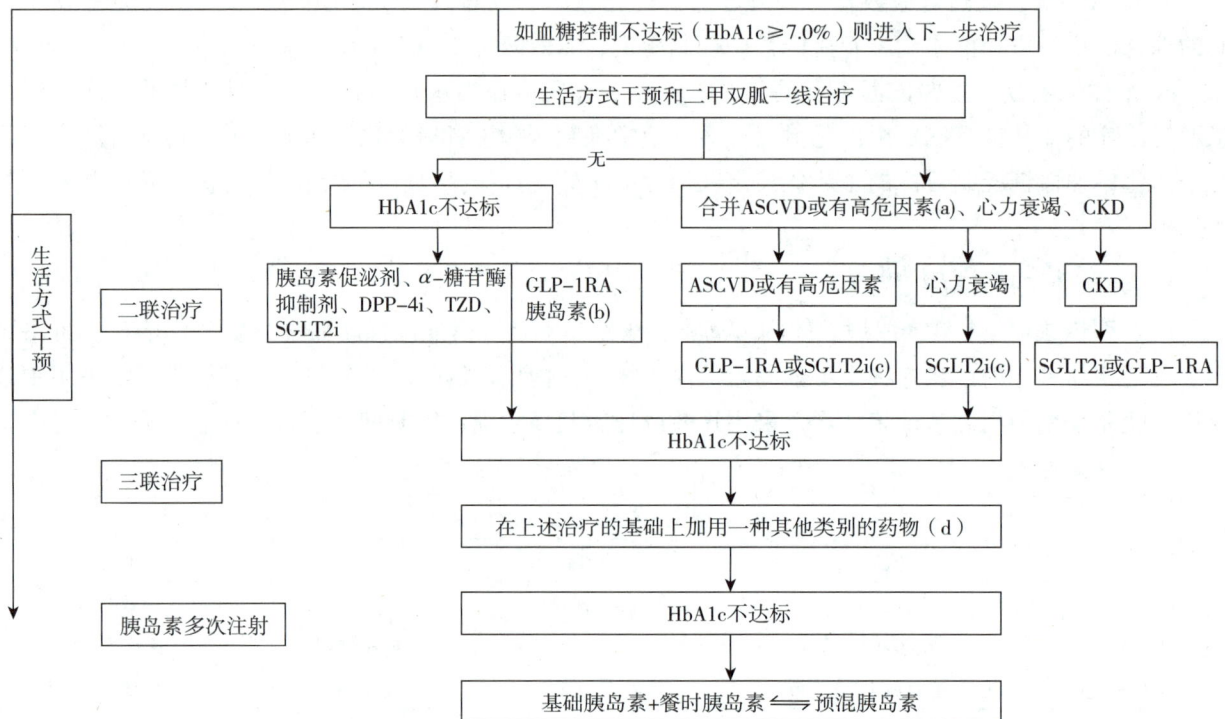

图 4－1－1　2 型糖尿病高血糖治疗简易路径

(2) 胰岛素　T2DM 患者有下列情形者应给予胰岛素治疗:①有酮症酸中毒、乳酸性酸中毒、高渗性非酮症糖尿病昏迷;②各种应激、手术、妊娠、分娩;③对口服降糖药有严重不良反应不能坚持服用者;④经膳食调节、运动及口服降糖药治疗血糖仍控制不良者;⑤合并有神经病变、视网膜病变、肾病变、下肢坏疽者;⑥合并慢性消耗性疾病、急性心肌梗死、脑卒中者。

任务实施

一、任务实施提示

(一) 用药指导

1. 用药方法　糖尿病药物使用时,应严格按照药品说明书要求和医生处方 (或医嘱) 给药,药师、患者不得随意更换药物或调整用药剂量。

(1) 胰岛素的用法用量　1 型糖尿病若无其他伴随疾病,胰岛素的剂量一般为 0.5 ~ 1.0U/(kg·d),如伴有其他疾病 (感染等),胰岛素剂量需相应增加。儿童糖尿病患者正处于生长发育期,对胰岛素的需要量相对增加。一般情况下从小剂量开始,为计算剂量的 2/3。短效或超短效胰岛素类似物剂量分配以早餐前最多,晚餐前次之,午餐前最少,并根据患者空腹、餐后 2 小时或餐前血糖,以及睡前血糖水平调整不同时间点胰岛素或胰岛素类似物的剂量。因此,血糖的监测对于胰岛素剂量的调整非常重要。2 型糖尿病的治疗,除了口服降糖药物,更重要的是使用胰岛素,胰岛素分为补充治疗和替代治疗。其剂量要根据患者血糖的情况来进行计算。如患者空腹血糖是 13mmol/L，可以乘以 2，再乘以 2/3，即空腹血糖乘以 2，算出一日的总量，一般先给 2/3，如果一日四次强化治疗，先大概给 40% ~ 60% 用于睡前基础胰岛素量，剩下的 40% ~ 60% 分配到三餐前，可以平均分配。所以一般胰岛素使用从小剂量开始，根据血糖逐渐调节，最后使血糖控制到理想范围，确定个体比较合适的剂量。以后再根据其饮食、运动及时进行调整，避免高血糖和低血糖的发生。

（2）常用口服降血糖药的用法用量（表 4 - 1 - 4）

表 4 - 1 - 4　常用口服降血糖药的用法用量

类别	用法用量
磺酰脲类	格列本脲 2.5 ~ 5mg，1 ~ 2 次/日；格列吡嗪 2.5 ~ 5mg，3 次/日；格列齐特 40 ~ 80mg，3 次/日；格列喹酮 30mg，3 次/日；格列美脲 1 ~ 2mg，1 次/日。以上药物均安排在餐前服用
双胍类	二甲双胍 0.25 ~ 0.5g，3 次/日，以后根据疗效调整剂量，一般每日 1 ~ 1.5g，最大剂量不超过 2g，可餐前即刻服用
α - 葡萄糖糖苷酶抑制药	阿卡波糖，起始剂量为 25mg，2 ~ 3 次/日，以后逐渐增加至 50mg，必要时可加至 100mg，3 次/日，一日量不宜超过 300mg。餐前即刻吞服或与第一口主食一起咀嚼服用
胰岛素促泌药	瑞格列奈，餐前 30 分钟内服用，3 次/日，推荐起始剂量为 0.5mg，已使用过另一种口服降糖药者开始可用 1mg。最大单次剂量为 4mg
胰岛素增敏药	罗格列酮 4 ~ 8mg，1 次/日；吡格列酮 15 ~ 30mg，1 次/日

2. 不良反应与防治

（1）磺酰脲类　常见不良反应有皮肤过敏、胃肠不适、嗜睡及神经痛，也可导致黄疸和肝损害。为尽量避免其副作用，该类药物最好在饭前半小时服用。

（2）双胍类　常见不良反应有食欲下降、恶心、腹部不适、腹泻、乳酸性酸血症、酮血症等。应在饭中或饭后服用，以降低消化道反应。

（3）胰岛素促泌药　常见不良反应有过敏、体重增加等。应餐前即刻服用，从小剂量开始。

（4）α - 葡萄糖苷酶抑制药　主要不良反应为胃肠道反应，如腹胀、排气增多或腹泻。使用时一定要从小剂量开始，经过 1 ~ 2 周逐渐增加至治疗剂量，可以减轻胃肠道反应。

（5）胰岛素增敏药　主要不良反应为体重增加和水肿等。开始几周内应进行水肿和心功能评估。

3. 药物相互作用（表 4 - 1 - 5）

表 4 - 1 - 5　糖尿病治疗药物间或与其他药物相互作用一览表

合用药物	相互作用结果
双胍类 + 胰岛素	降血糖作用增强，易出现低血糖
胰岛素 + 普萘洛尔	低血糖（掩盖心动过速、出汗等低血糖反应）
α - 葡萄糖糖苷酶抑制药 + 磺酰脲类/双胍类/胰岛素	低血糖

（二）健康教育与慢病管理

糖尿病患者的综合治疗包括饮食控制、运动疗法、血糖检测、药物治疗和糖尿病教育等五驾马车。

1. 糖尿病教育　糖尿病患者首先得了解糖尿病的基础知识，学会日常血糖的控制，知道如何延缓并发症的发生和加重，有效地提高生活质量。

2. 饮食控制　糖尿病患者的饮食要坚持"总量控制、等（热）量交换、掌握比例、食谱广泛"原则。日常饮食应做到膳食多样化、少食多餐、多吃富含膳食纤维的食物、控制糖分的摄入、不吃高油脂的食物、不吃高胆固醇食物，并做到饮食有规律。以下为适合糖尿病患者的食物。

（1）高纤维食物　玉米、小麦、白菜、韭菜、豆类制品。

（2）低糖蔬菜　韭菜、西葫芦、冬瓜、南瓜、青菜、青椒、茄子、西红柿。

（3）高钙食物　虾皮、海带、排骨、芝麻酱、黄豆、牛奶等。

（4）富硒食物　鱼、香菇、芝麻、大蒜、芥菜等。

此外，芥菜、甘蓝、鲜枣等富含维生素 B 和维生素 C 的食物对减缓糖尿病视网膜病变和肾病有利，苦瓜、洋葱、黄鳝等明显改善多饮、多食、多尿症状。

3. 运动疗法　运动锻炼在 2 型糖尿病的综合管理中占有重要地位，运动增加胰岛素的敏感性，可以改善血糖控制，有利于减轻体重。其原则是：因人而异、量力而为、循序渐进、持之以恒。糖尿病运动疗法应做"有氧运动"，每周 3 ~ 5 次。常见的运动方法有散步、慢跑、练瑜伽、打篮球、骑自行车等。

4. 血糖检测　糖尿病患者确诊时需要进行血糖检测，在确诊糖尿病后还需要定期进行血糖监测。糖尿病血糖检测方法是测空腹血糖、餐后两小时血糖和糖化血红蛋白（HbA1c）等。

糖尿病患者的血糖监测主要靠自我血糖监测，平时可以测手指头的毛细血管血糖，有条件的患者可以安装动态血糖监测。糖化血红蛋白是评估患者三个月的平均血糖，需要每三个月检测一次。患者在监测血糖时，应将数据记录下来，以便分析和总结自己的血糖波动规律。同时，要密切关注血糖监测结果，及时发现异常并就医。此外，患者还需学会根据血糖监测结果调整饮食、运动和药物治疗等生活方式，以达到更好的血糖控制效果。

血糖仪测血糖的步骤及注意事项如下。

（1）血糖仪测血糖步骤　①准备好血糖仪、血糖试纸、采血笔、一次性采血针、消毒酒精与棉球、锐器盒等物品；②将试纸插入血糖仪，确定血糖仪已经开机；③用消毒酒精棉球或棉片擦拭手指的采血部位（指腹侧面），接着用干净的棉球擦干；④使用采血针在手指侧面采血，轻轻按摩，获得充足血量（一滴血）；⑤用试纸吸取足量的血样，用干棉球压住出血点；⑥等待测试结果出现，记录测试结果；⑦将采血针、用过的试纸丢弃在锐器盒内，一次性垫单丢弃在垃圾袋里。

（2）注意事项　①轮换选择采血点，避免采血部位形成硬痂；②采血时要保证血量充足，避免局部挤压；③血糖仪应定期校正，家庭成员不具备校正技能，可在随访时请医生校正；④试纸应保存在干燥原装容器中，遵守生产商的使用说明书；⑤采血针不可反复使用，应用硬塑料容器来收纳采血针，装满后盖好丢弃到医疗垃圾点统一处理。

综上所述，应让专业人员操作，或在专业人员的指导下进行。

二、实训演练与评价

以 4 ~ 6 人组成实训小组，扫码进入案例库，从中选择一个案例，并进行小组讨论，根据选择的案例设计用药指导情境，每组推选 2 名同学分别扮演药师和糖尿病患者，在班内或实训场所进行糖尿病用药指导汇报。由带教老师和其他各组同学进行评价。

案例库

项目	考核内容	标准分 （100 分）	评分标准	得分
职业 素养 （15 分）	仪表、着装符合要求	3 分	学生着工作服；女生不得披头发，不可浓妆艳抹，不得佩戴过于鲜艳、花哨的饰品，如大型耳环、项链、手镯等，不留长指甲，指甲不涂色；男女生不得穿拖鞋	
	语速适中，表达清晰	3 分	用词准确（2 分），语句流畅（1 分）	
	具备同理心	3 分	尊重患者，能够站在患者角度思考问题	

续表

项目	考核内容		标准分 （100 分）	评分标准	得分
职业 素养 （15 分）	讲解科学，通俗易懂		3 分	尽量避免使用患者听不懂的专业术语，多使用日常语言	
	认真倾听，有效反馈		3 分	耐心、认真地听患者诉说自己的感受和问题，对患者言语中表达出的信息进行准确分析和把握，并作出及时、合适的响应和反馈	
实训 实施 （85 分）	用药指导 （50 分）	用药剂量与频次	5 分	剂量正确（3 分）；频次正确（2 分） 若随意更改医生处方/医嘱，则该项不得分	
		药物剂型与给药方法	10 分	（1）普通片剂，给药方法正确（5 分） （2）缓、控释制剂需指出整片吞服，不能掰、嚼、咬（5 分）	
		给药时间	10 分	指出饭前、饭中或饭后给药（5 分），并说明原因（5 分）	
		不良反应与防治	10 分	说出药物常见不良反应（5 分），提出不良反应的防治方法（5 分）	
		药物储存方法	5 分	正确指导药物的储存方法	
		其他	10 分	说明用药注意事项	
	健康教育与 慢病管理 （35 分）	糖尿病教育	5 分	告诉患者首先需了解糖尿病的基础知识，控制好血糖延缓并发症的发生和加重，有效地提高生活质量	
		饮食控制教育	10 分	能从饮食控制的原则、日常饮食的建议和推荐适合的食物等方面给出科学阐述，帮助患者正确认识饮食控制糖尿病的重要性	
		运动疗法指导	10 分	能从运动的原则、频次和适合的运动方法等方面给出合理化建议	
		血糖检测	10 分	正确指导患者及其家属使用血糖仪进行家庭血糖检测	
合计					

目标检测

答案解析

一、A 型选择题

1. 下列指标对判断糖尿病控制情况最好的一项是（ ）

 A. 空腹血糖   B. 糖化血红蛋白   C. 24 小时尿糖定量测定

 D. 口服糖耐量实验 E. 胰岛素释放实验

2. 糖尿病患者在接受降血糖药治疗期间，若发生头晕，心慌等低血糖反应，应（ ）

 A. 立即送医院抢救   B. 马上先自行食用含糖饮食

 C. 先自我检测血糖，根据情况决定是否补糖 D. 用普萘洛尔等 β 受体阻断药平缓心慌

 E. 没关系，是正常的反应

3. 合并重度感染的糖尿病患者宜使用（ ）

 A. 胰岛素   B. 格列本脲   C. 甲苯磺丁脲

 D. 二甲双胍   E. 苯乙双胍

4. 某 1 型糖尿病患者，查餐后 2 小时血糖为 15mmol/L，给予胰岛素静脉滴注，静脉滴注时患者自觉心慌、出汗、手抖、饥饿，应考虑其最有可能的原因是 （　　）

    A. 低血压   B. 低血糖   C. 高血糖

    D. 药物过敏   E. 精神紧张

5. 阿卡波糖的适宜给药时间是 （　　）

    A. 餐中给药   B. 餐后 0.5 ~ 1 小时给药

    C. 就餐前 15 ~ 30 分钟给药   D. 就餐时随第一、第二口食物给药

    E. 餐前 0.5 小时给药

6. 1 型糖尿病患者必须使用的降血糖药物是 （　　）

    A. 磺酰脲类   B. 双胍类   C. 胰岛素

    D. α - 葡萄糖苷酶抑制剂   E. 胰岛素增敏剂

7. 2 型糖尿病伴肥胖的患者，宜选用的降糖药物是 （　　）

    A. 磺酰脲类   B. 双胍类   C. 胰岛素

    D. α - 葡萄糖苷酶抑制剂   E. 胰岛素增敏剂

8. 关于糖尿病饮食治疗正确的是 （　　）

    A. 病情轻则不必饮食治疗   B. 有并发症者不用饮食治疗

    C. 降血糖药物治疗可替代饮食治疗   D. 1 型糖尿病不用饮食治疗

    E. 所有患者都需要饮食治疗

二、X 型选择题

9. 常用的口服降血糖药物有 （　　）

    A. 二甲双胍   B. 格列本脲   C. 罗格列酮

    D. 瑞格列奈   E. 阿卡波糖

10. 注射胰岛素时宜注意 （　　）

    A. 注射时宜变换注射部位，两次注射点要间隔 2cm

    B. 注射时宜变换注射部位，两次注射点要间隔 1cm

    C. 使用中的胰岛素笔芯不宜冷藏，室温下最长可保存 4 周

    D. 未开启的胰岛素应冷藏保存

    E. 冷冻后的胰岛素，待恢复室温后方可使用

（张　平）

书网融合……

重点小结   微课1   微课2   习题

项目二　高尿酸血症与痛风用药指导

PPT

学习目标

知识目标：

1. **掌握**　痛风的药物治疗原则和治疗药物选用方法。
2. **熟悉**　高尿酸血症的诱因和痛风的常用治疗药物。
3. **了解**　痛风的定义、分类和临床表现。

能力目标：能结合医生诊断和用药方案对痛风患者开展用药指导和健康教育。

素质目标：培养学生积极参与痛风防治的职业使命感和社会责任感。

情境导入

情境：患者，男，43岁，单位体检发现血尿酸480μmol/L，临床诊断：高尿酸血症。医生处方：别嘌醇片，0.1g，口服，b.i.d.；苯溴马隆片，50mg，口服，q.d；碳酸氢钠片，0.1g，口服，t.i.d.。

思考：作为药师，如何对该糖尿病患者进行用药指导？

扫一扫，知解析

理论知识

痛风（gout）是由于原发性或继发性嘌呤代谢障碍，造成持久的血尿酸增高，引起组织及器官损伤性疾病。近年来，我国痛风的发病率呈上升和年轻化趋势，普通人群患病率约1.14%。痛风的发生与性别和年龄相关，多见于中老年人，约占90%，发病高峰年龄为40~50岁，男、女比例约为15∶1。

一、疾病概要

痛风最重要的生化基础是高尿酸血症。正常成人每日产生尿酸约750mg，其中80%为内源性尿酸，20%为外源性尿酸，这些尿酸进入尿酸代谢池（约为1200mg），每日代谢池中的尿酸约60%进行代谢，其中1/3（约200mg）经肠道分解代谢，2/3（约400mg）经肾脏排泄，从而维持体内尿酸水平的稳定。任何环节出现问题均可导致高尿酸血症，从而诱发痛风发作。痛风在临床上可分为原发性痛风和继发性痛风。前者多有遗传易感性，临床有痛风家族史者占10%~20%。尿酸生成过多在原发性高尿酸血症的病因中占10%。尿酸排泄减少约占原发性高尿酸血症的90%。后者继发于其他疾病或是由某些药物所致。继发性痛风无家族史，多继发于某些疾病的一种表现，如肿瘤、白血病、红细胞增多症等导致细胞增殖速度增加，核酸转换增加，从而引起尿酸增多；肾小球肾炎、肾盂肾炎、糖尿病酸中毒、乳酸酸中毒等导致肾小管排泄尿酸减少；噻嗪类利尿剂、呋塞米、小剂量阿司匹林等药物也会导致尿酸排泄减少，血尿酸增加。根据痛风的自然病程可分为无症状高尿酸血症期、急性期、间歇期、慢性期等四期。急性痛风性关节炎期表现为突然发作的单个关节红、肿、热、痛和功能障碍，最常见为足拇指的跖趾关节，其次为踝、足跟、足背等。慢性关节炎期是由于未治疗或治疗不彻底，反复发作，尿酸盐在关节的软骨、滑膜、肌腱等处沉积而形成痛风石。反复发作可造成关节永久性损害，表现为关节僵硬、活动受限和关节变形等。

知识链接

养成良好的生活方式，科学防范痛风

痛风患者经常会在夜晚出现突然性的关节疼，发病急，关节部位出现疼痛、水肿、红肿和炎症，疼痛感会慢慢减轻直至消失，持续几天或几周不等。痛风发作与体内尿酸浓度有关，痛风会在关节腔等处形成尿酸盐沉积，进而引发急性关节疼痛。

痛风和生活习惯是有密切关系的，比如平时肉食吃得过多、长期的饮酒、肥胖、熬夜、运动少和喜欢吃甜食等，这些不良生活习惯都会导致尿酸升高，而尿酸长期升高，进而会引发痛风。所以，一定要在饮食控制的基础上，科学地进行降尿酸药物治疗。对于肥胖的痛风患者，在关注血尿酸的同时，注意引导患者规律运动，监测血压、血糖、血脂、肝脏转氨酶等指标，给予综合治疗，维持血尿酸达标，尽可能减少受累关节数。避免暴食、酗酒、受凉受潮、过度疲劳和精神紧张，穿舒适鞋，防止关节损伤。

广大青年们，从我做起培养良好的生活方式，并积极开展对痛风患者的健康宣传工作，告知患者建立良好生活方式的重要性。

二、常用治疗药物

治疗痛风的药物分为促进尿酸排泄药、抑制尿酸生成药、抗炎药等三类。

（一）促进尿酸排泄药

常用药物有丙磺舒、苯溴马隆等。少数患者（约5%）使用丙磺舒可出现胃肠道反应，皮疹、发热、肾绞痛及急性痛风发作等，治疗初期可使痛风发作加重，是由于尿酸盐由关节移出所致。丙磺舒对磺胺过敏者、2岁以下儿童、妊娠期及哺乳期妇女、严重肾功能不全者、肾尿酸性结石者禁用。苯溴马隆对痛风性关节炎急性发作期（单药应用）、肾结石者、严重肾功能不全者、妊娠期及哺乳期妇女、过敏者禁用，对肝病患者慎用，用药期间如出现持续性腹泻应立即停药。

（二）抑制尿酸生成药

常用药物有别嘌醇、奥昔嘌醇、非布司他等。非布司他为痛风患者的一线降尿酸药物，尤其适用于慢性肾功能不全患者，口服后主要在肝脏代谢，经肾脏和肠道双通道排泄，与其他降尿酸药相比，其降尿酸效果及肾脏保护作用更佳。别嘌醇过敏者、妊娠期及哺乳期妇女、严重肝肾功能不全者、明显血细胞低下者禁用；对有骨髓抑制者、特发性血红蛋白沉积症病史者慎用。非布司他过敏者和正在接受硫唑嘌呤、硫嘌呤治疗的患者禁用；重度肝功能不全患者、重度肾功能不全、终末期肾病需要透析的患者、合并心脑血管疾病的老年患者应慎用。

（三）抗炎药

1. 秋水仙碱　通过抑制白细胞的趋化、黏附和吞噬作用，并抑制单核细胞和中性白细胞释放前列腺素和白三烯，从而控制关节局部的红、肿、热、痛等炎症反应。不影响尿酸的生成、溶解及排泄，无降解尿酸的作用。

2. 非甾体抗炎药（NSAIDs）　临床常用药物有吲哚美辛、布洛芬、阿司匹林、对乙酰氨基酚、双氯芬酸等。通过抑制环氧酶（COX）减少前列腺素的生成，产生解热、镇痛、抗炎等作用。

3. 糖皮质激素　常用药物为泼尼松。能使症状迅速缓解，但停药后容易复发，故仅在上述药物治疗无效时才使用。

三、合理用药原则

痛风的治疗主要通过减少尿酸生成、促进尿酸排泄、减轻或消除炎症等途径，达到迅速控制急性发作、预防复发、纠正高尿酸血症并预防尿酸盐沉积造成的关节破坏及肾脏损害、提高生活质量等目的。

（一）药物治疗原则

1. 痛风急性发作期的治疗以控制关节炎症（红肿、疼痛）为目的，尽早使用秋水仙碱、NSAIDs等抗炎药。

2. 痛风发作间歇期、慢性痛风和痛风性肾病期的治疗以生活方式调整为主，并使用促进尿酸排出药或抑制尿酸生成的药物，使尿酸维持在正常范围，预防急性期的发作及防止痛风石的形成。

3. 急性症状缓解（≥2周）后方可开始降尿酸治疗。

（二）治疗药物选用

1. 急性关节炎期　急性关节炎期要求患者绝对卧床，抬高患肢，避免负重，迅速给秋水仙碱，越早用药疗效越好。

（1）秋水仙碱　对控制痛风性关节炎具有显著性疗效，可作为首选。

（2）非甾体抗炎药　对不能耐受秋水仙碱的患者尤为适用，此类药物与秋水仙碱合用可增强止痛效果，但应在餐后服用，以减轻胃肠道反应。

（3）糖皮质激素　上述药物治疗无效或不能使用秋水仙碱和非甾体抗炎药时，可考虑使用糖皮质激素短程治疗，如泼尼松。

（4）苯溴马隆不能在痛风急性发作期服用。因为开始治疗阶段，随着组织中尿酸溶出，有可能加重病症。为了避免治疗初期痛风急性发作，建议在给药最初几日使用秋水仙碱或者抗炎药。

（5）丙磺舒在痛风性关节炎急性发作症状尚未控制时不能使用。别嘌呤不能控制痛风性关节炎的急性炎症症状，不能作为抗炎药使用，该药使用必须在痛风性关节炎的急性炎症症状消失后（一般在发作后两周左右）方开始使用。

2. 发作间歇期及慢性关节炎期　治疗目的是降低尿酸，促进尿酸盐溶解排出，防止关节炎急性发作、防止痛风石形成及减轻肾脏损害。

（1）抑制尿酸合成的药物　别嘌醇和非布司他可迅速降低血尿酸浓度，减少痛风石及尿酸性结石的形成。通常在痛风发作控制2周开始服用，用药初期可能会因血尿酸转移性增多而诱发急性关节炎发作，此时可加用秋水仙碱治疗。

（2）促进尿酸排泄的药物　①丙磺舒：在治疗初期会加重痛风发作，故不宜用于痛风发作的急性期。②苯溴马隆：适用于长期治疗原发性和继发性高尿酸血症、尿酸性肾病及慢性痛风。

这两类药物无抗炎止痛作用，通常依据患者的肾功能及24小时尿尿酸排泄量进行选择。如果肾功能正常、24小时尿尿酸排泄量小于3.75mmol，可选用促进尿酸排泄的药物；如肾功能减退、24小时尿尿酸排泄量大于3.75mmol，则应使用抑制尿酸合成的药物。

3. 痛风性肾病期　由尿酸性肾病所致痛风者，应立即给予乙酰唑胺，同时，静脉补充足够的水分，适量滴注1.25%碳酸氢钠。为增加尿量，可静脉注射呋塞米。此外，应尽早给予别嘌醇，待血尿酸降至360μmol/L以下，可减量至能维持此水平的最小剂量。血尿素氮和肌酐升高显著者，可行血液透析或腹膜透析。肾盂或输尿管尿酸性结石所致尿路梗阻也可引起急性肾衰竭，除使用别嘌醇和碱化尿液外，可先行经皮肾造口术，以缓解尿路梗阻，待病情稳定后再去除尿路结石。

任务实施

一、任务实施提示 📱微课

（一）用药指导

1. 用药方法 痛风药物使用时，应严格按照药品说明书要求和医生处方（或医嘱）给药，药师、患者不得随意更换药物或调整用药剂量。服用剂量与频次见表 4 - 2 - 1。

表 4 - 2 - 1 常用痛风药物的服用剂量和频次

痛风药物	每日剂量	每日给药次数
促进尿酸排泄药		
丙磺舒	初始剂量为每次 0.25g，2 次/日，2 周后逐渐增至每次 0.5g，3 次/天。最大剂量不应超过 2g/d	2 ~ 3
苯溴马隆	初始剂量每次 25 ~ 50mg，早餐后服，1 周后增至每次 100mg	1
抑制尿酸生成药		
别嘌醇	常用剂量为每次 100mg，2 ~ 4 次/日。病情需要时可增至每次 200mg，3 次/日。直至血尿酸浓度降至 360μmol/L 后，逐渐减量	2 ~ 4
非布司他	起始剂量为 20mg，每日一次，患者可在服用 20mg 非布司他 4 周后在医生指导下根据血尿酸值逐渐增量，每次增量 20mg。最大日剂量为 80mg	1
抗炎药		
秋水仙碱	初始口服剂量为 1mg 顿服，随后 0.5mg/h 或 1mg/h，直到症状缓解，最大剂量 6mg/日，90% 的患者口服秋水仙碱后 48 小时内疼痛缓解，症状缓解后每次 0.5mg，2 ~ 3 次/日，维持数天后停药；或静脉用药，1 ~ 2mg 溶于 20mL 生理盐水中，5 ~ 10 分钟内缓慢静脉推注；如病情需要，4 ~ 5 小时后重复注射 1mg，24 小时总量不超过 4mg	2 ~ 3
泼尼松	起始剂量为 0.5 ~ 1mg/（kg·d），3 ~ 7 日后迅速减量或停用，疗程不超过 2 周	1
吲哚美辛	起始剂量 25 ~ 50mg，每 8 小时用药 1 次，疼痛缓解后改为每次 25mg	2 ~ 3
布洛芬	总剂量 0.2 ~ 0.4g/d	2 ~ 3
保泰松或羟布宗	初始剂量为 0.2 ~ 0.4g，以后 4 ~ 6 小时 0.1g，症状好转后减为 0.1g	3
吡罗昔康	20mg/d	1
萘普生	每次 0.25g	2 ~ 3

2. 不良反应与防治

（1）促进尿酸排泄药　苯溴马隆的主要不良反应是胃肠道反应，少数患者出现粒细胞减少，偶见皮疹、发热。

（2）抑制尿酸生成药　少数患者使用别嘌醇时出现皮疹、腹痛腹泻、低热、暂时性肝转氨酶升高、粒细胞减少等，停药及给予相应治疗一般可恢复。

（3）抗炎药　秋水仙碱主要不良反应是胃肠道反应，如恶心、呕吐、腹痛、腹泻等，发生率可达 80%。可出现骨髓抑制、白细胞减少甚至发生再生障碍性贫血。静脉注射如漏出血管外，可引起皮下组织坏死。非甾体抗炎药常见不良反应有胃肠道反应、凝血障碍、过敏反应、肾损害等。糖皮质激素主要不良反应有影响糖代谢、加重水钠潴留、感染扩散等。

3. 药物相互作用（表4-2-2）

表4-2-2　高尿酸血症和痛风治疗药物间或与其他药物相互作用一览表

合用药物	相互作用结果
丙磺舒 + 噻嗪类利尿药/阿司匹林	血尿酸增加
2 种或多种非甾体抗炎药合用	胃肠道反应等不良反应增加
秋水仙碱 + 维生素 B_{12}	后者吸收不良

（二）健康教育与慢病管理

1. 饮食疗法

（1）痛风患者的饮食建议　①要大量饮水，每日 2000mL 以上，充足的水分对尿酸排出有较好帮助。②注意补充维生素 C 以及 B 族维生素，可以多吃些蔬果等碱性食物。

（2）痛风患者的饮食禁忌　①限酒，特别是啤酒。酒精在身体里代谢后会产生酸性物质，会抑制尿酸从肾脏中排泄，从而引起尿酸排泄减少，导致自身的尿酸出现明显的升高。②减少高嘌呤食物的摄入。常见高嘌呤食物包括：动物内脏、贝类、凤尾鱼、沙丁鱼、金枪鱼等。③避免或少食用含糖高的饮食，如饮料、甜点、糖果等。

2. 运动疗法

（1）不宜剧烈活动。例如打球、跳跃、跑步、爬山、长途步行、旅游等。这些剧烈、时间长的运动可使患者出汗增加，血容量、肾血流量减少，尿酸、肌酸等排泄减少，出现高尿酸血症。

（2）坚持合理运动方法。选择一些简单运动。如散步、匀速步行、打太极拳、跳健身操、练气功、骑车及游泳等，其中以步行、骑车及游泳最为宜。

（3）痛风发作时应停止体育锻炼，即使是轻微的关节炎发作，也宜暂时中止锻炼，直到恢复后再考虑重新开始锻炼。锻炼的过程中一定要把握好度，过度劳累可能加重患者的病情。

痛风患者还应保持体重至合适 BMI、规律饮食和作息、禁烟、停用可导致尿酸升高的药物。

3. 血尿酸监测
痛风患者常需监测血尿酸及尿 pH 值水平，血尿酸由验血获得，尿 pH 值需要检查尿常规。血尿酸水平是评估痛风患者疾病程度及治疗效果的重要指标。进行血尿酸测定时，患者最好能够做到 3 天的低嘌呤饮食，验血当天空腹，这时候验血测得的结果是比较准确的。痛风患者尿 pH 值保持在 6.2～6.7 的范围内最有助于尿酸盐的溶解，可以减少尿酸盐在肾脏的沉积，避免形成尿路结石。

二、实训演练与评价

以 4～6 人组成实训小组，扫码进入案例库，从中选择一个案例，并进行小组讨论，根据选择的案例设计用药指导情境，每组推选 2 名同学分别扮演药师和痛风患者，在班内或实训场所进行高尿酸血症与痛风用药指导汇报。由带教老师和其他各组同学进行评价。

案例库

项目	考核内容	标准分 （100 分）	评分标准	得分
职业 素养 （15 分）	仪表、着装符合要求	3分	学生着工作服；女生不得披头发，不可浓妆艳抹，不得佩戴过于鲜艳、花哨的饰品，如大型耳环、项链、手镯等，不留长指甲，指甲不涂色；男女生不得穿拖鞋	
	语速适中，表达清晰	3分	用词准确（2分），语句流畅（1分）	
	具备同理心	3分	尊重患者，能够站在患者角度思考问题	

续表

项目	考核内容		标准分 （100 分）	评分标准	得分
职业 素养 （15 分）	讲解科学，通俗易懂		3 分	尽量避免使用患者听不懂的专业术语，多使用日常语言	
	认真倾听，有效反馈		3 分	耐心、认真地听患者诉说自己的感受和问题，对患者言语中表达出的信息进行准确分析和把握，并作出及时、合适的响应和反馈	
实训 实施 （85 分）	用药指导 （50 分）	用药剂量与频次	5 分	剂量正确（3 分）；频次正确（2 分） 若随意更改医生处方/医嘱，则该项不得分	
		药物剂型与给药方法	10 分	（1）普通片剂，给药方法正确（5 分） （2）缓、控释制剂需指出整片吞服，不能掰、嚼、咬（5 分）	
		给药时间	10 分	指出饭前、饭中或饭后给药（5 分），并说明原因（5 分）	
		不良反应与防治	10 分	说出药物常见不良反应（5 分），提出不良反应的防治方法（5 分）	
		药物储存方法	5 分	正确指导药物的储存方法	
		其他	10 分	说明用药注意事项	
	健康教育与 慢病管理 （35 分）	饮食控制教育	15 分	能从饮食控制的原则、日常饮食的建议和推荐适合的食物等方面给出科学阐述，帮助患者正确认识饮食控制高尿酸血症和痛风的重要性	
		运动疗法指导	15 分	能从运动的原则、频次和适合的运动方法等方面给出合理化建议	
		血尿酸监测	5 分	能够建议患者定期进行血尿酸和尿 pH 值检查	
合计					

•••• 目标检测

答案解析

一、A 型选择题

1. 痛风最具有特征性的临床表现是（　）
   A. 关节肿痛 　　　　　　 B. 尿酸性尿路结石 　　　 C. 痛风石
   D. 尿酸盐肾病 　　　　　 E. 痛风性心脏病

2. 对痛风急性膝关节炎有特效的治疗药物是（　）
   A. 丙磺舒 　　　　　　　 B. 苯溴马隆 　　　　　　 C. 别嘌醇
   D. 秋水仙碱 　　　　　　 E. 布洛芬

3. 与痛风发生无关的因素是（　）
   A. 年龄 　　　　　　　　 B. 性别 　　　　　　　　 C. 遗传
   D. 饮食习惯 　　　　　　 E. 细菌感染

4. 痛风急性期关节炎的患者，不能用秋水仙碱和非甾体抗炎药物治疗时，应选（　）
   A. 丙磺舒 　　　　　　　 B. 苯溴马隆 　　　　　　 C. 别嘌醇
   D. 泼尼松 　　　　　　　 E. 布洛芬

5. 痛风的营养治疗中，不正确的是（　）
   A. 低糖饮食 　　　　　　　　　　　　　 B. 低脂饮食

C. 高蛋白饮食，以豆制品为主　　　　　　D. 多食新鲜蔬菜、水果等碱性食品

E. 多饮水

6. 痛风患者应多饮水：保持日尿量在（　）

　　A. 1～2L　　　　　　　B. 2～3L　　　　　　　　C. 3～4L

　　D. 3～5L　　　　　　　E. 4～5L

7. 痛风的临床表现不包括（　）

　　A. 尿酸性尿路结石　　　　　　　　　　B. 痛风石及慢性关节炎

　　C. 痛风肾病　　　　　　　　　　　　　D. 好发于拇趾关节的急性关节炎

　　E. 全身疼痛

8. 痛风急性期不宜用的非甾体抗炎药为（　）

　　A. 对乙酰氨基酚　　　　B. 布洛芬　　　　　　　C. 尼美舒利

　　D. 吲哚美辛　　　　　　E. 阿司匹林

二、X 型选择题

9. 下列药物中，可引起血尿酸升高的有（　）

　　A. 洛美沙星　　　　　　B. 青霉素　　　　　　　C. 环孢素

　　D. 阿司匹林　　　　　　E. 氢氯噻嗪

10. 下列食物中，不适合痛风患者食用的有（　）

　　A. 苹果　　　　　　　　B. 肉汤　　　　　　　　C. 酒

　　D. 菠菜　　　　　　　　E. 海鲜

（张　平）

书网融合……

重点小结　　　　　微课　　　　　习题

PPT

项目三　甲状腺功能亢进症用药指导

学习目标

知识目标：

1. **掌握**　甲状腺功能亢进症的药物治疗原则和治疗药物选用方法。

2. **熟悉**　甲状腺功能亢进症的病因、实验室检查指标和常用治疗药物。

3. **了解**　甲状腺功能亢进症的定义、分类和临床表现。

能力目标：能结合医生诊断和用药方案对甲状腺功能亢进症患者开展用药指导和健康教育。

素质目标：培养学生养成良好生活习惯，积极参与甲状腺功能亢进症防治的科普宣传。

>> **情境导入** ///

情境： 患者，女，45岁，手抖，易饥2年，加重10余天。近期易饥多食，易怒，医院检查：双眼轻度突出，甲状腺Ⅱ度肿大，甲状腺功能检查结果：FT$_3$（血清游离三碘甲状腺原氨酸）：10.11pmol/L，FT$_4$（血清游离甲状腺素）：34.32pmol/L，TSH（促甲状腺激素）<0.005IU/mL。甲功抗体二项示：TPOAB（抗甲状腺过氧化物酶抗体）：143.44IU/mL，TGAB（甲状腺球蛋白抗体）：0.96IU/mL。临床诊断：原发性甲状腺功能亢进症（Graves病）。医生处方：甲巯咪唑，40mg，口服，q.d.；盐酸普萘洛尔片，10mg，口服，t.i.d.。

扫一扫，知解析

思考： 作为药师，如何对该甲状腺功能亢进症患者进行用药指导？

理论知识

甲状腺功能亢进症（hyperthyroidism）是指甲状腺腺体不适当地持续合成和分泌过多甲状腺激素而引起的内分泌疾病，简称"甲亢"。甲亢类型中以毒性弥漫性甲状腺肿（Graves病）最为常见，约占所有甲亢的80%，其发病特点是女性患病率高于男性，高发年龄为30~60岁，但也可以发生在任何年龄段，患病率约为1%。

一、疾病概要 ⓔ 微课

甲亢病因复杂，最常见的病因是自身免疫功能紊乱。按照发病部位和病因可分为原发性甲亢和中枢性甲亢。原发性甲亢属于甲状腺腺体本身病变。而中枢性甲亢又称为垂体性甲亢，是由于垂体促甲状腺激素（thyroid stimulating hormone，TSH）腺瘤分泌过多TSH所致甲亢。按照甲亢程度可分为临床甲亢和亚临床甲亢。临床甲亢的甲状腺功能特点是血清TSH降低，总甲状腺素（total throxine，TT$_4$）、游离甲状腺素（free throxine，FT$_4$）、总三碘甲状腺原氨酸（total triiodothyronine，TT$_3$）、游离三碘甲状腺原氨酸（free triiodothyronine，FT$_3$）升高；亚临床甲亢仅血清TSH降低，甲状腺激素水平正常。患者以代谢亢进和神经、循环、消化等系统兴奋性增高为主要临床表现，其典型症状有易激惹、烦躁、失眠、心悸、乏力、怕热、多汗、消瘦、食欲亢进、大便次数增多或腹泻等。女性月经稀少，甚至闭经，男性性欲减退、阳痿，可伴低钾性周期性麻痹和近端肌肉进行性无力、萎缩等症状。Graves病的典型征象是甲状腺弥漫性肿大、浸润性突眼、胫前黏液性水肿。甲亢的治疗选择包括抗甲状腺药物治疗、放射性碘（^{131}I）治疗和手术治疗。

▪ **知识链接** --

甲状腺"自述"

甲状腺分泌甲状腺激素，对机体的生长发育至关重要，如果幼儿时期缺乏会出现呆小病。另外，甲状腺激素对机体的代谢和产热具有重要意义，分泌过量会出现甲状腺功能亢进，缺乏则会出现甲状腺功能减退。甲状腺疾病是临床常见病，甲状腺具有如此重要的作用，它是不是完全自由的呢？不是的，它要受到下丘脑、腺垂体和甲状腺激素的双重调控来维持身体激素分泌的平衡，在下丘脑、腺垂体和甲状腺、肾上腺皮质、性腺轴的关系中，每个环节的调控都至关重要，各个腺体各司其职，犹如在自己的岗位上尽职尽责，同时又接受上下调控，服从大局，协同合作，为人们的健康保驾护航。作为药学人，在今后的工作岗位上何尝不是如此。

二、常用治疗药物

常用的治疗药物包括：硫脲类、β受体阻断药（表4－3－1）。

表4－3－1 甲状腺功能亢进症的治疗药物

类别	代表药	作用特点	禁忌证
硫脲类药物	甲巯咪唑（methiazole，MMI）、丙硫氧嘧啶（pmpylthiouracil，PTU）	（1）病情较轻，甲状腺轻至中度肿大的患者 （2）青少年及儿童、老年患者 （3）甲状腺手术后复发，又不适用于^{131}I治疗者 （4）手术前准备 （5）作为^{131}I治疗的辅助治疗	严重肝功能损害者，外周血白细胞计数$< 3.0 \times 10^9/L$，对硫脲类药物过敏者
β受体阻断药	普萘洛尔、美托洛尔	（1）可改善烦躁、怕热、多汗、心动过速、肌肉震颤等症状 （2）适用于老年患者或静息心率> 90次/分或合并心血管疾病患者	二至三度房室传导阻滞、支气管哮喘、慢性阻塞性肺疾病、周围血管病、糖耐量降低、运动员

三、合理用药原则

甲亢治疗目的在于控制甲亢症状，使血清中甲状腺激素水平降到正常，促进免疫监护的正常化。抗甲状腺药物（ATD）以硫脲类药物为主，β受体阻断药辅助对症治疗，起到迅速控制症状的作用。

（一）药物治疗原则

1. ATD治疗的疗程 分3个阶段，分别是初始阶段、减量阶段和维持阶段。

（1）初始阶段 MMI起始剂量为20～40mg/d，每天1次或2次口服。PTU起始剂量为300mg/d，视病情轻重150～400mg/d，最大量600mg/d，分次口服。用药后需要等待甲状腺存储的甲状腺激素消耗，一般在服药2～3周后临床症状减轻，4～6周后代谢状态可以恢复正常，故应在用药4周后复查甲状腺功能以评估治疗效果。

（2）减量阶段 当症状好转、甲状腺功能接近正常时可逐步减少药量。在减量过程中，每2～4周随访一次，每次减少MMI 5mg或者PTU 50mg，不宜减量过快，此阶段需2～3个月。如果减量后病情有反复，则需要重新增加剂量并维持一段时间。

（3）维持阶段 MMI 5～10mg/d，PTU 50～100mg/d，视病情调整剂量，一些患者只需要更低的ATD剂量即可维持正常的甲状腺功能，每2个月复查甲状腺功能，为期1～2年。注意：初始及减量阶段不建议联用左甲状腺素（LT），维持期可联用LT，维持正常的甲状腺功能。

2. β受体阻断药 通过阻断靶器官的交感神经肾上腺素受体的活性，达到抑制儿茶酚胺升高的作用，改善烦躁、怕热、多汗、心动过速、肌肉震颤等症状。另外，还能抑制外周组织T_4转换为T_3，阻断甲状腺激素对心肌的直接作用。适用于老年患者或静息心率> 90次/分或合并心血管疾病患者。

（二）治疗药物选用

常用硫脲类药物，主要为咪唑类和硫氧嘧啶类，前者的代表药物是甲巯咪唑（MMI），后者的代表药物是丙硫氧嘧啶（PTU）。PTU通过抑制5′－脱碘酶活性而减少外周组织T_4转化为T_3，但肝毒性大于MMI，故除严重病例、甲状腺危象、妊娠早期或对MMI过敏者首选PTU治疗外，其他情况MMI应列为首选药物。

1. 轻度、中度甲亢 首选肝毒性小、无苦味、价格低、患者依从性好的甲巯咪唑合用β受体阻断药可减轻患者的症状。

2. 甲状腺危象抢救 ①抑制甲状腺激素合成：首选 PTU，首剂 600mg，后 200mg，口服，每天 3 次，症状减轻后改一般治疗剂量。②抑制甲状腺激素释放：服用 PTU 后 1~2 小时加用复方碘溶液或碘化钠。③抑制组织 T_4 转换为 T_3，抑制 T_3 与细胞受体结合：PTU、碘剂、β 受体阻断药、糖皮质激素联合使用。盐酸普萘洛尔，30mg，口服，每 6 小时一次；氢化可的松，100mg，每 6~8 小时加入液体中静脉滴注。④降低血甲状腺素浓度，必要时血液透析。⑤支持治疗及对症治疗。

3. 浸润性突眼 Graves 病的眼征是此病最显著的病变，25%~50% 的患者只有眼睛的一些改变，3%~5% 的患者会发生严重的突眼。用硫脲类药物或放射性碘治疗控制甲状腺功能亢进症时，突眼初期 3 个月内使用糖皮质激素疗效较好。轻症患者选用低剂量泼尼松，35~80mg/d，持续 1 个月，随后 2 个月逐渐减量；急症治疗进展性突眼伴视力下降时，可给予糖皮质激素。

4. 妊娠期甲亢 首选 PTU，或在孕中期进行手术。

5. 哺乳期甲亢 ①首选 PTU，因为半衰期短，乳汁浓度低；②甲巯咪唑可以选用；③抗甲状腺药物应该在哺乳后立即服用，距离下次哺乳时间 4 小时；④分次服用，减少乳汁中药物浓度。

任务实施

一、任务实施提示

（一）用药指导

1. 用药方法 甲亢药物治疗时，应严格按照药品说明书要求和医生处方（或医嘱）给药，药师、患者不得随意更换药物或调整用药（表 4-3-2）。

表 4-3-2 甲亢常用药物的用法用量

甲亢常用药物	适应证		使用方法	减药方式
甲巯咪唑（MMI）	成人	甲亢	每次 20~40mg，餐后顿服，每天 1 次	每 2~4 周减药一次，每次减量 5~10mg/d，逐渐减量维持至 2.5~10mg/d，治疗 1.5~2 年
		甲亢术前准备	术前 3~4 周开始，用法用量同上，术前 10 加用碘剂以使甲状腺组织固定，手术前 1 日停药	
		长期抗甲状腺治疗	每次 2.5~10mg，餐后顿服，每天 1 次	
	儿童	甲亢	初始剂量 0.3~0.5mg/(kg·d)；维持剂量为 0.2~0.3mg/(kg·d)	
丙硫氧嘧啶（PTU）	成人	甲亢	每次 100~150mg，口服，每天 3 次；对严重病例或经甲治疗后的患者，建议初服剂量可为 300~600mg，分成 4~6 次服用	每 2~4 周减药一次，每次减量 50~100mg/d，逐渐减量维持至 50~150mg/d，治疗 1.5~2 年
		甲状腺危象	400~800mg/d，分 3~4 次服用，疗程一般不超过 1 周	
		甲亢术前准备	每次 100mg，口服，每天 3~4 次，使甲状腺功能恢复到正常或接近正常，然后加服 2 周碘剂再进行手术	
	儿童	甲亢	起始剂量为按体重 4mg/(kg·d)，分次口服，维持量酌减	

续表

甲亢常用药物	适应证	使用方法	减药方式
普萘洛尔	甲亢	每次 10 ~ 20mg，口服，每天 3 次	长期服用，撤药须逐渐递减剂量，至少经过 3 天，一般为 2 周
	甲状腺危象	每次 60 ~ 80mg，口服，每 4 小时一次	
	甲亢术前准备	每次 20 ~ 40mg，口服，每 6 小时一次，必要时加量，直到甲亢症状控制，心率降至正常范围。手术当日清晨还需服药 1 次	手术后继续服用数日后，根据病情逐渐减量，如病情稳定，可在 1 周后停药
美托洛尔	甲亢	每次 25 ~ 50mg，口服，每天 2 ~ 3 次或每次 100mg，口服，每天 2 次	

2. 不良反应与防治

（1）甲巯咪唑　用药后可能出现过敏性皮肤反应，表现为瘙痒、皮疹等，多数可自行缓解，如为轻微、散在的皮疹可考虑联用抗组胺药物治疗。如治疗效果不佳或进一步加重，应考虑停药，改为 ^{131}I 或手术治疗。可引起肝功能异常和白细胞减少等全身不良反应，不能耐受时应停药就医。

（2）丙硫氧嘧啶　多发生在初始用药的前 2 个月。头痛、眩晕、关节痛、唾液腺和淋巴结肿大以及胃肠道反应比较常见。也会有皮疹、药热等过敏反应，外周血白细胞数降低，若中性粒细胞计数 < 1.5×10^9/L，应立即停药。

（3）β 受体阻断药　多数不良反应轻且持续时间较短，不需要停药。可出现头晕、心动过缓（< 50 次/分）；较少见的有支气管痉挛及呼吸困难。用药期间不可骤停，否则甲亢会加重。

3. 药物相互作用（见表 4 - 3 - 3）

表 4 - 3 - 3　硫脲类药物间或与其他药物相互作用一览表

合用药物	相互作用结果
硫脲类 + 有抑制甲状腺功能，引起甲状腺肿的药物	产生抑制作用
硫脲类 + 抗凝药	可增强抗凝作用
丙硫氧嘧啶 + 利血平/单胺氧化酶抑制剂/氟哌啶醇合用	可致低血压

（二）健康教育与慢病管理

1. 合理膳食　甲亢患者服药期间应低碘饮食、忌辛辣食物、戒烟酒，注意补充足够的热量和营养，包括蛋白质、B 族维生素等。平时不宜喝浓茶、咖啡等刺激性饮料，如出汗多，应保证水分摄入。

2. 适当休息　避免情绪激动、感染、过度劳累等，如烦躁不安或失眠较重可给予地西泮类镇静剂。

3. 定期复查　治疗前应检查血细胞水平，肝功能等。治疗过程中注意有无口腔黏膜和咽部炎症，如出现咽痛、发热应立即停用此类药物。出现甲状腺功能低下可使用甲状腺制剂，一般从小剂量开始。定期复查血常规（注意中性粒细胞计数）。

4. 随诊频率　抗甲状腺药物规律治疗 2 年以上，经医生评估后决定是否停药。停药后第 1 年复发率最高，故第一年随诊建议：停药后第 1 个月、第 3 个月复查，以后每 3 个月复查，甲亢症状复现则随时就诊；第 2 ~ 3 年半年复查一次；3 年后每年复查一次。

二、实训演练与评价

以 4~6 人组成实训小组，扫码进入案例库，从中选择一个案例，并进行小组讨论，根据选择的案例设计用药指导情境，每组推选 2 名同学分别扮演药师和甲亢患者，在班内或实训场所进行甲亢用药指导汇报。由带教老师和其他各组同学进行评价。

案例库

项目	考核内容		标准分 （100 分）	评分标准	得分
职业 素养 （15 分）	仪表、着装符合要求		3 分	学生着工作服；女生不得披头发，不可浓妆艳抹，不得佩戴过于鲜艳、花哨的饰品，如大型耳环、项链、手镯等，不留长指甲，指甲不涂色；男女生不得穿拖鞋	
	语速适中，表达清晰		3 分	用词准确（2 分），语句流畅（1 分）	
	具备同理心		3 分	尊重患者，能够站在患者角度思考问题	
	讲解科学，通俗易懂		3 分	尽量避免使用患者听不懂的专业术语，多使用日常语言	
	认真倾听，有效反馈		3 分	耐心、认真地听患者诉说自己的感受和问题，对患者言语中表达出的信息进行准确分析和把握，并作出及时、合适的响应和反馈	
实训 实施 （85 分）	用药指导 （55 分）	用药剂量与频次	5 分	剂量正确（3 分）；频次正确（2 分） 若随意更改医生处方/医嘱，则该项不得分	
		药物的给药方法与减药方式	20 分	（1）普通片剂、缓释片，给药方法正确（5 分） （2）能根据患者的适应证正确给药，如甲亢内科治疗、甲亢术前准备、甲状腺危象等不同的给药方法和疗程（10 分） （3）减药方式交代正确（5 分）	
		给药时间	5 分	说出正确的给药时间	
		不良反应与防治	10 分	说出药物常见不良反应（5 分），提出不良反应的防治方法（5 分）	
		药物储存方法	5 分	正确指导药物的储存方法	
		其他	10 分	说明联合用药的理由和药物相互作用时的用药注意事项；指出饮食对药效的影响等	
	健康教育与 慢病管理 （30 分）	疾病知识教育	10 分	能从疾病病因、诱发因素、治疗进展和预后等方面给出科学阐述，帮助患者正确认识和预防甲亢	
		生活健康知识教育	10 分	能从休息、自我调节、饮食、戒烟、限酒、适度运动、保持心态平稳等方面给出合理化建议	
		甲亢指标的监测	10 分	正确指导患者用药期间定期检查血常规和肝功能，定期复查甲状腺功能指标	
合计					

•••• **目标检测**

答案解析

一、A 型选择题

1. 甲状腺危象时不可用（   ）

  A. 三碘甲状腺原氨酸（T_3） B. 碘化钠 C. 放射性碘

  D. 丙硫氧嘧啶   E. 阿替洛尔

2. 丙硫氧嘧啶治疗甲亢，用法错误的是 （　）

　　A. 每天 3 次，口服，每次 100～150mg

　　B. 对严重病例或经碘治疗后的患者，建议一次顿服 600mg

　　C. 每 2～4 周减药一次

　　D. 每次减量 50～100mg/d，逐渐减量维持至 50～150mg/d

　　E. 治疗 1.5～2 年

3. 甲状腺功能亢进症内科治疗选用 （　）

　　A. 大剂量碘剂 　　　　　　B. 甲巯咪唑 　　　　　　C. 甲苯磺丁脲

　　D. 小剂量碘剂 　　　　　　E. 阿苯达唑

4. 普萘洛尔的适应证是 （　）

　　A. 二至三度房室传导阻滞 　　B. 慢性阻塞性肺疾病 　　C. 周围血管病

　　D. 糖耐量降低 　　　　　　E. 心悸

5. 普萘洛尔用于甲状腺功能亢进症及甲状腺危象治疗的药理学基础是 （　）

　　A. 阻断 β 受体，对甲状腺功能亢进症所致交感神经活动增强有抑制作用

　　B. 与 β 受体无关

　　C. 抑制外周 T_3 转化为 T_4 发挥作用

　　D. 抑制外周 T_4 转化为 T_3 发挥作用

　　E. β 受体阻断药对常用的甲状腺功能测定试验影响较大

6. 甲巯咪唑抗甲状腺的作用机制是 （　）

　　A. 抑制甲状腺激素的释放 　　　　　B. 抑制甲状腺对碘的摄取

　　C. 抑制甲状腺球蛋白水解 　　　　　D. 抑制甲状腺素的生物合成

　　E. 抑制 TSH 对甲状腺的作用

7. 硫脲类抗甲状腺药起效慢的主要原因是 （　）

　　A. 口服后吸收不完全 　　　　　　B. 肝内代谢转化慢

　　C. 肾脏排泄速度慢 　　　　　　D. 不能影响已合成甲状腺素的作用

　　E. 口服吸收缓慢

8. 甲亢术前准备用硫脲类抗甲状腺药的主要目的是 （　）

　　A. 使甲状腺体缩小变韧，有利于手术进行

　　B. 使甲状腺血管减少，减少手术出血

　　C. 防止手术过程中血压下降

　　D. 使甲状腺功能恢复或接近正常，防止术后甲状腺功能低下

　　E. 使甲状腺功能恢复或接近正常，防止术后发生甲状腺危象

二、X 型选择题

9. 硫脲类药物的主要不良反应有 （　）

　　A. 过敏性皮肤反应 　　　　　B. 肾衰竭 　　　　　　C. 甲状腺功能亢进

　　D. 诱发心绞痛 　　　　　　E. 粒细胞减少

10. 硫脲类药物的适应证有 （　）

　　A. 病情较轻，甲状腺轻至中度肿大的患者

　　B. 青少年及儿童、老年患者

　　C. 甲状腺手术后复发，又不适用于 ^{131}I 治疗者

D. 手术前准备

E. 作为^{131}I治疗的辅助治疗

（黄小琼）

书网融合……

重点小结　　　　微课　　　　习题

PPT

项目四　骨质疏松症用药指导

学习目标

知识目标：

1. **掌握**　骨质疏松症的治疗药物选用方法和常用药物的用法用量。
2. **熟悉**　骨质疏松症的病因、实验室检查指标和药物治疗原则。
3. **了解**　骨质疏松症的定义及分类。

能力目标：能结合医生诊断和用药方案对骨质疏松症患者开展用药指导和健康教育。

素质目标：培养学生关心关爱骨质疏松症患者，积极参与骨质疏松症的科学预防和宣传。

情境导入

情境：患者，女，69岁，骨质疏松8年，间断服用钙剂。骨代谢指标：维生素D 21.41ng/mL↓，总Ⅰ型胶原氨基端延长肽87.11ng/mL↑，β-胶原降解产物0.46ng/mL↑；骨密度检查：骨密度偏低。临床诊断：骨质疏松症。医生处方：碳酸钙D_3，600mg，口服，每日2次；骨化三醇，0.25μg，口服，每日2次；唑来膦酸，5mg，静脉滴注，每年1次。

扫一扫，知解析

思考：作为药师，如何对该骨质疏松症患者进行用药指导？

理论知识

骨质疏松症（osteoporosis，OP）是一种以骨量低，骨组织微结构损坏为表现，导致骨脆性增加，易发生骨折为特征的全身性代谢性骨病。骨质疏松症可发生于任何年龄，但多见于绝经后女性和老年男性。近年来，OP患病率明显上升，已成为我国中老年人群面临的重要健康问题。

一、疾病概要

骨质疏松症分为原发性和继发性两大类。原发性骨质疏松症包括绝经后骨质疏松症（Ⅰ型）、老年骨质疏松症（Ⅱ型）和特发性骨质疏松症（包括青少年型）。绝经后骨质疏松症一般发生在女性绝经后 5～10 年内；老年骨质疏松症一般指 70 岁以后发生的骨质疏松；特发性骨质疏松症主要发生在青少年，病因尚未明。继发性骨质疏松症指由任何影响骨代谢的疾病和（或）药物及其他明确病因导致的骨质疏松。

知识链接

强肌健骨，防治骨松

2023 年世界骨质疏松日中国主题："强肌健骨，防治骨松"，呼吁各界共同关注肌肉减少与骨质疏松的密切关系，更好应对骨质疏松带来的危害。它是一种可预防的疾病，健康的生活方式有助于强健骨骼，包括：

1. 保持健康的生活习惯　不吸烟、不过量饮酒，坚持每天进行适当的户外运动，慎用影响骨代谢的药物。

2. 定期检查，积极预防　加强防摔、防碰、防绊、防颠的措施，每年进行一次骨密度检查，观察改善的结果，并采取相应的对策。

3. 平衡膳食　多在食物中摄取钙、蛋白质和维生素 D_3。推荐每日服用 1200～1500mg 的钙和 800 单位的维生素 D。骨质疏松的特殊性在于一旦发生骨折，人的生命质量迅速下降。因此，药学生作为未来的药学服务人员，应当积极参与骨质疏松的预防宣传和关注骨骼健康，为生活"加骨劲"。

二、常用治疗药物

常用的治疗药物包括骨营养补充药、抑制骨吸收药、促进骨形成药和抑制骨吸收和促进骨形成双重作用药物（表 4-4-1）。

表 4-4-1　抗骨质疏松症药物

类别	代表药	作用特点	禁忌证
骨营养补充药	阿法骨化醇	用于提高骨密度	禁用于对维生素 D 及其类似物过敏、与高血钙有关的疾病、有维生素 D 中毒征象者
	碳酸钙（或碳酸钙＋维生素 D_3）	用于治疗钙缺乏症	
	骨化三醇	用于提高骨密度	
抑制骨吸收药	阿仑膦酸钠	用于预防骨质疏松症引起的骨折	禁用于有食管动力障碍，如食管迟缓不能、食管狭窄者，30 分钟内难以坚持站立或端坐位者
	唑来膦酸		禁用于严重肾功能不全患者，妊娠期和哺乳期妇女
	利塞膦酸钠	用于治疗和预防绝经后妇女的骨质疏松症	禁用于低钙血症患者，30 分钟内难以坚持站立或端坐位者，哺乳期妇女
	雷洛昔芬		禁用于妊娠期妇女，静脉血栓栓塞性疾病者；肝肾功能减退，难以解释的子宫出血者，有子宫内膜癌症状和体征者
促进骨形成药	鲑降钙素	用于降低破骨细胞活性和数目，直接抑制骨吸收，减慢骨转换	禁用于对鲑降钙素或者本制品任何成分敏感者
	依降钙素	用于治疗骨质疏松症及骨质疏松引起的疼痛	禁用于对依降钙素成分有过敏史的患者
	特立帕肽	用于降低骨折高发风险的绝经后妇女椎骨和非椎骨骨折风险	禁用于妊娠及哺乳期妇女，高钙血症患者，严重肾功能不全患者

续表

类别	代表药	作用特点	禁忌证
抑制骨吸收和促进骨形成双重作用药物	雷奈酸锶	用于治疗绝经后骨质疏松症以降低椎体和髋部骨折的危险性	禁用于对本药成分和任何赋形剂成分过敏者
	依普黄酮	用于改善骨质疏松症的骨量减少	禁用于对依普黄酮过敏者，低钙血症患者

三、合理用药原则

（一）药物治疗原则

1. 基本骨营养补充 抗骨质疏松症的治疗应强调在充足钙与维生素 D 营养补充的基础上，钙和维生素 D 的使用应贯穿于整个骨质疏松治疗过程，与抑制骨吸收药和促进骨形成药合用可提高骨密度，预防骨折风险。

2. 抑制骨吸收 抑制骨吸收药通过减少破骨细胞的生成或减少破骨细胞活性来抑制骨吸收，对于快速骨丢失的严重骨质疏松症患者可使用该类药物进行治疗。

3. 促进骨形成 特立帕肽能促进成骨祖细胞增生分化，直接抑制成骨细胞凋亡，延长成骨作用时间，促进骨衬里细胞向成骨细胞转化及刺激成骨细胞产生转化生长因子发挥其骨合成效应，在促进骨形成方面有明确的疗效。

4. 其他机制类 该类药物能减慢骨重建，兼具抑制骨吸收和刺激成骨细胞生长作用，如锶盐雷奈酸锶和异黄酮衍生物依普黄酮。

5. 用药疗程 抗骨质疏松症药物疗程应个体化，所有治疗应至少持续 1 年，建议静脉双膦酸盐治疗 3 年，口服双膦酸盐治疗 5 年，疗程结束后对骨折风险进行评估，如为低风险，可考虑实施药物假期；如骨折风险仍高，可以继续使用双膦酸盐或换用其他抗骨质疏松症药物。特立帕肽疗程为 18~24 个月，降钙素连续使用时间一般不超过 3 个月。

（二）治疗药物选用

1. 对低、中度骨折风险者 如相对年轻的绝经后妇女，骨密度水平较低但无骨折史的患者，首选口服药物如阿仑膦酸钠治疗。

2. 对口服不能耐受、依从性欠佳及高骨折风险者 如多发椎体骨折或髋部骨折的老年患者、骨密度水平极低的患者，可考虑使用注射剂如唑来膦酸、特立帕肽治疗。

3. 对于仅存在椎体骨折高风险，而髋部和非椎体骨折风险不高的患者 可考虑选用雌激素或选择性雌激素受体调节药如雷洛昔芬治疗。

4. 新发骨折伴疼痛的患者 可考虑短期使用降钙素治疗。原发性骨质疏松症治疗药物的选用见表 4-4-2。

表 4-4-2　原发性骨质疏松症治疗药物的选用

药物种类	用药指征	推荐药物	备选药物
骨营养补充药	用于骨三醇和钙减少所致的骨质疏松症	阿法骨化醇	碳酸钙（或碳酸钙＋维生素 D）、骨化三醇
抑制骨吸收药	用于破骨细胞骨吸收功能活跃所致的骨质疏松症	阿仑膦酸钠	唑来膦酸、利寒膦酸钠、雷洛昔芬、鲑降钙素、依降钙素
促进骨形成药	用于成骨细胞活性减弱所致的骨质疏松症	无	特立帕肽
其他机制类	兼用于破骨细胞和成骨细胞功能失调所致的骨质疏松症	无	雷奈酸锶、依普黄酮

任务实施

一、任务实施提示

（一）用药指导

1. 用药方法　骨质疏松症药物治疗时，应严格按照药品说明书要求和医生处方（或医嘱）给药，药师、患者不得随意更换药物或调整用药，见表 4 – 4 – 3。

表 4 – 4 – 3　抗骨质疏松症药物的用法用量

类别	代表药物	用法用量	特殊人群用药
骨营养补充药	阿法骨化醇	成人：每次 0.5μg，口服，每日一次	妊娠期妇女不宜使用
	碳酸钙（或碳酸钙 + 维生素 D_3）	片剂 0.3g/颗粒剂 0.25g，每日 1 ~ 4 片或每日一包，分次温水送服；咀嚼片 0.5g，咀嚼后咽下，每日 1 ~ 2 次	
	骨化三醇	成人：0.25μg，口服，每日 2 次	儿童不推荐使用；老年人服用期间建议监测血钙和血肌酐浓度
抑制骨吸收药	阿仑膦酸钠	成人：70mg，早餐前至少 30 分钟空腹，用 200mL 温开水送服，每周一次	轻、中度肾功能减退者慎用；妊娠期妇女不宜用
	唑来膦酸	成人：5mg，静脉滴注，不得小于 15 分钟，每年一次	不建议儿童和 18 周岁以下青少年患者使用
	利塞膦酸钠	成人：5mg，餐前 30 分钟，直立位 200mL 清水送服，服药后 30 分钟内不宜卧床，每日一次	
	雷洛昔芬	成人：60mg，口服，每日一次	儿童不适用
促进骨形成药	鲑降钙素	50IU/d 或隔日 100IU，皮下或肌内注射；每日或隔日 100 ~ 200IU（2 ~ 4 喷），单次或分次给药，喷鼻	妊娠期和哺乳期妇女不推荐使用
	依降钙素	成人：10IU，肌内注射，每周 2 次	
	特立帕肽	成人：20μg，大腿或腹部皮下注射，每日 1 次	不得用于严重肾功能不全患者，不得用于 <18 岁的青少年和开放性骨骺的青年
抑制骨吸收和促进骨形成双重作用药物	雷奈酸锶	2g，睡前口服，每日 1 次	重度肾功能损害时不建议使用；儿童和青少年患者不建议使用
	依普黄酮	成人：每次 200mg，饭后口服，每日三次	妊娠期和哺乳期妇女不宜服用；儿童、青少年不宜服用

2. 不良反应与防治

（1）阿法骨化醇　小剂量单独使用（ <1.0μg/d）一般无不良反应，长期大剂量用药或与钙剂合用可能会引起高钙血症和高钙尿症，建议定期检查患者血钙和尿钙水平。

（2）碳酸钙（或碳酸钙 + 维生素 D_3）　常见的不良反应有嗳气和便秘，一般无需停药。

（3）骨化三醇　不良反应发生率低（ <0.001%），长期大剂量用药可能会引起高血钙综合征或钙中毒，建议定期检查患者血钙或尿钙水平。

（4）阿仑膦酸钠　耐受性良好，少数患者可见腹痛、腹泻、恶心、消化不良等，不良反应通常轻微，一般不需要停止治疗。

（5）唑来膦酸　最常见的不良反应为发热，其他常见的有流感样症状如寒战、疲劳、无力和疼痛，多数情况下无需特殊处理，会在 24 ~ 48 小时内自动消退。

（6）利塞膦酸钠　常见不良反应有消化系统不良反应如吞咽困难、食道炎、食道或胃溃疡和流感样综合征如头痛、头晕、皮疹、关节痛等。

（7）雷洛昔芬　常见不良反应有潮热、出汗、腿部痉挛，绝大多数不良反应无需停止治疗。

（8）鲑降钙素和依降钙素　可出现恶心、呕吐、头晕、轻度的面部潮红伴发热感，这些反应常自发性消退，仅在极少数患者需暂时性减少剂量。

（9）特立帕肽　有恶心、肢体疼痛、头痛和头晕。

（10）雷奈酸锶　有轻微恶心和腹泻，严重不良反应如静脉血栓，严重的超敏反应综合征，特别是伴有嗜酸性粒细胞增多和全身症状的药疹，需要停止使用雷奈酸锶并开始糖皮质激素治疗，通常结果良好。

（11）依普黄酮　有胃纳减退、恶心、呕吐、腹痛、腹胀。

3. 药物相互作用（表4-4-4）

表4-4-4　抗骨质疏松症药物与其他药物相互作用一览表

合用药物	相互作用结果
双膦酸盐类＋牛奶/抗酸剂/含二价阳离子药	显著降低生物利用度
双膦酸盐类＋氨基糖苷类药物	增加低血钙风险
降钙素＋抑酸药	后者疗效增强
骨化三醇＋噻嗪类利尿剂/洋地黄毒苷类药物	增加高钙血症的危险，易诱发心律失常
骨化三醇＋胆汁酸合剂	减少骨化三醇在肠道的吸收
特立帕肽＋洋地黄	瞬时提高血钙水平，易导致洋地黄中毒
依普黄酮＋雌激素/茶碱/香豆素类抗凝剂	后者作用增强，应慎用

（二）健康教育与慢病管理 🔵微课

1. 合理营养　多摄入富含钙元素食品，如牛奶、鸡蛋，豆类及豆制品、鱼虾、海产品、贝类等。炖排骨汤时，可加一些醋让大骨中的钙释出。各种维生素的摄入对防止骨质疏松也很有用。

2. 戒烟限酒　饮酒过多过频致使胃分泌激素增加，易使钙质从骨质流失，吸烟会增加血液酸度，使骨质溶解。戒烟酒是防止骨质疏松的良策。

3. 多晒太阳　以增进体内维生素D的合成，帮助身体中钙的吸收，强化骨质。适当活动，可以改善骨骼的血液供应，增加骨密度。

4. 正确姿势　不要弯腰驼背，以免增加骨骼的负担。要加强安全防护，防止各种意外伤害。

5. 合理用药　骨质疏松的治疗是长期的、缓慢的过程，不能擅自停药。尽管患者自己在短时间内可能感受不到疗效，但是也必须按照医嘱用药或停药。

6. 定期复查　做X光摄影及骨密度检查。

二、实训演练与评价

以4~6人组成实训小组，扫码进入案例库，从中选择一个案例，并进行小组讨论，根据选择的案例设计用药指导情境，每组推选2名同学分别扮演药师和骨质疏松症患者，在班内或实训场所进行骨质疏松症用药指导汇报。由带教老师和其他各组同学进行评价。

案例库

项目	考核内容		标准分（100 分）	评分标准	得分
职业素养（15 分）	仪表、着装符合要求		3 分	学生着工作服；女生不得披头发，不可浓妆艳抹，不得佩戴过于鲜艳、花哨的饰品，如大型耳环、项链、手镯等，不留长指甲，指甲不涂色；男女生不得穿拖鞋	
	语速适中，表达清晰		3 分	用词准确（2 分），语句流畅（1 分）	
	具备同理心		3 分	尊重患者，能够站在患者角度思考问题	
	讲解科学，通俗易懂		3 分	尽量避免使用患者听不懂的专业术语，多使用日常语言	
	认真倾听，有效反馈		3 分	耐心、认真地听患者诉说自己的感受和问题，对患者言语中表达出的信息进行准确分析和把握，并作出及时、合适的响应和反馈	
实训实施（85 分）	用药指导（55 分）	用药剂量与频次	5 分	剂量正确（3 分）；频次正确（2 分）若随意更改医生处方/医嘱，则该项不得分	
		药物剂型与给药方法	15 分	（1）普通片剂/颗粒剂/咀嚼片/注射剂/喷剂等给药剂量正确（5 分）（2）给药方法和部位正确（5 分）	
		给药时间	10 分	（1）给药时间正确（5 分）（2）服药的注意事项交代正确，如直立位 200mL 清水送服，服药后 30 分钟内不宜卧床（5 分）	
		不良反应与防治	10 分	说出药物常见不良反应（5 分），提出不良反应的防治方法（5 分）	
		药物储存方法	5 分	正确指导药物的储存方法	
		其他	10 分	说明联合用药的理由和药物相互作用时的用药注意事项；指出饮食对药效的影响等	
	健康教育与慢病管理（30 分）	疾病知识教育	10 分	能从疾病病因、高危因素、治疗进展和预后等方面给出科学阐述，帮助患者正确认识和预防骨质疏松	
		生活健康知识教育	10 分	戒烟酒是防钙流失的有效方法；多晒太阳，可促进钙的吸收，强化骨质；适度运动，可以改善骨骼的血流供应，增加骨密度；骨质疏松的治疗是长期的、缓慢的过程，不能擅自停药	
		定期复查	10 分	保持正确姿势，不要弯腰驼背，以免增加骨骼的负担，要加强安全防护（5 分）；定期做 X 线及骨密度检查（5 分）	
合计					

目标检测

答案解析

一、A 型选择题

1. 需要在肝脏中转化才能发挥作用的药物是（　　）
   A. 阿仑膦酸钠　　　　　　B. 降钙素　　　　　　C. 骨化三醇
   D. 阿法骨化醇　　　　　　E. 钙制剂

2. 可以用于绝经后骨质疏松的激素类药物是（　　）
   A. 雌激素　　　　　　　　B. 雄激素　　　　　　C. 孕激素

    D. 甲状腺激素　　　　　　　　　E. 盐皮质激素

3. 鲑降钙素的特点，不正确的是（　　）

    A. 用于降低破骨细胞活性和数目　　　　B. 直接抑制骨吸收，减慢骨转换

    C. 抑制骨吸收药　　　　　　　　　　　D. 可出现恶心、呕吐、头晕

    E. 轻度的面部潮红伴发热感

4. 同时具有抑制骨吸收和刺激骨形成作用的药物是（　　）

    A. 生长激素　　　　　　　B. 降钙素　　　　　　　　C. 同化类固醇

    D. 甲状旁腺素　　　　　　E. 依普黄酮

5. 通过刺激骨形成而抗骨质疏松的药物是（　　）

    A. 依普黄酮　　　　　　　B. 氟制剂　　　　　　　　C. 降钙素

    D. 双膦酸盐　　　　　　　E. 阿仑膦酸钠

6. 通过抑制骨吸收而抗骨质疏松的药物是（　　）

    A. 氟制剂　　　　　　　　B. 甲状旁腺素　　　　　　C. 生长激素

    D. 阿仑膦酸钠　　　　　　E. 同化激素

7. 属于骨营养补充药的是（　　）

    A. 阿法骨化醇　　　　　　B. 阿仑膦酸钠　　　　　　C. 唑来膦酸

    D. 利塞膦酸钠　　　　　　E. 雷洛昔芬

8. 骨质疏松症的预防错误的是（　　）

    A. 摄入富含钙元素的食品　　　　　　　B. 戒烟限酒

    C. 多晒太阳　　　　　　　　　　　　　D. 对行走不稳的老年人无需加强安全防护

    E. 适当运动

二、X 型选择题

9. 关于阿仑膦酸钠的用法，说法正确的是（　　）

    A. 成人：每周一次，每次 70mg　　　　B. 早餐前至少 30 分钟空腹

    C. 用 200mL 温开水送服　　　　　　　D. 轻、中度肾功能减退者慎用

    E. 妊娠期妇女不宜用

10. 关于鲑降钙素下列说法正确的是（　　）

    A. 用药后可出现恶心、呕吐、头晕轻度的面部潮红伴发热感

    B. 促进骨形成药

    C. 50IU/d 或隔日 100IU，皮下或肌内注射

    D. 每日或隔日 100～200IU（2～4 喷），单次或分次给药，喷鼻

    E. 妊娠期和哺乳期妇女不推荐使用

（黄小琼）

书网融合……

重点小结　　　　　　微课　　　　　　习题

模块五 泌尿、生殖系统常见病用药指导

项目一 尿路感染用药指导

PPT

> **学习目标**
>
> 知识目标：
> 1. **掌握** 尿路感染的药物治疗原则和治疗药物选用方法。
> 2. **熟悉** 尿路感染的分类、典型症状和常用治疗药物。
> 3. **了解** 尿路感染的病因和临床表现。
> 能力目标：能结合医生诊断和用药方案对尿路感染患者开展用药指导和健康教育。
> 素质目标：培养学生积极参与尿路感染防治的职业使命感和社会责任感。

> **情境导入**
>
> **情境：**患者，女，40 岁，突发尿频、尿急、尿痛，尿常规检查结果显示白细胞升高，镜下出现血尿。临床诊断：急性膀胱炎。医生处方：阿莫西林，500mg，口服，t. i. d. 。
>
> **思考：**作为药师，如何对该尿路感染患者进行用药指导？
>
> 扫一扫，知解析

理论知识

尿路感染（urinary tract infection，UTI），又称为泌尿道感染，是由于各种病原体在尿路中生长、繁殖而引起的感染性疾病。尿路感染是仅次于呼吸道感染的第二大感染性疾病，好发于婴儿和老年人等免疫力低下人群。成年女性的发病率明显高于男性，据统计，超过 60% 的女性一生中至少会出现一次尿路感染。

一、疾病概要

尿路感染以细菌性为主，多为革兰阴性菌感染，其中最常见的致病菌为大肠埃希菌，少部分为革兰阳性菌引起，极少数为真菌、原虫或病毒感染。常见的易感因素包括：①女性尿道短且毗邻阴道口，易发生感染。②不洁性生活、习惯性憋尿等不良习惯。③长期使用免疫抑制剂、长期卧床等免疫力低下情况。④结石、前列腺增生等结构性尿路梗阻。⑤膀胱－输尿管反流、神经源性膀胱等功能性尿路梗阻。⑥留置导尿管、膀胱镜检查、逆行性尿路造影等医学检查致尿路黏膜损伤，诱发感染。不同部位的尿路感染对应症状有所不同。①膀胱炎：为下尿路感染，主要临床表现为尿频、尿急、尿痛，耻骨上膀胱区域或会阴部不适，伴有尿道灼烧感，一般无全身症状。②肾盂肾炎：为上尿路感染，急性肾盂肾炎起病较急，除泌尿系统症状外还伴有寒战、高热、腰痛、呕吐等症状，患侧或双侧腰部胀痛，肋脊角有明显压痛或叩击痛。慢性肾盂肾炎全身及泌尿系统局部表现不典型，有时仅表现

为无症状细菌尿，超半数患者有急性肾盂肾炎病史，病情持续可能恶化为慢性肾衰竭。③无症状细菌尿：尿液样本中可检测到细菌，但无尿路感染症状。④复杂性尿路感染：此类患者多为免疫低下或尿路异常，临床表现差异较大。

二、常用治疗药物 🔲 微课

目前，临床常用的治疗尿路感染药物主要为半合成青霉素类、头孢菌素类、喹诺酮类等抗菌药（表5-1-1）。

表5-1-1 治疗尿路感染常用药物

类别	代表药物	作用特点	禁忌证
半合成青霉素类	阿莫西林、匹美西林	（1）可口服 （2）抗菌谱较广，对革兰阴性杆菌有较强的抗菌效果	有青霉素类过敏史的患者、传染性单核细胞增多症患者
头孢菌素类	头孢呋辛、头孢克肟	（1）可口服 （2）抗菌谱广，对革兰阴性杆菌作用较强	摄入酒精、对头孢菌素类药物过敏者
喹诺酮类	左氧氟沙星、诺氟沙星	（1）属广谱类抗菌药，对革兰阴性菌杀菌效果强 （2）以原型经肾排出，尿液中药物浓度较高	妊娠期及哺乳期妇女、对喹诺酮类药物过敏者、18岁以下患者
磺胺类	复方磺胺甲噁唑	（1）抗菌谱广，对革兰阴性菌和阳性菌均有较强的抗菌活性 （2）尿药浓度高于血药浓度	巨幼细胞贫血者、妊娠期及哺乳期妇女、2个月以内婴儿、重度肝肾功能损害者
硝基呋喃类	呋喃妥因	（1）副作用小 （2）可预防尿路感染	无尿、少尿或肾功能明显受损者、孕晚期、分娩或即将分娩妇女、新生儿
碱性药物	碳酸氢钠	碱化尿液、缓解症状	未确诊的急性上腹痛、不明原因的消化道出血患者

三、合理用药原则

尿路感染易反复发作，应积极寻找病因，及时去除诱因，足量、足疗程的针对致病菌进行抗感染治疗，避免反复感染和发作。

（一）药物治疗原则

选用对致病菌敏感的抗生素，疗程结束后2周和6周复查尿菌为阴性即可判定为痊愈。若治疗7天后症状无改善，应按照药敏结果调整用药方案。优先选用肾毒性小、不良反应少、在尿液中浓度较高的抗菌药物。当出现耐药时，应进行联合用药治疗。

（二）治疗药物选用

尽量选用对致病菌敏感的抗菌药，一般首选对革兰阴性杆菌作用强且在尿液中浓度较高的杀菌性抗菌药物。

1. 急性膀胱炎　一般患者可根据自身情况任选一种半合成青霉素类、头孢菌素类、喹诺酮类或磺胺类等抗菌药，连用3天，大部分患者可治愈。女性单纯性膀胱炎可选用复方磺胺甲噁唑、呋喃妥因等抗菌药，对正常菌群影响较小。

2. 肾盂肾炎　急性发作期及急性肾盂肾炎宜口服单一抗菌药，常用药物有喹诺酮类、半合成青霉素类或头孢菌素类，疗程10~14日。严重感染者应住院治疗，肌内或静脉注射抗菌药，常用药物为喹诺酮类、半合成青霉素类。耐药患者可选用碳青霉烯类，必要时联合用药。

3. 复杂性尿路感染　包括再感染和复发。再感染患者治疗方法同首次发作，若半年内发生 2 次以上者，可用长程低剂量抑菌治疗，每晚睡前排尿后服用小剂量抗菌药一次。反复发作者，可给予长程低剂量抑菌药进行治疗。复杂性肾盂肾炎需及时去除诱因，并按照药敏试验结果选择强效杀菌性抗菌药。

任务实施

一、任务实施提示

（一）用药指导

1. 用药方法　治疗尿路感染使用药物时，应按照药品说明书要求和医生处方（或医嘱）给药，药师、患者不得随意调整用药剂量。

表 5 - 1 - 2　常用治疗尿路感染药物的服用剂量与频次

口服药物	每日剂量（mg）	每日给药次数
半合成青霉素类抗生素		
阿莫西林	500	3
匹美西林	400	3
头孢菌素类抗生素		
头孢氨苄	500	3
头孢呋辛	750～1500	3～4
头孢克肟	100	2
喹诺酮类抗菌药		
左氧氟沙星	200～400	1
诺氟沙星	400	2
氧氟沙星	200～300	2
环丙沙星	500～750	2
氟罗沙星	200～400	1～2
磺胺类抗菌药		
复方磺胺甲噁唑	960	2
硝基呋喃类抗菌药		
呋喃妥因	50～100	3～4
其他辅助用药		
碳酸氢钠	500～2000	3

2. 不良反应与防治

（1）半合成青霉素类　常见腹泻、呕吐等消化道反应，荨麻疹等过敏反应。

（2）头孢菌素类　常见恶心、呕吐、食欲不振等胃肠道反应，皮疹、荨麻疹、药物热等过敏反应，对肠道菌群有较强的抑制作用，长期或大剂量使用头孢菌素类抗生素可致菌群失调。

（3）喹诺酮类　常见食欲不振、上腹部隐痛、恶心、呕吐、腹泻或便秘等胃肠道症状，饭前服药可以减少发生。用药后应尽量避免日光或紫外光暴露，以防出现晒伤、水泡、水肿等光毒性反应。有增加肌腱炎和肌腱断裂的风险；可能引发神经肌肉阻断，使重症肌无力恶化。偶见嗜睡、头痛、头晕及肢体麻木等中枢神经系统反应。

（4）复方磺胺甲噁唑　常见药疹等过敏反应。可发生结晶尿、血尿和管型尿，偶有发生间质性肾炎和肾小管坏死等泌尿系统损伤，用药期间应足量饮水。葡萄糖－6－磷酸脱氢酶缺乏症患者可能发生溶血性贫血，用药期间应检测血液指标变化。极少数患者可能发生黄疸、肝功能减退等肝损伤。

（5）呋喃妥因　常见恶心、呕吐、食欲缺乏和腹泻等胃肠道反应。少数患者可能出现肝炎、胆汁淤积性黄疸、肝坏死等，皮疹、中性粒细胞减少等反应。葡萄糖－6－磷酸脱氢酶缺乏症患者可能发生溶血性贫血，用药期间应注意监测血液指标变化。头晕、头痛、嗜睡、眼球震颤等神经系统反应偶有发生，多为可逆，严重者可出现周围神经炎。长期使用可能出现假膜性肠炎。偶发咳嗽、发热、胸痛、肺部浸润和嗜酸性粒细胞增多等急性肺炎表现，长期服用患者偶见间质性肺炎或肺纤维化。

（6）碳酸氢钠　口服后由于在胃内产生大量 CO_2，可引起呃逆、胃肠胀气等症状。剂量过大时可能出现水肿、肌痛、呼吸减慢等症状。

知识链接

科学使用抗生素，减少耐药菌出现

细菌作为一种广泛存在的生物体，可以多种形式获得对抗菌药物的抵抗作用，逃避被杀灭的危险，获得抵抗能力的细菌被称为"耐药细菌"。这本是一种自然现象，但抗生素的滥用加剧了这一变化，使细菌从单一耐药逐步转变为多重耐药，甚至出现"超级耐药菌"。部分耐药菌株的耐药性既可被其他细菌获得，也会传给下一代，这种情况继续恶化下去很可能使人类面临感染时无药可用的境地。因此，细菌耐药性研究已成为全球医学界共同关注的问题，遏制细菌耐药性已成为医药卫生领域的热点之一。据估算，到2050年，全球范围内每年将有1000万人死于细菌耐药。作为药学工作者，应向患者提倡使用抗生素的原则：严格掌握适应证，根据药物敏感情况选择用药，按时服药、及时停药，严格控制预防用抗生素的范围和方法，合理选择联用药物，尽量避免局部外用抗生素。规范使用抗生素，避免治疗过程中出现耐药菌株，为自己的医疗选择留条路。

3. 药物相互作用（表5-1-3）

表5-1-3　尿路感染常用药物间或与其他药物相互作用一览表

合用药物	相互作用结果
半合成青霉素类/头孢菌素类抗生素/呋喃妥因＋丙磺舒	抗生素类血药浓度升高，体内作用时间延长
半合成青霉素类/头孢菌素类抗生素＋口服抗凝药	凝血酶原时间延长
半合成青霉素类＋抑菌药（磺胺类/大环内酯类/四环素类）	干扰青霉素类杀菌效果
头孢菌素类抗生素＋乙醇	双硫仑样反应
喹诺酮类＋含金属离子药物	影响离子吸收
喹诺酮类＋降糖药	血糖紊乱
复方磺胺甲噁唑＋口服抗凝药/口服降糖药/甲氨蝶呤/苯妥英钠/硫喷妥钠	导致药物作用时间延长，增加不良反应和毒性反应风险
呋喃妥因＋碳酸氢钠	降低呋喃妥因药效

（二）健康教育

1. 生活方式

（1）多饮水，勤排尿　尿路感染急性期需要足量饮水，2～3小时排尿一次，以冲洗膀胱和尿道，避免细菌在尿路繁殖增生。养成良好的排尿习惯，不要憋尿，有尿意立即排尿。

（2）注意会阴部清洁卫生　选择透气性好的衣物，尽量保持会阴部干爽、卫生，以减少尿道口细菌数量。月经期、妊娠期和产褥期女性尤其需要注意保持阴部卫生，避免细菌过度繁殖。男性如果包皮过长，应及时清洁，必要时进行手术治疗，包茎患者应尽快进行手术治疗，避免尿路反复感染和发作。

（3）尽量避免尿路器械使用，必须应用时应进行严格无菌操作　在使用尿路器械48小时后，应做尿培养，以观察有无尿路感染发生。若在尿路器械检查前已有菌尿者，应先服用抗菌药控制感染。有反复尿路感染史或尿路异常患者，在尿路器械检查前后48小时可服用抗菌药预防感染。

（4）留置导尿管强化教育　如必须留置导尿管，前3天可预防性给予抗菌药以避免或延缓尿路感染的发生。留置期间应足量饮水，确保每日排尿量1500～2000mL，避免导管结痂。及时检查导管系统的闭合状态，更换引流袋时，应仔细洗手，并用酒精消毒接口。

（4）发作期避免性生活　性交前男女均应清洗会阴部，性交后因立即排尿并冲洗。若反复出现与性生活有关的尿路感染，可在性交后口服一次常用量抗菌药进行预防。

（5）提高免疫力　应注意保暖，在平时生活中加强体育锻炼，提高机体免疫力，养成良好的卫生习惯。

二、实训演练与评价

以4～6人组成实训小组，扫码进入案例库，从中选择一个案例，并进行小组讨论，根据选择的案例设计用药指导情境，每组2名同学分别扮演药师和尿路感染患者，在班内或实训场所进行尿路感染用药指导汇报。由带教老师和其他各组同学进行评价。

案例库

项目	考核内容		标准分（100分）	评分标准	得分
职业素养（15分）	仪表、着装符合要求		3分	学生着工作服；女生不得披头发，不可浓妆艳抹，不得佩戴过于鲜艳、花哨的饰品，如大型耳环、项链、手镯等，不留长指甲，指甲不涂色；男女生不得穿拖鞋	
	语速适中，表达清晰		3分	用词准确（2分），语句流畅（1分）	
	具备同理心		3分	尊重患者，能够站在患者角度思考问题	
	讲解科学，通俗易懂		3分	尽量避免使用患者听不懂的专业术语，多使用日常语言	
	认真倾听，有效反馈		3分	耐心、认真地听患者诉说自己的感受和问题，对患者言语中表达出的信息进行准确分析和把握，并作出及时、合适的响应和反馈	
实训实施（85分）	用药指导（55分）	用药剂量与频次	10分	剂量正确（5分）；频次正确（5分）若随意更改医生处方/医嘱，则该项不得分	
		药物剂型与给药方法	5分	普通片剂，给药方法正确	
		不良反应与防治	15分	说出药物常见不良反应（10分），提出不良反应的防治方法（5分）	
		药物储存方法	5分	正确指导药物的储存方法	
		其他	15分	说明联合用药的理由和药物相互作用时的用药注意事项；指出饮食对药效的影响等（15分）	

续表

项目	考核内容		标准分 （100 分）	评分标准	得分
实训 实施 （85 分）	健康教育 与慢病管 理（30 分）	疾病知识教育	15 分	能从疾病病因、高危因素、治疗进展和预后等方面给出科学阐述，帮助患者正确认识和预防尿路感染	
		生活健康知识教育	15 分	能从饮食、饮水、适度运动、个人卫生等方面给出合理化建议	
合计					

目标检测

答案解析

一、A 型选择题

1. 尿路感染最常见的致病菌是（　　）

    A. 大肠埃希菌　　　　　　　　B. 变形杆菌　　　　　　　　C. 原虫

    D. 葡萄球菌　　　　　　　　　E. 肺炎链球菌

2. 患者尿路感染，在无病原学结果前，一般首选（　　）

    A. 针对革兰阴性杆菌的抗菌药物　　　　　B. 针对革兰阳性杆菌的抗菌药物

    C. 针对革兰阴性球菌的抗菌药物　　　　　D. 针对革兰阳性球菌的抗菌药物

    E. 利尿药联合非甾体抗炎药

3. 妊娠期尿路感染不宜选用的是（　　）

    A. 阿莫西林　　　　　　　　　B. 呋喃妥因　　　　　　　　C. 头孢菌素

    D. 氨苄西林　　　　　　　　　E. 左氧氟沙星

4. 患儿，女，14 岁，以"尿频、尿急、尿痛 2 天"之主诉就诊，临床诊断为急性膀胱炎，该患者不可选用的药物是（　　）

    A. 复方磺胺甲噁唑　　　　　　B. 阿莫西林　　　　　　　　C. 头孢他啶

    D. 头孢氨苄　　　　　　　　　E. 左氧氟沙星

5. 治疗大肠埃希菌所致的尿路感染，不宜选用的抗菌药物是（　　）

    A. 左氧氟沙星　　　　　　　　B. 阿莫西林　　　　　　　　C. 头孢呋辛

    D. 阿奇霉素　　　　　　　　　E. 复方磺胺甲噁唑

6. 下列不是尿路感染易感因素的是（　　）

    A. 不洁性活动　　　　　　　　B. 尿路梗阻　　　　　　　　C. 过度憋尿

    D. 细菌感染　　　　　　　　　E. 膀胱镜检查

7. 尿路感染时应告知患者多饮水，其目的是（　　）

    A. 冲洗尿路　　　　　　　　　B. 缓解尿频　　　　　　　　C. 营养需要

    D. 退热发汗　　　　　　　　　E. 治疗腰痛

二、X 型选择题

8. 关于尿路感染的预防，说法正确的有（　　）

    A. 多饮水、勤排尿

    B. 注意会阴部清洁

    C. 尽量避免尿路器械的使用，必需应用时，严格无菌操作

　　D. 如必须留置导尿管，前 3 天给予抗菌药物可延迟尿路感染的发生

　　E. 增强机体免疫力

9. 抗尿路感染治疗原则有（　　）

　　A. 对不同类型的尿路感染给予不同治疗疗程

　　B. 药物在尿和肾内的浓度要高

　　C. 选用肾毒性小、副作用少的抗菌药物

　　D. 单一药物治疗失败时应联合用药

　　E. 无病原学结果前，一般首选对革兰阳性杆菌有效的抗菌药物

（宋月雯）

书网融合……

| 重点小结 | 微课 | 习题 |

PPT

项目二　阴道炎用药指导

学习目标

知识目标：

1. **掌握**　阴道炎的药物治疗原则和治疗药物选用方法。

2. **熟悉**　阴道炎的分类、典型症状和常用治疗药物。

3. **了解**　阴道炎的病因和临床表现。

能力目标： 能结合医生诊断和用药方案对阴道炎患者开展用药指导和健康教育。

素质目标： 培养学生积极参与阴道炎防治的职业使命感和社会责任感。

情境导入

　　情境： 患者，女，28 岁。近期突然出现白带增多，伴有恶臭，外阴瘙痒难忍。医院检查：外阴红，阴道充血，白带多，稀薄，呈灰白色。临床诊断：细菌性阴道炎。医生处方：0.75% 甲硝唑凝胶，阴道给药，q.d. 。

　　思考： 作为药师，如何对该患者进行用药指导？

扫一扫，知解析

理论知识

　　阴道炎（vaginitis）是妇科常见病和多发病，由各种病原体感染导致阴道黏膜炎性疾病的总称，也与外部刺激、激素水平异常有关。其反复发作最终将导致多种慢性妇科炎症，影响女性日常生活和

健康。因此，积极预防和控制阴道炎发生，可有效保护广大女性身体健康。

一、疾病概要

正常阴道内有微生物寄居，包括乳酸杆菌、大肠埃希菌等多种需氧菌及兼性厌氧菌，也含有专性厌氧菌、支原体及假丝酵母菌等多种微生物共同构成阴道微生物群。阴道与这些微生物之间形成生态平衡，呈酸性环境，能抑制致病菌，炎症一般不易出现。当雌激素水平下降、阴道 pH 升高、长期使用广谱抗生素、或机体免疫力低下时，阴道微生物平衡被破坏，使其他致病病原体成为优势菌，可引发炎症。根据致病病原体可分为：①滴虫性阴道炎。由阴道毛滴虫引起，多以泡沫状黄白色稀薄液体为特征，伴有阴道分泌物增多和外阴瘙痒，间或有灼热、疼痛、性交痛等。②细菌性阴道炎。是阴道内菌群失调导致的混合感染。多发生在性活跃期妇女，主要症状为阴道分泌物增多，呈灰白色、均匀一致，有鱼腥臭味，性交后加重，可伴有轻度外阴瘙痒或烧灼感，10%~40% 患者无临床症状。③外阴阴道假丝酵母菌病。由假丝酵母菌引起，以白色稠厚分泌物为特征，念珠菌感染患者白带呈豆腐渣样，伴有外阴瘙痒，严重时坐卧不宁。④萎缩性阴道炎。多发生于绝经后妇女，因雌激素水平降低，阴道黏膜萎缩，乳酸杆菌不再为优势菌导致的混合感染。女性生殖系统炎症不仅危害患者，还可危害胎儿和新生儿，因此，对生殖系统炎症应积极防治。

知识链接

白带，女性健康的"晴雨表"

白带是女性阴道的分泌物，由阴道黏膜渗出物、宫颈管及子宫内膜腺体分泌液混合而成。正常情况下，白带的质与量随月经周期而改变。月经周期不同阶段，白带会有不一样的变化。排卵期的白带通常为透明且黏稠。月经即将开始和刚刚结束时，白带呈乳白色且质地浓稠，在内裤内衬上变干时会略呈黄色。正常的荷尔蒙水平波动也会令阴道分泌出像水一样的清澈液体，运动过后这种分泌物尤其多。月经即将结束时，残余经血和组织细胞从子宫内脱落，使白带变成棕色，两三天后会恢复正常。白带的多少是随着月经周期变化的，同时也与身体释放的荷尔蒙水平有关，青春期、怀孕、生产、性高峰、绝经和激素避孕造成的荷尔蒙波动都会导致白带发生变化。正常的白带几乎没有气味，若突然闻起来有鱼腥味、臭味、异常黏稠或者量突然增大，这些都是阴道炎症的表现，需要及时就医，尽早治疗，避免病情恶化。

二、常用治疗药物 📱微课

不同类型的阴道炎治疗使用药物不同，常见药物有硝基咪唑类抗滴虫药，林可霉素类抗菌药，咪唑类、多烯类、三唑类抗真菌药，雌激素类等（表5-2-1）。

表5-2-1 阴道炎常用治疗药物

类别	代表药物	作用特点	禁忌证
硝基咪唑类	甲硝唑、替硝唑	（1）有较强的抗厌氧菌作用，对乳酸菌影响较小 （2）局部用药与口服用药疗效相似	对硝基咪唑类过敏者、活动性中枢神经系统疾患患者、血液病者
林可霉素类	克林霉素	对大对数革兰阳性菌和各种厌氧菌具有良好的抗菌作用	对本品过敏患者

续表

类别	代表药物	作用特点	禁忌证
咪唑类抗真菌药	咪康唑、克霉唑	外用为主，抗真菌效果好	对本品过敏者、1 岁以下儿童
多烯类抗真菌药	制霉菌素	对念珠菌效果较好	对本品过敏者
三唑类抗真菌药	氟康唑、伊曲康唑	半衰期长，肝肾毒性较低，对浅部真菌疗效好	对本品过敏者、妊娠期妇女、心室功能障碍者
雌激素类	尼尔雌醇、雌三醇、替勃龙	全身用药时可缓解激素水平降低造成的其他症状	妊娠期妇女、已知或怀疑的恶性生殖系统疾病者、不明原因阴道出血患者、静脉血栓栓塞者

三、合理用药原则

阴道炎易反复发作，应积极寻找病因，及时去除诱因，足量、足疗程地针对致病因素进行治疗，避免反复感染和发作。

（一）药物治疗原则

阴道炎治疗时应注意切断传播途径，可根据个体情况个体化选择口服或局部用药杀灭病原体，在使用抗生素和抗真菌药物时应规范使用，避免反复发作。发生混合性阴道炎时患者应针对不同病原体，选择规范的抗菌药物，减少非必要的抗菌药物的使用，以减少不良反应发生，同时防止耐药发生阴道菌群紊乱。萎缩性阴道炎患者应及时补充雌激素，缓解阴道黏膜萎缩，同时适当给予抗生素抑制病原体生长。

（二）治疗药物选用

1. 滴虫性阴道炎 一般选用口服硝基咪唑类药物。妊娠期及哺乳期推荐选用甲硝唑，由于哺乳期应用甲硝唑治疗时在乳汁中可检出少量甲硝唑，服药后 12 ~ 24 小时内避免哺乳，以减少甲硝唑对婴儿的影响。夫妻双方应当同时治疗。

2. 细菌性阴道炎 单纯性细菌性阴道炎可选用口服硝基咪唑类或克林霉素进行治疗，也可选择0.75% 甲硝唑凝胶、甲硝唑阴道栓（片）、2% 克林霉素软膏、克林霉素阴道栓等局部用药进行治疗。妊娠期妇女由于阴道局部用药可能存在胎膜早破等风险，建议口服用药。哺乳期妇女应选择局部用药，尽量避免全身用药。复发性细菌性阴道炎一般为口服和局部用药联合治疗方案，进行长期治疗。

3. 外阴阴道假丝酵母菌病 单纯性发作一般为局部给药，也可口服氟康唑、伊曲康唑等抗真菌药物。严重患者可局部联合口服用药，反复发作患者需要在药敏试验后进行强化治疗。妊娠期及哺乳期妇女推荐局部用药。

4. 萎缩性阴道炎 补充雌激素，同时进行局部抗菌治疗。

任务实施

一、任务实施提示

（一）用药指导

1. 用药方法 治疗阴道炎使用药物时，应按照药品说明书要求和医生处方（或医嘱）给药，药师、患者不得随意调整用药剂量。

（1）剂量与频次（表5-2-2）

表5-2-2　常用治疗阴道炎药物的剂量与频次

药物	每日剂量（mg）	每日给药次数
滴虫性阴道炎		
甲硝唑	400	2
	2000	单剂量给药
替硝唑	2000	单剂量给药
细菌性阴道炎		
甲硝唑	400	2
替硝唑	1000~2000	1（2g为单剂量给药）
塞克硝唑	2000	1（2g为单剂量给药）
克林霉素	300	2
0.75%甲硝唑凝胶	5000	1
甲硝唑阴道栓（片）	200	1
2%克林霉素软膏	5000	1
克林霉素阴道栓	100	1
外阴阴道假丝酵母菌病		
硝酸咪康唑栓	50	1
硝酸咪康唑阴道片	100	1
硝酸咪康唑阴道软胶囊	400	1
硝酸咪康唑乳膏	5000	1
克霉唑片（阴道给药）	150	1
克霉唑阴道泡腾片	150	1
制霉菌素栓	500	1
氟康唑	150	单剂量给药
伊曲康唑	200	单剂量给药
萎缩性阴道炎		
雌三醇软膏	500	1
普罗雌烯阴道软胶囊	10	1
氯喹那多-普罗雌烯阴道片	200：10	1
结合雌激素软膏	500~2000	1
尼尔雌醇	1~2	2周1次
戊酸雌二醇	1	1
替勃龙	2.5	1
甲硝唑阴道栓（片）	200	1
氧氟沙星（外用）	100	1

（2）药物剂型与给药方法　阴道炎治疗一般选择阴道腔内给药，常见剂型为栓剂、阴道片、凝胶、乳膏、阴道泡腾片等。①用药前应洗净双手或戴指套，清洗外阴，最好以仰卧姿势用药，将栓剂、阴道片、凝胶等药物推置于阴道深处（阴道后穹窿部）即可；②阴道软胶囊、阴道片、阴道泡腾片为局部用药，不得口服，使用方式同其他阴道给药。

（3）药物储存　0.75%甲硝唑凝胶、阴道栓、乳膏等外用药，需密封、遮光，于阴凉（不超过20℃）干燥处存放。

2. 不良反应与防治

（1）硝基咪唑类抗菌药　全身给药时常见恶心、呕吐、食欲不振等消化道反应，还可出现头痛、眩晕、肢体麻木、共济失调、多发性神经炎等神经系统症状。

（2）林可霉素类抗生素　可见恶心、呕吐等胃肠道反应，极少数患者出现伪膜性肠炎。

（3）咪唑类抗真菌药　使用阴道片、乳膏、阴道软胶囊、栓剂等外用剂型时，偶见过敏、水疱、灼烧感、充血、瘙痒或皮肤丘疹、疼痛等皮肤刺激症状。

（4）三唑类抗真菌药　常见恶心、呕吐等消化道反应，以及头晕头痛、白细胞和血小板减少等反应，偶见可逆性转氨酶升高。

（5）雌激素类药物　局部用药偶见灼热、瘙痒等症状，偶发乳房胀痛。全身用药常见异常子宫出血、乳房胀痛、关节痛和脱发等症状。其中替勃龙耐受性较好，少有不良反应。

3. 药物相互作用（表5-2-3）

表5-2-3　阴道炎治疗药物间或与其他药物相互作用一览表

合用药物	相互作用结果
硝基咪唑类 + 口服抗凝药	凝血酶原时间延长，增加出血风险
硝基咪唑类 + 肝药酶诱导剂	降低抗菌效果，影响凝血
硝基咪唑类 + 乙醇	双硫仑样反应
林可霉素类 + 大环内酯类	抗菌效果下降
氟康唑 + 西沙比利/特非那定/阿司咪唑/奎尼丁/匹莫齐特/红霉素/胺碘酮	延长 Q-T 间期、心律失常等心脏毒性
氟康唑 + 磺酰脲类降糖药	低血糖
替勃龙 + 抗凝药	增加抗凝效果

4. 其他

使用结合雌激素期间，应避免食用葡萄柚及其加工食品。使用替勃龙等口服雌激素类药物时，最好每日在同一时间服用。

（二）健康教育

1. 生活方式

（1）选择合适衣裤　尽量避免穿着化纤内裤和紧身衣裤，可选择透气、宽松的棉质内裤。

（2）注意个人卫生　避免过度清洁，要留意个人的卫生，每天清洗外阴，不要使用强碱性的香皂或者洗液等清洗外阴或者阴道，日常以淋浴为主。洗脸、洗脚及清洗会阴的盆和毛巾等器具要独立分开，避免混用。患病期间及时更换内裤，保持外阴清洁、干燥。应将内衣裤、毛巾等高温消毒或使用消毒剂浸泡，杀灭致病菌，避免重复感染。

（3）避免过度刺激　大部分阴道炎会出现外阴瘙痒的情况，应避免使用热水烫洗外阴，会使外阴皮肤干燥粗糙，瘙痒更明显。清洗外阴时宜使用温水。瘙痒时不可用力抓挠，避免损伤皮肤，加重感染。

（4）发作期避免性生活　萎缩性阴道炎患者还应减少性生活频率，因阴道黏膜菲薄，阴道内弹性组织减少，频繁的夫妻生活会损伤阴道黏膜及黏膜内血管，使细菌乘机侵入。

（5）切勿盲目用药　出现了外阴瘙痒等不适，不要盲目使用一些含激素类药膏擦拭，激素具有抗免疫作用，会使感染蔓延，加重病情。

（6）坚持治疗　临床上阴道炎多为混合感染，部分患者为复杂性、反复发作，治疗周期长，容易复发，一定要坚持用药，不可擅自停药。

二、实训演练与评价

以 4~6 人组成实训小组，扫码进入案例库，从中选择一个案例，并进行小组讨论，根据选择的案例设计用药指导情境，每组 2 名同学分别扮演药师和阴道炎患者，在班内或实训场所进行阴道炎用药指导汇报。由带教老师和其他各组同学进行评价。

案例库

项目	考核内容		标准分（100 分）	评分标准	得分
职业素养（15 分）	仪表、着装符合要求		3 分	学生着工作服；女生不得披头发，不可浓妆艳抹，不得佩戴过于鲜艳、花哨的饰品，如大型耳环、项链、手镯等，不留长指甲，指甲不涂色；男女生不得穿拖鞋	
	语速适中，表达清晰		3 分	用词准确（2 分），语句流畅（1 分）	
	具备同理心		3 分	尊重患者，能够站在患者角度思考问题	
	讲解科学，通俗易懂		3 分	尽量避免使用患者听不懂的专业术语，多使用日常语言	
	认真倾听，有效反馈		3 分	耐心、认真地听患者诉说自己的感受和问题，对患者言语中表达出的信息进行准确分析和把握，并作出及时、合适的响应和反馈	
实训实施（85 分）	用药指导（55 分）	用药剂量与频次	10 分	剂量正确（5 分）；频次正确（5 分）若随意更改医生处方/医嘱，则该项不得分	
		药物剂型与给药方法	15 分	（1）普通片剂，给药方法正确（5 分）（2）阴道给药需指出用药方式（5 分）（3）指出阴道片、阴道泡腾片不可口服（5 分）	
		不良反应与防治	15 分	说出药物常见不良反应（10 分），提出不良反应的防治方法（5 分）	
		药物储存方法	5 分	正确指导药物的储存方法	
		其他	10 分	说明联合用药的理由和药物相互作用时的用药注意事项；指出饮食对药效的影响等	
	健康教育与慢病管理（30 分）	疾病知识教育	15 分	能从疾病病因、高危因素、治疗进展和预后等方面给出科学阐述，帮助患者正确认识和预防高血压	
		生活健康知识教育	15 分	能从个人卫生、衣裤选择、性生活等方面给出合理化建议	
合计					

目标检测

答案解析

一、A 型选择题

1. 外阴假丝酵母菌阴道炎的治疗，错误的是（ ）
   A. 积极治疗糖尿病　　　　　　　　B. 用 4% 碳酸氢钠液冲洗阴道
   C. 克霉唑栓剂放置阴道　　　　　　D. 甲硝唑栓剂放置阴道
   E. 1% 结晶紫液涂擦阴道

2. 患者外阴痒 1 周，查阴道黏膜覆以膜状物，擦除后露出红肿黏膜面，诊断为白念珠菌感染，正确的处理是（ ）

A. 局部用克林霉素软膏　　　　　　　B. 阴道内放置达克宁栓

C. 阴道内放置甲硝唑片　　　　　　　D. 阴道内放置尼尔雌醇片

E. 外阴部用0.5%醋酸液洗涤

3. 治疗单纯性外阴阴道假丝酵母菌病宜选用的药物是（　　）

A. 甲硝唑　　　　　B. 克霉唑　　　　　C. 替硝唑

D. 青霉素　　　　　E. 青霉胺

4. 治疗细菌性阴道病宜首选的全身用药是（　　）

A. 克霉唑　　　　　B. 替硝唑　　　　　C. 咪康唑

D. 甲硝唑　　　　　E. 克林霉素

5. 治疗滴虫性阴道炎宜选用的药物是（　　）

A. 咪康唑　　　　　B. 庆大霉素　　　　C. 万古霉素

D. 阿莫西林　　　　E. 甲硝唑

6. 治疗萎缩性阴道炎的药物是（　　）

A. 咪康唑栓剂每晚塞入阴道　　　　　B. 雌激素制剂阴道局部应用

C. 克霉唑栓每晚1粒塞入阴道　　　　　D. 制霉菌素10万单位每晚塞入阴道

E. 1%甲紫涂擦阴道

7. 阴道局部用药时，药物应放置于（　　）

A. 阴道口　　　　　B. 阴道前壁　　　　C. 阴道后壁

D. 阴道后穹窿部　　E. 放在阴道任何部位即可

二、X型选择题

8. 治疗阴道炎用药注意事项与患者教育包括（　　）

A. 妊娠期妇女可使用甲硝唑进行治疗

B. 滴虫性阴道炎需夫妻双方同治

C. 阴部瘙痒时切勿用力抓挠

D. 使用甲硝唑治疗时，可适当饮酒

E. 内裤需勤换、消毒

9. 对于滴虫性阴道炎的治疗，下列说法正确的是（　　）

A. 滴虫性阴道炎的治愈标准，是在滴虫转阴后每次月经后复查白带，3次阴性为治愈

B. 哺乳期用药时暂停哺乳或以局部用药为宜

C. 妊娠期禁止口服甲硝唑

D. 阴道炎患者在应用药物控制炎症外，注意个人卫生，防止交叉感染

E. 局部用药的疗效优于口服药，且不良反应发生率低

（宋月雯）

书网融合……

重点小结　　　微课　　　习题

模块六　运动系统常见病用药指导

项目一　类风湿关节炎用药指导

PPT

学习目标

知识目标：

1. **掌握**　类风湿关节炎的药物治疗原则和治疗药物选用方法。
2. **熟悉**　类风湿关节炎的病因、疾病活动度、危害和常用治疗药物。
3. **了解**　类风湿关节炎的定义、病理表现、临床表现和诊断。

能力目标：能结合医生诊断和用药方案对类风湿关节炎患者开展用药指导和健康教育。

素质目标：培养学生积极参与类风湿关节炎防治的职业使命感和社会责任感。

情境导入

情境：患者，女，36岁，2月前出现双手关节肿胀、疼痛，以指骨间关节明显，最近疼痛加重，并出现关节僵硬（晨起明显，持续时间多超过1小时，活动后可缓解）。遂到当地医院就诊，查体：双手指骨间关节梭形改变，背伸受限，压痛明显。辅助检查：抗环瓜氨酸多肽抗体（抗CCP抗体）>200U/mL，类风湿因子95.8IU/mL，血沉72mm/h，结核菌抗体测定阴性，诊断为类风湿关节炎。医生处方：甲氨蝶呤片，7.5mg，口服，q.w.，塞来昔布胶囊，200mg，口服，b.i.d.。

扫一扫，知解析

思考：作为药师，如何对该类风湿关节炎患者进行用药指导？

理论知识

类风湿关节炎（rheumatoid arthritis，RA）是一种以侵蚀性、对称性、破坏性多关节炎为主要临床表现的全身自身免疫病。其病因和发病机制复杂，与遗传、环境、免疫紊乱、感染等多种因素有关。《类风湿关节炎诊疗规范》显示，中国大陆地区发病率为0.42%，目前约有500万RA患者，男女患病比率约为1∶4，从出现症状至明确诊断平均时间2年以上，其中约40%的RA患者处于高疾病活动状态。RA患者致残率高，我国RA患者在病程1~5年、5~10年、10~15年及≥1年的致残率分别为18.6%、43.5%和61.3%。严重的疾病负担给患者、家庭和社会均造成了严重影响。

一、疾病概要　微课1

RA是一种慢性、全身性自身免疫性疾病，主要累及关节滑膜、软骨和骨质，长期慢性炎症会导致骨质破坏和关节畸形，甚至残疾。RA的基本病理表现为关节滑膜的慢性炎症、血管翳形成、关节软骨破坏、血管炎等。血管翳是造成关节破坏、畸形和功能障碍的病理基础。临床医师需要结合患者的临床表现、实验室和影像学检查做出诊断，实验室检查 75% 的患者血清中出现抗瓜氨酸化蛋白抗体、类风湿因子（RF）等。MRI 对早期诊断极有意义，可以显示滑膜水肿、骨质破坏、血管翳、骨髓水肿等。RA 多为慢性起病，临床表现早期可有乏力、低热、肌肉酸痛、体重下降、手足麻木等症状，后逐渐出现关节肿痛、压痛、晨僵（持续时间一般超过 1 小时）。受累关节多为双侧、对称，以腕关节、掌指关节、近端指骨间关节常见，其次是足趾、踝、膝、肘、肩等关节。病变持续发展，可出现关节畸形和功能障碍，常见手指尺侧偏斜、天鹅颈样、纽扣花样等。超过 80% 的患者可出现颈痛、活动受限等颈椎关节受累的表现；10% ~30% 的患者在肘、腕和踝等骨突出部位出现皮下类风湿结节；少数患者出现血管、肺、肾、眼、神经系统、血液系统病变。准确评估 RA 疾病活动度对确定治疗方案、评价治疗效果、规范治疗非常重要。目前均采用复合评分的方法进行评估，分为临床缓解、低疾病活动度、中疾病活动度及高疾病活动度。

知识链接

世界关节炎日，科普宣教护关节

每年的 10 月 12 日为"世界关节炎日"。关节炎是世界头号致残性疾病，据统计，全球关节炎患者大概有 3.55 亿人，而我国的关节炎患者就有 1 亿以上，且人数还在不断上升。关节炎是最常见的慢性疾病之一，共有 100 多种类型，其中最常见的是骨关节炎和类风湿关节炎两种。"世界关节炎日"的设立旨在提醒大家，对关节炎要早预防、早诊断、早治疗，防止致残。故"预防、保养"关节从现在开始，从年轻开始，从你我开始。因此，对关节炎患者的健康宣教非常重要。作为药学工作者，不仅需要学会指导患者安全合理用药，还需主动承担起对关节炎患者的健康宣教工作。如通过线上或线下的方式对关节炎患者进行科普宣教，了解关节炎疾病知识，提高治疗依从性，改善躯体功能，重视关节保护，增加患者治疗信心，坚定治疗信念，保持健康情绪。还需禁烟、控制体重、合理饮食及适当运动以助于改善患者关节功能、提高生命质量缓解疲劳感。"拒绝肿胀，步步成风"，让我们一起关注关节健康，迈向健康的生活！

二、常用治疗药物

RA 的常用治疗药物共分为四类：非甾体抗炎药（nonsteroidal antiinflammatory drugs，NSAIDs）、改善病情抗风湿药（disease – modifying anti – rheumatic drugs，DMARDs）、糖皮质激素和植物药制剂（表 6 – 1 – 1）。

表 6 – 1 – 1　常用类风湿关节炎治疗药物

类别	代表药物	作用特点	禁忌证
非甾体抗炎药（NSAIDs）	非选择性 COX 抑制剂：布洛芬、双氯芬酸钠、吲哚美辛、萘普生	（1）有解热、镇痛、抗炎，改善全身症状，但不能控制病情 （2）适用于缓解成人类风湿关节炎的症状和体征	妊娠期妇女、活动性消化道溃疡或出血者、重度心力衰竭者、服用阿司匹林或其他非甾体类抗炎药后诱发哮喘、荨麻疹或过敏反应的患者
	选择性 COX – 2 抑制剂：塞来昔布、艾瑞昔布、美洛昔康、尼美舒利		

续表

类别	代表药物	作用特点	禁忌证
改善病情抗风湿药（DMARDs）	传统合成 DMARDs（csDMARDs）：甲氨蝶呤、柳氮磺吡啶、来氟米特、羟氯喹	（1）可以改善疾病进程，有效控制骨破坏和残疾 （2）适用于成人类风湿关节炎，改善病情	甲氨蝶呤、来氟米特禁用于妊娠期妇女；柳氮磺吡啶对于磺胺及水杨酸盐过敏者、肠梗阻或泌尿系统梗阻者、卟啉症者及 2 岁以下者禁用；羟氯喹对于已知对 4 - 氨基喹啉类化合物过敏的患者、先前存在眼睛黄斑病变的患者及 6 岁以下儿童禁用
	靶向合成 DMARDs（tsDMARDs）：托法替布、巴瑞替尼、乌帕替尼	（1）可靶向性选择抑制 JAK 激酶，JAK 激酶可介导细胞因子产生信号，在多种炎症疾病的发病机制中发挥作用 （2）适用于对一种或多种 TNF 抑制剂应答不佳或不耐受的中重度活动性类风湿关节炎成人患者	妊娠期妇女、活动性结核病或活动性严重感染者
	生物制剂 DMARDs（bDMARDs）：①肿瘤坏死因子（TNF）- α 拮抗剂：依那西普、英夫利西单抗、阿达木单抗；②白细胞介素（IL）- 1 拮抗剂：阿那白滞素；③白细胞介素（IL）- 6 拮抗剂：托珠单抗；④抗 CD20 单抗：利妥昔单抗；⑤T 细胞共刺激信号抑制剂：阿巴西普	（1）具有靶向治疗作用，直接作用于这些炎症细胞因子，通过识别、结合进而中和或阻断体内过量的炎症细胞因子，从源头上降低炎症反应，防止关节破坏的发生 （2）适用于对改善病情抗风湿药（DMARDs），包括甲氨蝶呤疗效不佳的成人中重度活动性类风湿关节炎	活动性结核病或活动性严重感染者
糖皮质激素	泼尼松	（1）能迅速减轻关节肿胀、疼痛 （2）适用于中、高疾病活动度初治 RA 或更换 csDMARDs 治疗方案时，在 csDMARDs 治疗基础上，联合糖皮质激素作为桥接治疗	全身性真菌感染
植物药制剂	雷公藤多苷、白芍总苷	（1）雷公藤多苷在抗炎和抑制病情进展方面的疗效不亚于甲氨蝶呤 （2）白芍总苷疗效温和，作用较慢，临床可作为 csDMARDs 治疗的联合用药	雷公藤多苷禁用于儿童、育龄期有孕育要求者；妊娠期和哺乳期妇女；心、肝、肾功能不全者；严重贫血、白细胞和血小板降低者；胃、十二指肠溃疡活动期患者；严重心律失常者禁用

三、合理用药原则

RA 的治疗原则为早期诊断、早期治疗、早期干预。最终目的为改善症状、控制病情、减少致残率、改善生活质量。

（一）药物治疗原则

1. 早期治疗与达标治疗 RA 治疗的首要目标是临床缓解或低疾病活动度。达标治疗指通过严密监测和及时调整用药方案，尽快达到并维持治疗目标，患者达标至少 6 个月，才可以减停药物。

2. 初始治疗 一般患者采用单药治疗及常规剂量；老年人及高龄老年人初始治疗时通常应采用较小的有效治疗剂量。根据需要，可考虑逐渐增加至足剂量。

3. 联合治疗　在中、高疾病活动度 RA 患者和单药治疗未达标的 RA 患者应进行联合用药治疗。

4. 个体化治疗　根据 RA 患者的核心风险因素及综合病情评估结果制定个体化用药方案，同时强化风险因素控制，降低 RA 患者发生风险。

（二）治疗药物选用 🅔 微课2

常用的基本治疗方案是根据 RA 疾病活动度、严重程度及进展情况，从四类治疗药物中选用不同品种，同时兼顾不良反应和相互作用组成不同治疗方案。

1. 一般人群选用原则

（1）尽早使用　RA 患者一经确诊，应尽早开始 csDMARDs 治疗，推荐首选甲氨蝶呤单用。存在甲氨蝶呤禁忌或不耐受时，考虑单用来氟米特或柳氮磺吡啶。

（2）联合用药　①疾病初期，通常将 NSAIDs 和 DMARDs 联合使用，NSAIDs 发挥作用快，是缓解关节疼痛和晨僵的常用药，但不能控制病情进展，需与改变病情的抗风湿药同时使用。②单用 csDMARDs 治疗未达标时，2 种或 3 种 csDMARDs 进行治疗；或一种 csDMARDs 联合一种 bDMARDs 进行治疗；或一种 csDMARDs 联合一种 tsDMARDs 进行治疗；经 csDMARDs 联合治疗仍不能达标时，可考虑延长治疗时间，观察疗效。③对中、高疾病活动度的 RA 患者，在使用 csDMARDs 的基础上联合小剂量糖皮质激素（泼尼松≤10mg/d 或等效的其他药物）可快速控制症状，协助 csDMARDs 发挥作用。一般情况下病情稳定，就可以考虑减药，病情长时间稳定，就可以考虑停药。

2. 特殊人群选用原则　特殊人群包括：老年患者、妊娠或计划妊娠患者、合并结核分枝杆菌感染患者、合并消化道溃疡患者等。应根据各自特点，选用合适的治疗药物，控制疾病活动度。

（1）老年患者　宜选用半衰期短的 NSAIDs。

（2）妊娠或计划妊娠患者　甲氨蝶呤、来氟米特禁用于妊娠期及哺乳期，男性患者也有生殖毒性，用药前及用药期间应注意避孕。如服药期间意外妊娠，应立即与风湿科医生讨论调整治疗方案。

（3）合并结核分枝杆菌感染患者　应尽量避免使用生物制剂。与 csDMARDs 比，接受生物制剂尤其是肿瘤坏死因子抑制剂治疗的患者，结核发生率更高。

（4）合并消化道溃疡患者　宜使用选择性 COX-2 抑制剂。

（5）合并肾功能不全患者　NSAIDs 可抑制甲氨蝶呤经肾排泄，应避免同时使用。

任务实施

一、任务实施提示

（一）用药指导

1. 用药方法　RA 治疗药物使用时，应严格按照药品说明书要求和医生处方（或医嘱）给药，药师、患者不得随意更换药物或调整用药剂量。

（1）剂量与频次（表 6-1-2）

表 6-1-2　常用 RA 治疗药物的使用剂量和频次

治疗药物	剂量（起始剂量~足量）	给药方法和次数
非甾体抗炎药（NSAIDs）		
非选择性 COX 抑制剂		
布洛芬	1200~1600mg/d	口服，3~4 次/日
布洛芬（缓释制剂）	600mg/d	口服，2 次/日

续表

治疗药物	剂量（起始剂量~足量）	给药方法和次数
双氯芬酸钠	100~150mg/d	口服，2~3 次/日
双氯芬酸钠（缓释制剂）	100mg/d	口服，2 次/日
吲哚美辛	50~150mg/d	口服，2~3 次/日
萘普生	750~1000mg/d	口服，3~4 次/日
选择性 COX-2 抑制剂		
塞来昔布	200~400mg/d	口服，2 次/日
艾瑞昔布	200mg/d	口服，2 次/日
美洛昔康	7.5~15mg/d	口服，1 次/日
尼美舒利	100~200mg/d	口服，2 次/日
尼美舒利（缓释制剂）	200mg/d	口服，1 次/日
糖皮质激素		
泼尼松	5~10mg/d	口服，1 次/日
植物药制剂		
雷公藤多苷	1~1.5mg/(kg·d)	口服，3 次/日
白芍总苷	1200~1800mg/d	口服，2~3 次/日
改善病情抗风湿药（DMARDs）		
csDMARDs		
甲氨蝶呤	7.5~20mg/d	口服，1 次/周
来氟米特	10~20mg/d	口服，1 次/日
柳氮磺吡啶	2000~3000mg/d	口服，2 次/日
羟氯喹	200~400mg/d	口服，1~2 次/日
tsDMARDs		
托法替布	5~10mg/d	口服，1~2 次/日
巴瑞替尼	2~4mg/d	口服，1 次/日
乌帕替尼（缓释制剂）	15mg/d	口服，1 次/日
肿瘤坏死因子（TNF）-α 拮抗剂		
依那西普	50mg	皮下注射，每周 1 次
英夫利西单抗	每次 3~10mg/kg	静脉滴注，第 0、2、6 周；之后每 8 周 1 次
阿达木单抗	40mg	皮下注射，每 2 周 1 次
白细胞介素（IL）-1 拮抗剂		
阿那白滞素	100mg	皮下注射，每天 1 次
白细胞介素（IL）-6 拮抗剂		
托珠单抗	每次 8mg/kg	静脉滴注，每 4 周 1 次
B 细胞靶向药（抗 CD20 单抗）		
利妥昔单抗	推荐剂量为每次 1000mg	静脉滴注，第 1 天和第 15 天各 1 次
T 细胞共刺激信号抑制剂（CTLA4-lg）		
阿巴西普	125mg	皮下注射，每周 1 次

（2）药物剂型与给药方法　RA 的常用治疗药物剂型主要是口服制剂、缓释制剂与注射制剂，给药方法有口服、皮下注射及静脉滴注。对于缓释制剂：①应整片吞服，严禁咬、嚼、掰断药片。②每日仅用 1~2 次，服药时间宜相对固定。③制剂外壳不能被人体吸收，空药片将被完整地经肠道排出，

故便中可看到完整的空药片，属正常现象。

（3）给药时间　RA 的常用治疗药物给药间隔时间需要特别注意，如每周一次或每 8 周 1 次，一旦服错间隔时间，会极大地增加药物的毒性反应。

2. 不良反应与防治

（1）NSAIDs　非选择性 COX 抑制剂的主要不良反应是胃肠道损害，如恶心、呕吐、出血和溃疡等，选择性 COX－2 抑制剂的主要不良反应是心血管危险，如心血管血栓性不良事件、心肌梗死和中风等。服用 NSAIDs 时，只选用一种，避免同时服用两种或两种以上，一种无效可换另一种，但慎重换药；从小剂量开始服用，视病情调整剂量；因为 NSAIDs 的常见不良反应，服药期间应密切监测胃肠道症状：如呕吐、腹痛、吐血或黑便等；同时服药期间禁止饮酒，饮酒可增加胃肠道的不良反应；还需监测心肌梗死的症状，包括胸痛、气短或无力等；如果发现有这些症状，应立即停药或换药。因为 NSAIDs 可能会导致肝肾损伤，所以应定期检查肝肾功能。

（2）csDMARDs　①甲氨蝶呤不良反应有口腔炎、胃肠道反应、肝功能损害、骨髓抑制、脱发、皮疹、肺纤维化、致畸等，故使用时每 4~6 周要复查血常规、肝肾功能，根据结果调整剂量或更换其他药物。同时用药期间需密切监测患者口腔黏膜、消化道情况。②柳氮磺吡啶不良反应有皮疹、胃肠道反应、偶见男性不育等，服用期间应多饮水，保持高尿流量，以防结晶尿的发生，必要时服用碳酸氢钠碱化尿液，加速柳氮磺吡啶的排泄；服用期间尿液呈橘红色，不必担心，不应与血尿混淆；因为柳氮磺吡啶的不良反应，应定期检查血常规和肝肾功能。③来氟米特不良反应有腹泻、瘙痒、肝损伤、脱发、皮疹等，服药时应定期检查血常规、肝肾功能及胸片。④羟氯喹不良反应有视网膜损伤、皮疹、胃肠道反应、偶见骨髓抑制等，在开始服用羟氯喹治疗前，所有患者均应进行眼科学检查。检查包括视力灵敏度、眼科镜检、中心视野和色觉等；服用期间也应每年至少检查一次眼科学。

（3）糖皮质激素　长期大剂量使用可引起医源性肾上腺皮质功能亢进、高血压、骨质疏松症、肌肉萎缩、诱发或加重感染、溃疡病、糖尿病等，出现上述反应，需及时咨询医生。不建议长期使用，应在 3 个月内逐渐减停；因为糖皮质激素的不良反应，服用期间应定期监测血压、血糖、血脂；糖皮质激素对于运动员来说是禁药，因为触犯了反兴奋剂法规。

（4）植物药制剂　雷公藤多苷主要不良反应有过敏反应、骨髓抑制、生殖毒性、肝损害等，避免用于有生育需求的育龄期 RA 患者；白芍总苷常见不良反应为排便次数增多、稀便等，减少药物剂量后可缓解。

3. 药物相互作用（表 6－1－3）

表 6－1－3　常用 RA 治疗药物间或与其他药物相互作用一览表

合用药物	相互作用结果
NSAIDs + NSAIDs/糖皮质激素/选择性 5－HT 再摄取抑制剂	增加胃肠道不良反应，并可能导致溃疡风险
NSAIDs + 甲氨蝶呤/锂/地高辛/氨基糖苷类	后者血浆浓度可能会升高并引起毒性增加
NSAIDs + 抗凝药（如肝素、双香豆素）	可导致凝血酶原时间延长，增加出血倾向
NSAIDs + 利尿剂/抗高血压药物	降低后者的药物作用
NSAIDs + 环孢菌素/他克莫司	增加后者的肾毒性
甲氨蝶呤 + 磺胺类药物/四环素/氯霉素/苯妥英钠/巴比妥酸衍生物/质子泵抑制剂	导致甲氨蝶呤的浓度升高，并增强了其毒性
甲氨蝶呤 + 磺胺甲噁唑/甲氧苄啶	协同阻碍叶酸代谢
甲氨蝶呤 + 青霉素/丙磺舒/环丙沙星	可竞争性抑制甲氨蝶呤的肾排泄

续表

合用药物	相互作用结果
甲氨蝶呤 + 来氟米特	增加骨髓抑制发生概率
来氟米特 + 利福平/甲苯磺丁脲/NSAIDs	可使后者血药浓度升高
柳氮磺吡啶 + 尿碱化药	使柳氮磺吡啶排泄增多
柳氮磺吡啶 + 对氨基苯甲酸	抑菌作用发生拮抗
柳氮磺吡啶 + 洋地黄类/叶酸	后者吸收减少，血药浓度降低
柳氮磺吡啶 + 新霉素	使柳氮磺吡啶作用降低
柳氮磺吡啶 + 保泰松	可增强保泰松的作用
羟氯喹 + 地高辛	增加地高辛血药浓度
羟氯喹 + 抗酸药	减少羟氯喹的吸收
羟氯喹 + 降血糖药物	增强降血糖药物的作用
羟氯喹 + 抗心律失常药/三环类抗抑郁药/抗精神病药物/部分抗感染药物	发生室性心律失常的风险可能增加
羟氯喹 + 环孢素	可使环孢素血药浓度升高
羟氯喹 + 抗疟疾药	增加惊厥的风险
tsDMARDs + 酮康唑/氟康唑	tsDMARDs 血药浓度升高
tsDMARDs + 利福平	tsDMARDs 血药浓度下降
tsDMARDs + 免疫抑制药物	免疫抑制风险增加
TNF $-\alpha$ 拮抗剂 + IL -1 拮抗剂/IL -6 拮抗剂/T 细胞共刺激信号抑制剂/抗 CD20 单抗	可使严重感染和中性粒细胞减少的风险增加

4. 其他 使用 NSAIDs 与甲氨蝶呤过程中，应避免饮酒，前者可能会增加副作用的发生率，并有致溃疡的危险，后者可能增加肝毒性。

（二）健康教育与慢病管理

1. 生活方式

（1）合理膳食 恰当进食高蛋白、低脂、易消化的食物，弥补人体所需的蛋白质，饮食应偏于清淡；多摄入蔬菜水果和谷物，以弥补人体所需的必要维生素、矿物质；酒、咖啡、茶等饮料，可加重关节炎恶化。

（2）控制体重 肥胖增加关节负荷，加速关节破坏，同时也增加心脑血管疾病、糖尿病、慢性肾病风险，所有超重和肥胖患者应通过控制高热量（高脂肪食物、含糖饮料和酒类等）摄入和增加体力活动（规律的有氧运动、减少久坐时间）减轻体重，将体重维持在健康范围内（体重指数：$18.5 \sim 23.9 kg/m^2$，男性腰围 $< 90 cm$，女性 $< 85 cm$）。减重时不宜过快，建议将目标定为一年内减少初始体重的 $5\% \sim 10\%$。

（3）戒烟 RA 患者应彻底戒烟，远离二手烟，有助于 RA 病情控制。

（4）适量运动 动静结合：动，即运动锻炼，静，即休息静养。建议每周 $4 \sim 7$ 天，每天累计 $30 \sim 60$ 分钟的低强度运动，如步行、慢跑、骑自行车、游泳等。运动形式以有氧运动为主，无氧运动作为补充。相关关节的功能训练则有特定的关节保护效果。

（5）对患者进行健康教育 帮助患者了解疾病知识，提高治疗依从性，改善躯体功能，重视关节保护，增加患者治疗信心，坚定治疗信念。同时密切关注患者的心理健康管理，关注焦虑、抑郁、睡眠等问题，对患者进行心理疏导，帮助患者缓解疼痛症状和排解抑郁情绪。

2. 监测频率 对于 RA 治疗未达标者，考虑到抗风湿药（DMARDs）起效时间长及不良反应的发生情况，建议每个月监测 1 次；对确有困难的患者，每 3 个月监测 1 次。对于初始治疗和中/高疾病活动者，建议监测频率为每月 1 次。对于 RA 治疗已达标者，其监测频率可调整为每 3 ~ 6 个月 1 次，根据监测情况及时调整用药。

二、实训演练与评价

以 4 ~ 6 人组成实训小组，扫码进入案例库，从中选择一个案例，并进行小组讨论，根据选择的案例设计用药指导情境，每组推选 2 名同学分别扮演药师和 RA 患者，在班内或实训场所进行 RA 用药指导汇报。由带教老师和其他各组同学进行评价。

案例库

项目	考核内容		标准分（100 分）	评分标准	得分
职业素养（15 分）	仪表、着装符合要求		3 分	学生着工作服；女生不得披头发，不可浓妆艳抹，不得佩戴过于鲜艳、花哨的饰品，如大型耳环、项链、手镯等，不留长指甲，指甲不涂色；男女生不得穿拖鞋	
	语速适中，表达清晰		3 分	用词准确（2 分），语句流畅（1 分）	
	具备同理心		3 分	尊重患者，能够站在患者角度思考问题	
	讲解科学，通俗易懂		3 分	尽量避免使用患者听不懂的专业术语，多使用日常语言	
	认真倾听，有效反馈		3 分	耐心、认真地听患者诉说自己的感受和问题，对患者言语中表达出的信息进行准确分析和把握，并做出及时、合适的响应和反馈	
实训实施（85 分）	用药指导（55 分）	用药剂量与频次	5 分	剂量正确（3 分）；频次正确（2 分）若随意更改医生处方/医嘱，则该项不得分	
		药物剂型与给药方法	15 分	（1）口服制剂、缓释制剂与注射制剂，给药方法正确（5 分）（2）缓释制剂需指出整片吞服，不能掰、嚼、咬（5 分）（3）告知便中可看到完整的空药片，属正常现象（5 分）	
		给药时间	10 分	指出特殊的给药间隔时间（5 分），给药间隔时间服错的后果（5 分）	
		不良反应与防治	10 分	说出药物常见不良反应（5 分），提出不良反应的防治方法（5 分）	
		药物储存方法	5 分	正确指导药物的储存方法	
		其他	10 分	说明联合用药的理由和药物相互作用时的用药注意事项；指出饮食对药效的影响等	
	健康教育与慢病管理（30 分）	疾病知识教育	10 分	能从疾病病因、高危因素、治疗进展和预后等方面给出科学阐述，帮助患者正确认识和预防 RA	
		生活健康知识教育	10 分	能从饮食、减重、戒烟、适度运动、心理健康管理等方面给出合理化建议	
		监测频率	10 分	对于 RA 治疗未达标与达标者，考虑到抗风湿药（DMARDs）起效时间长及不良反应的发生情况，制定监测频率	
合计					

目标检测

答案解析

一、A 型选择题

1. 对 COX-2 有选择性抑制作用的药物是（　　）
   A. 萘普生
   B. 吲哚美辛
   C. 双氯芬酸钠
   D. 阿司匹林
   E. 美洛昔康

2. 类风湿关节炎不被推荐使用的药物是（　　）
   A. 阿司匹林
   B. 芬必得胶囊
   C. 甲氨蝶呤
   D. 甲钴胺片
   E. 羟氯喹

3. 非甾体抗炎药物的作用机制是（　　）
   A. 抑制二氢叶酸还原酶
   B. 抑制二氢叶酸合成酶
   C. 抑制 β-内酰胺酶
   D. 抑制花生四烯酸环氧化酶
   E. 抑制黏肽转肽酶

4. 以下非甾体抗炎药中，胃肠道损害相对较大的是（　　）
   A. 布洛芬
   B. 美洛昔康
   C. 塞来昔布
   D. 双氯芬酸
   E. 尼美舒利

5. 患者近期出现双手关节肿胀、疼痛，伴晨僵，诊断为类风湿关节炎，应选的药物是（　　）
   A. 对乙酰氨基酚片
   B. 芬太尼透皮贴剂
   C. 羟考酮缓释片
   D. 卡马西平片
   E. 塞来昔布胶囊

6. 患者，女，37 岁，因类风湿关节炎引起关节疼痛，在服用阿司匹林时，嘱其饭后服用，原因是（　　）
   A. 减少对肝脏的损害
   B. 减少对消化道的刺激
   C. 避免尿少时析出结晶
   D. 降低药物毒性
   E. 提高药物疗效

7. 我国类风湿关节炎的诊治指南中治疗类风湿病的首选药物是（　　）
   A. 塞来昔布
   B. 甲氨蝶呤
   C. 阿司匹林
   D. 强的松龙
   E. 双氯芬酸

二、X 型选择题

8. 吲哚美辛的临床应用为（　　）
   A. 类风湿关节炎
   B. 癌性发热
   C. 骨关节炎
   D. 预防脑血栓
   E. 关节强直性脊柱炎

9. 对吲哚美辛错误的描述有（　　）
   A. 为最强的 PG 合成酶抑制药之一
   B. 对炎性疼痛有明显镇痛效果
   C. 不良反应较轻
   D. 临床使用最为广泛
   E. 对类风湿关节炎的疗效优于保泰松

10. 类风湿关节炎的临床表现有（　）

　　A. 关节晨僵　　　　　　　　B. 肿胀　　　　　　　　　C. 疼痛和触痛

　　D. 关节畸形　　　　　　　　E. 大量蛋白尿

（凌　柏）

书网融合……

重点小结　　　　　　微课1　　　　　　微课2　　　　　　习题

项目二　骨关节炎用药指导

PPT

学习目标

知识目标：

1. 掌握　骨关节炎的药物治疗原则和治疗药物选用方法。

2. 熟悉　骨关节炎的分类、疼痛分级、危害和常用治疗药物。

3. 了解　骨关节炎的定义、病因、临床表现和诊断。

能力目标： 能结合医生诊断和用药方案对骨关节炎患者开展用药指导和健康教育。

素质目标： 培养学生积极参与骨关节炎防治的职业使命感和社会责任感。

情境导入

情境： 患者，女，61 岁，双手关节不明原因疼痛 5 年，远端指关节为主，无晨僵、疲劳、负重疼痛明显，休息后缓解，最近疼痛加重，遂到本地医院就诊，查体：双手关节局部压痛，活动关节疼痛加剧，双手关节有骨摩擦感。辅助检查：抗 CCP 抗体与类风湿因子均为阴性，X 线提示双手部分指间关节间隙变窄，关节面不规整、骨质密度增高，双手远侧指间关节为著，部分掌指骨边缘可见骨质增生，腕骨局部重叠，结构显示欠清，双手退行性改变，诊断为骨关节炎。医生处方：艾瑞昔布片 100mg 口服，b.i.d.；盐酸氨基葡萄糖片 750mg 口服，b.i.d.；碳酸钙 D$_3$ 咀嚼片 1500mg 口服，q.d.。

扫一扫，知解析

思考： 作为药师，如何对该骨关节炎患者进行用药指导？

理论知识

骨关节炎（osteoarthritis，OA）是一种以关节软骨退行性变和继发性骨质增生为特征的慢性关节疾病。多见于中老年人，女性比例多于男性，累及部位包括膝、髋、踝、手和脊柱（颈椎、腰椎）等关节。随着人口老龄化进程加快，骨性关节炎的患病率越来越高，流行病学研究证实 65 岁以上人群中 OA 的患病率达 50％ 以上。在我国，有超过 1 亿的 OA 患者，且发病呈年轻化趋势，致残率高达 53％，预计到 2025 年将成为成人第四大致残性疾病。OA 作为一种全身性疾病，会给患者个人、家庭以及社会造成巨大的经济负担。

一、疾病概要

OA 是一种严重影响患者生活质量的退行性骨关节疾病，包括原发性和继发性两种。原发性 OA 病因不清楚，可能与遗传等因素有关；继发性 OA 好发于青壮年，可继发于创伤、炎症、骨的缺血性坏死、关节畸形等。其病变主要发生在关节软骨，也可累及整个关节，可出现软骨局部软化、糜烂，软骨下骨外露和硬化，关节囊纤维变性及继发滑膜炎等。OA 的诊断一般依据关节活动时疼痛、短暂的晨僵及关节功能障碍等症状，骨擦感、关节压痛、骨性肥大等体征及 X 线检查，排除其他炎性关节炎即可诊断，甚至在有典型临床表现的高危年龄者中，无需 X 线检查和（或）实验室检查亦可诊断。OA 一般起病隐匿，进展缓慢。临床表现为关节疼痛、僵硬、骨性肥大及活动受限等。①关节疼痛是 OA 最主要的临床表现，发生率为 36.8％ ~60.7％，以髋、膝及手指骨间关节最常见。初期为轻度或中度间断性隐痛，休息后好转，活动后加重，部分患者晨起时疼痛，稍微活动后缓解，称"休息痛"，晚期为持续性疼痛，并有明显的关节局部压痛。②关节活动受限多见于髋、膝关节，晨起时关节僵硬，活动后可缓解，关节僵硬持续时间一般不超过 30 分钟。疾病中晚期可出现关节活动时的"绞锁现象"，好发于膝关节。③关节畸形以指骨间关节最常见且明显，表现为指骨间关节的骨质增生，可出现赫伯登（Heberden）结节和布夏尔（Bouchard）结节。膝关节可因骨赘形成或滑膜炎、关节软骨破坏等出现严重的内翻或外翻畸形。可选择疼痛视觉模拟评分（VAS）对 OA 的疼痛进行评分与分级，1~3 分为轻度疼痛，4~6 分为中度疼痛，7~10 分为重度疼痛。

知识链接

骨关节炎阶梯化治疗
——科技创新服务生命健康

我国《骨关节炎诊疗指南（2021 年版）》提出 OA 阶梯化与个体化的治疗方案，并给出了金字塔型的阶梯化治疗示意图：①金字塔最底层为基础治疗，是病变程度不重、症状较轻患者的首选治疗方案，基础治疗主要强调改变生活及工作方式，树立正确的治疗目标，减轻疼痛、改善和维持关节功能，延缓疾病进展，它包括健康教育、运动治疗、物理治疗、行动支持等疗法。②随着病情加重，进入第二层治疗，即药物治疗。在考虑患者发病的部位及自身危险因素的基础上，选择正确的用药途径及药物种类。③基础治疗和药物治疗无效、影响患者正常生活，可进行手术治疗。手术方案需依据患者病变部位、病变程度、一般情况及自身意愿等综合考虑。包括关节软骨修复术、关节镜下清理术等修复性治疗和人工关节置换的重建治疗，其中重建治疗为金字塔最顶端的治疗方案。

二、常用治疗药物 e 微课

OA 的常用治疗药物共分为两类，即缓解疼痛药和保护关节软骨药（表 6-2-1）。

表 6-2-1　常用骨关节炎治疗药物

类别	代表药物	作用特点	禁忌证
缓解疼痛药	外用 NSAIDs：双氯芬酸钠贴剂、搽剂或乳膏	(1) 可穿透皮肤达到炎症区域，缓解急、慢性炎症反应，使炎性肿胀减轻，疼痛缓解 (2) 适用于合并胃肠疾病、心血管疾病或身体虚弱的 OA 患者的轻至中度疼痛	丙二醇过敏、破损皮肤或感染性创口
	口服 NSAIDs（见项目一）	适用于 OA 患者的疼痛症状持续存在或中重度疼痛	见项目一
	弱阿片类药：曲马多	(1) 可抑制神经元突触前膜对 NA 的再摄取，增加神经元细胞外 5-HT 浓度，影响痛觉传递，产生镇痛作用 (2) 短期用于 OA 患者的中度至重度疼痛	未能充分控制的癫痫、12 岁以下儿童、肠梗阻或假性肠梗阻、严重呼吸抑制、严重脑损伤、意识模糊、急性或严重支气管哮喘
	抗抑郁药：度洛西汀	(1) 可提高机体对疼痛的耐受力，用药后短期内达到缓解疼痛的作用 (2) 可用于长期、慢性、广泛性疼痛和（或）伴有抑郁的 OA 疼痛	未经治疗的窄角型青光眼
	糖皮质激素：泼尼松龙	适用于急性发作的剧烈疼痛、夜间痛、关节积液的严重 OA 患者	全身性真菌感染
保护关节软骨药	氨基葡萄糖	(1) 可刺激软骨细胞产生正常多聚体结构的蛋白聚糖，并抑制胶原酶，抑制超氧化自由基的产生，减轻 OA 的病理过程，延缓疾病进展，减轻疼痛，改善关节活动 (2) 适用于治疗和预防全身所有部位的 OA	妊娠期和哺乳期妇女、甲壳类过敏
	双醋瑞因	(1) 产生镇痛、抗炎、诱导软骨生成、延缓病情进展的作用 (2) 适用于需要长期给药的 OA 慢性疼痛患者	炎性肠病、肠梗阻或假性肠梗阻、乳糖不耐受
	透明质酸（HA）	(1) 可润滑关节、缓解关节症状和改善关节功能 (2) 适用于早、中期的轻度软骨损伤	肝功能障碍、给药部位有皮肤病或感染

三、合理用药原则

OA 的治疗目的是缓解关节疼痛，改善关节功能，预防或减缓关节结构的变化，提高患者的生活质量。

（一）药物治疗原则

1. 初始治疗　一般患者采用单药治疗及常规剂量；老年人及高龄老年人初始治疗时通常应采用较小的有效治疗剂量。根据需要，可考虑逐渐增加至足剂量。

2. 联合治疗　在中、重度疼痛的 OA 患者和单药治疗未缓解的 OA 患者应进行联合用药治疗。

3. 个体化治疗　根据 OA 患者的核心风险因素及综合病情评估结果制定个体化用药方案，同时强化风险因素控制，降低 OA 患者发生风险。

（二）治疗药物选用

常用的基本治疗方案是根据 OA 疾病疼痛程度、关节功能及进展情况，从二类治疗药物中选用不同品种，同时兼顾不良反应和相互作用组成不同治疗方案。

NSAIDs 是控制 OA 症状最常用的药物，外用 NSAIDs 的全身吸收少，副作用小。因此对病变仅限于膝关节或同时累及手部的轻度 OA 患者，考虑到关节的位置较表浅，建议外用 NSAIDs。在外用药物剂型选择方面，经皮贴剂生物利用度高于外用软膏，患者依从性亦更好。外用药物无法缓解的患者可口服 NSAIDs。应使用最低有效剂量、短疗程，药物的种类及剂量要个体化，以最大限度地减轻不良反应，详见本模块项目一，同时可选用透明质酸钠关节腔内注射进行治疗。NSAIDs 不能缓解的疼痛或有用药禁忌时，谨慎使用曲马多等弱阿片类药物进行 OA 镇痛治疗。对部分伴有痛觉敏化的患者，可给予抗抑郁药如度洛西汀治疗。糖皮质激素使用要谨慎，应避免全身应用，若有关节局部使用指征，可考虑关节腔注射，每年最多不超过 2~3 次，注射间隔时间不应短于 3~6 个月。有症状的 OA，均可使用保护关节软骨药，以润滑关节、改善关节功能、延缓病程进展。

任务实施

一、任务实施提示

（一）用药指导

1. 用药方法　OA 治疗药物使用时，应严格按照药品说明书要求和医生处方（或医嘱）给药，药师、患者不得随意更换药物或调整用药剂量。

（1）剂量与频次（表 6-2-2）

表 6-2-2　常用 OA 治疗药物的服用剂量和频次

治疗药物	每日剂量（mg）（起始剂量~足量）	每日给药次数
缓解疼痛药		
外用 NSAIDs、口服 NSAIDs（见模块六项目一）		
双氯芬酸钠贴剂	50~100	1
双氯芬酸钠搽剂	20~120	2~4
双氯芬酸钠乳膏	600~1600（含辅药）	3~4
弱阿片类药		
曲马多	100~300	2~3
曲马多（缓释制剂）	100~400	2
抗抑郁药		
度洛西汀	40~60	2
糖皮质激素		
泼尼松龙	5~25	1（关节腔注射）
保护关节软骨药		
氨基葡萄糖	1500	2~3
双醋瑞因	50~100	1~2
透明质酸（HA）	20~25	1（关节腔注射）

（2）药物剂型与给药方法　OA 的常用治疗药物剂型主要是外用制剂、缓释制剂与注射制剂，给药方法有外用、口服、关节腔注射。对于缓释制剂：①应整片吞服，严禁咬、嚼、掰断药片。②每日仅用 1~2 次，服药时间宜相对固定。③制剂外壳不能被人体吸收，空药片将被完整地经肠道排出，故便中可看到完整的空药片，属正常现象。对于关节腔注射：①注射制剂注意无菌操作，严格控制剂量，同一关节不应反复注射。②注射后需按压 3~5 分钟，待注射部位无血渗出后停止压迫。③注射部位短时间内应保持干燥，避免水等液体浸湿。

（3）给药时间　对于关节腔注射的间隔时间不应短于 3 个月，长期多次应用有加速关节软骨量丢失的风险。

2. 不良反应与防治

（1）NSAIDs 外用 NSAIDs 最常见的不良反应为局部烧灼感，应立即将药物去除，可以使用清水将局部残留的药物清洗干净，再使用冷毛巾或冰袋对局部进行冰敷。口服 NSAIDs 的不良反应与防治见项目一。

（2）弱阿片类药 曲马多虽耐受性较好且成瘾性小，但长期使用可能成瘾，尤其是老年患者应尽可能避免使用。

（3）抗抑郁药 度洛西汀常见不良反应有口干、胃肠道反应等，出现时停药即可缓解。

（4）糖皮质激素 见项目一。

（5）保护关节软骨药 氨基葡萄糖常见不良反应有轻度的胃肠不适、头痛、乏力和困倦等。双醋瑞因常见不良反应有腹泻、腹痛、排便频繁、软便和胃肠胀气等。注射透明质酸（HA）的个别患者注射部位可出现疼痛肿胀、皮疹、瘙痒等症状，一般 2～3 天内可自行消失，若症状持续不退，应停止用药，进行必要的处理。

3. 药物相互作用（表 6-2-3）

表 6-2-3 常用 OA 治疗药物间或与其他药物相互作用一览表

合用药物	相互作用结果
曲马多 + 乙醇/镇静剂/镇痛药/其他精神药物	引起急性中毒
曲马多 + 中枢神经系统抑制剂（如安定）	有强化镇静作用和镇痛作用，特别是增强呼吸抑制作用
曲马多 + 卡马西平（CYP3A4 诱导剂）	镇痛效果及有效作用时间的降低，增加癫痫发作风险
曲马多 + 香豆素抗凝剂	增加出血风险
曲马多 + 选择性 5 - 羟色胺重吸收抑制剂/三环类抗抑郁药/精神抑制药/其他发作阈值降低的药物	引发惊厥的可能性增加
曲马多 + 激动剂/拮抗剂混合物（如丁丙诺啡、纳布啡、喷他佐辛）	止痛效果下降
曲马多 + 神经阻滞剂	个别病例有发生惊厥
曲马多 + 巴比妥类药物	可延长麻醉时间
度洛西汀 + CYP1A2 抑制剂/CYP2D6 抑制剂	药物浓度增加
泼尼松龙 + 非甾体抗炎药	加强其致溃疡作用
泼尼松龙 + 对乙酰氨基酚	可增强对乙酰氨基酚的肝毒性
泼尼松龙 + 两性霉素 B/碳酸酐酶抑制剂	加重低钾血症，长期易发生低血钙和骨质疏松
泼尼松龙 + 蛋白质同化激素	可增加水肿的发生率，使痤疮加重
泼尼松龙 + 抗胆碱能药（如阿托品）	可致眼压增高
泼尼松龙 + 三环类抗抑郁药	可使其引起的精神症状加重
泼尼松龙 + 降糖药（如胰岛素）	血糖升高，应适当调整降糖药剂量
氨基葡萄糖 + 四环素类药物/青霉素/氯霉素	增加四环素类药物在胃肠道的吸收，减少口服青霉素或氯霉素的吸收
氨基葡萄糖 + 非甾体抗炎药	加强非甾体抗炎药的作用，需降低其服用剂量
氨基葡萄糖 + 利尿药	降低利尿作用，增加利尿药服用剂量
双醋瑞因 + 抗酸剂（铝、钙和镁盐比如氧化物和氢氧化物）	可显著降低双醋瑞因的吸收，至少间隔 1～2 小时服用
双醋瑞因 + 抗生素	增加患小肠结肠炎的可能性
双醋瑞因 + 利尿剂（高效祥利尿剂、噻嗪类药物）/强心苷药物（洋地黄毒苷、地高辛）	增加心律失常的风险
透明质酸 + 含洁尔灭的药物	产生混浊

（二）健康教育与慢病管理

1. 健康教育 帮助患者了解疾病知识，提高治疗依从性，改善躯体功能，重视关节保护，增加患者治疗信心，坚定治疗信念。同时密切关注患者的心理健康管理，关注焦虑、抑郁、睡眠等问题，对患者进行心理疏导，帮助患者缓解疼痛症状和排解抑郁情绪。

2. 生活方式

（1）合理膳食 恰当进食高蛋白、低脂、易消化的食物，弥补人体所需的蛋白质，饮食应偏于清淡；多摄入蔬菜水果和谷物，以弥补人体所需的必要维生素、矿物质；酒、咖啡、茶等饮料，可加重关节炎恶化。

（2）控制体重 肥胖增加关节负荷，加速关节破坏，同时也增加心脑血管疾病、糖尿病、慢性肾病风险，所有超重和肥胖患者应通过控制高热量（高脂肪食物、含糖饮料和酒类等）摄入和增加体力活动（规律的有氧运动、减少久坐时间）减轻体重，将体重维持在健康范围内（体重指数：$18.5 \sim 23.9 kg/m^2$，男性腰围 $<90cm$，女性 $<85cm$）。减重时不宜过快，建议将目标定为一年内减少初始体重的 $5\% \sim 10\%$。

（3）戒烟 OA患者应彻底戒烟，远离二手烟，有助于OA病情控制。

（4）适量运动 动静结合：动，即运动锻炼，静，即休息静养。建议每周 $4 \sim 7$ 天，每天累计 $30 \sim 60$ 分钟的低强度运动，如步行、慢跑、骑自行车、游泳等，改变不良的生活及工作习惯，如避免长时间跑、跳、蹲，同时减少或避免爬楼梯、爬山等，运动形式以有氧运动为主，无氧运动作为补充。相关关节的功能训练则有特定的关节保护效果。

二、实训演练与评价

以 $4 \sim 6$ 人组成实训小组，扫码进入案例库，从中选择一个案例，并进行小组讨论，根据选择的案例设计用药指导情境，每组推选2名同学分别扮演药师和OA患者，在班内或实训场所进行OA用药指导汇报。由带教老师和其他各组同学进行评价。

案例库

项目	考核内容		标准分（100分）	评分标准	得分
职业素养（15分）	仪表、着装符合要求		3分	学生着工作服；女生不得披头发，不可浓妆艳抹，不得佩戴过于鲜艳、花哨的饰品，如大型耳环、项链、手镯等，不留长指甲，指甲不涂色；男女生不得穿拖鞋	
	语速适中，表达清晰		3分	用词准确（2分），语句流畅（1分）	
	具备同理心		3分	尊重患者，能够站在患者角度思考问题	
	讲解科学，通俗易懂		3分	尽量避免使用患者听不懂的专业术语，多使用日常语言	
	认真倾听，有效反馈		3分	耐心、认真地听患者诉说自己的感受和问题，对患者言语中表达出的信息进行准确分析和把握，并做出及时、合适的响应和反馈	
实训实施（85分）	用药指导（55分）	用药剂量与频次	5分	剂量正确（3分）；频次正确（2分）若随意更改医生处方/医嘱，则该项不得分	
		药物剂型与给药方法	15分	（1）外用制剂、缓释制剂与注射制剂，给药方法正确（5分）（2）缓释制剂需指出整片吞服，不能掰、嚼、咬；告知便中可看到完整的空药片，属正常现象（5分）（3）注射制剂应无菌操作、控制剂量、不应反复注射；注射后需按压 $3 \sim 5$ 分钟，注射部位短时间内应保持干燥（5分）	

续表

项目	考核内容		标准分 （100 分）	评分标准	得分
实训 实施 （85 分）	用药指导 （55 分）	给药时间	10 分	指出关节腔注射的给药间隔时间（5 分），给药间隔时间服错的后果（5 分）	
		不良反应与防治	10 分	说出药物常见不良反应（5 分），提出不良反应的防治方法（5 分）	
		药物储存方法	5 分	正确指导药物的储存方法	
		其他	10 分	说明联合用药的理由和药物相互作用时的用药注意事项；指出饮食对药效的影响等	
	健康教育与 慢病管理 （30 分）	疾病知识教育	15 分	能从疾病病因、高危因素、治疗进展和预后等方面给出科学阐述，帮助患者正确认识和预防 OA	
		生活健康知识教育	15 分	能从饮食、减重、戒烟、适度运动、心理健康管理等方面给出合理化建议	
合计					

目标检测

答案解析

一、A 型选择题

1. 使用非甾体抗炎药治疗骨关节炎时，为预防其胃肠副作用常并用（　　）

　　A. 钙剂　　　　　　　　　　B. 维生素 K　　　　　　　C. H_2 受体阻断药

　　D. 碱性药　　　　　　　　　E. 氨苄青霉素

2. 伴有胃溃疡的骨关节炎患者最好选用（　　）

　　A. 吲哚美辛　　　　　　　　B. 塞来昔布　　　　　　　C. 阿司匹林

　　D. 保泰松　　　　　　　　　E. 双氯芬酸

3. 非甾体抗炎药滥用的危害包括（　　）

　　A. 肾损害、肝损害、心脑血管意外和其他不良反应

　　B. 胃肠道损害、肾损害、肝损害、心脑血管意外和其他不良反应

　　C. 胃肠道损害、肾损害、肝损害和其他不良反应

　　D. 胃肠道损害、肾损害、心脑血管意外和其他不良反应

　　E. 肾损害、心脑血管意外和其他不良反应

4. 下列药物具有成瘾性的是（　　）

　　A. 透明质酸　　　　　　　　B. 双醋瑞因　　　　　　　C. 曲马多

　　D. 双氯芬酸　　　　　　　　E. 尼美舒利

5. 非选择性 COX 抑制剂是（　　）

　　A. 艾瑞昔布　　　　　　　　B. 布洛芬　　　　　　　　C. 托法替布

　　D. 依那西普　　　　　　　　E. 甲氨蝶呤

6. 不推荐使用的治疗骨关节炎的全身治疗的药物是（　　）

　　A. 双醋瑞因胶囊　　　　　　B. 氨基葡萄糖胶囊　　　　C. 芬必得胶囊

　　D. 甲强龙片　　　　　　　　E. 艾瑞昔布片

7. 治疗骨关节炎的关节腔注射的药物是（　　）

　　A. 透明质酸　　　　　　　　B. 塞来昔布　　　　　　　C. 阿司匹林

D. 双氯芬酸   E. 尼美舒利

二、X型选择题

8. 下列药物具有保护关节软骨作用的是（　　）

    A. 双醋瑞因   B. 透明质酸   C. 氨基葡萄糖

    D. 对乙酰氨基酚   E. 吲哚美辛

9. 下列属于双氯芬酸适应证的是（　　）

    A. 软组织损伤性疼痛   B. 痛风性关节炎   C. 骨关节炎

    D. 类风湿关节炎   E. 痛经

10. 骨关节炎的疼痛分级是（　　）

    A. 疼痛   B. 轻度疼痛   C. 中度疼痛

    D. 重度疼痛   E. 严重疼痛

（凌　柏）

书网融合……

重点小结   微课   习题

模块七　神经、精神系统常见病用药指导

项目一　失眠症用药指导

PPT

学习目标

知识目标：

1. 掌握 失眠症的药物治疗原则和治疗药物选用方法。

2. 熟悉 失眠症的危害和常用治疗药物。

3. 了解 失眠症的定义、分类和临床表现。

能力目标：

1. 能结合医生诊断和用药方案对失眠症患者开展用药指导。

2. 能针对失眠症患者进行睡眠卫生教育。

素质目标： 培养学生与患者的共情意识，能够在用药指导中给予失眠症患者关爱、安慰和帮助。

情境导入

情境： 患者，男，48 岁。近 3 个月频繁出现入睡困难，多梦易醒，醒后难以再次入睡，白天疲乏困倦，每周至少发生 3 次，影响日常工作和生活，诊断为失眠症。医生处方：劳拉西泮 4mg 口服，q. n. 。

思考： 作为药师，请对该失眠患者进行用药指导。

扫一扫，知解析

理论知识

失眠症是指患者对睡眠时间和（或）睡眠质量不满足，影响日间社会功能的一种主观体验。临床表现为入睡困难（入睡时间超过 30 分钟）、睡眠质量下降（整夜觉醒次数≥2 次）和睡眠时间减少（通常少于 6 小时），记忆力下降、注意力下降等。

一、疾病概要　微课

失眠症是一种常见的睡眠障碍。流行病学研究表明，在一般人群中存在失眠症状的约占人群总数的 20% ~35%。失眠根据病程分为急性失眠（病程 <1 个月）、亚急性失眠（1 个月≤病程 <6 个月）和慢性失眠（病程≥6 个月），按病因可划分为原发性和继发性两类。

原发性失眠的诊断缺乏特异性指标，主要是一种排除性诊断，包括心理生理性失眠、特发性失眠和主观性失眠 3 种类型。继发性失眠包括由于躯体疾病、精神障碍、药物滥用等引起的失眠，以及与睡眠呼吸紊乱、睡眠运动障碍等相关的失眠。失眠常与其他疾病同时发生，有时很难确定这些疾病与失眠之间的因果关系，故近年来提出共病性失眠（comorbid insomnia）的概念，用以描述那些同时伴随其他疾病的失眠。

失眠症会导致一系列的身心疾病,如心血管疾病、内分泌疾病、肿瘤和精神疾病等。同时,失眠症所导致的疾病及引起的学习、工作、社交能力下降,情绪波动或易激惹,兴趣、精力减退等与睡眠缺失有关的其他躯体症状,会给患者带来严重的后果。

> **▪知识链接**
>
> **与失眠患者共情,做有温度的药师**
>
> 失眠患者往往过分关注失眠的不良后果,常在临近睡眠时感到紧张、担心睡不好,这些负性情绪会使失眠加重,而失眠又反过来影响患者的情绪,从而形成恶性循环。作为药学工作者,我们不仅要有丰富的医药知识,还要能够与失眠患者产生共情意识。在指导患者合理用药的同时,给予他们适当的关爱、安慰与帮助,做有温度的药师。

二、常用治疗药物

目前,临床常用的失眠症治疗药物包括苯二氮䓬类受体激动剂(benzodiazepine receptor agonists,BZRAs)、褪黑素受体激动剂和具有催眠效果的抗抑郁药物(表7-1-1)。

表7-1-1 常用失眠症治疗药物

类别	代表性药物	作用特点	禁忌证
苯二氮䓬类受体激动剂(BZRAs)	地西泮、劳拉西泮、艾司唑仑、阿普唑仑、咪哒唑仑、唑吡坦、佐匹克隆、右佐匹克隆、扎来普隆	(1)可以缩短失眠者的睡眠潜伏期、增加总睡眠时间 (2)新型苯二氮䓬类半衰期短、安全性高	妊娠期或哺乳期妇女、肝肾功能损害者、阻塞性睡眠呼吸暂停综合征患者,以及重度通气功能缺损者禁用
褪黑素受体激动剂	雷美替胺、阿戈美拉汀	无依赖性、不产生戒断症状,缩短睡眠潜伏期,增加睡眠连续性	肝脏疾病或者肝功能损害者、肝功能不全患者禁用
抗抑郁药	多塞平、文拉法辛、度洛西汀、米氮平、曲唑酮	临床耐受性良好,无戒断效应,适用于伴随焦虑和抑郁症状的失眠患者	心脏病者、肝肾功能不全者、正在服用单胺氧化酶抑制剂者、青光眼患者慎用

(一)BZRAs

该类药物又可分为传统 BZRAs 和新型 BZRAs 两大类。前者以地西泮、劳拉西泮、艾司唑仑、阿普唑仑、咪哒唑仑为代表,可以缩短失眠者的睡眠潜伏期、增加总睡眠时间,禁用于妊娠期或哺乳期的妇女、肝肾功能损害者、阻塞性睡眠呼吸暂停综合征患者及重度通气功能缺损者。后者代表药物有唑吡坦、佐匹克隆、右佐匹克隆、扎来普隆等,主要发挥催眠作用。半衰期短,相较于传统的 BZRAs 更安全、有效。

(二)褪黑素受体激动剂

主要代表药物有雷美替胺和阿戈美拉汀。由于无依赖性、不产生戒断症状,雷美替胺已被批准长期治疗失眠,用于治疗以入睡困难为主诉的失眠以及昼夜节律失调性睡眠障碍,能缩短睡眠潜伏期、提高睡眠效率、增加总睡眠时间。阿戈美拉汀能够改善抑郁障碍相关的失眠,缩短睡眠潜伏期,增加睡眠连续性。

(三)抗抑郁药

1. 三环类抗抑郁药物 小剂量的多塞平(3~6mg/d)有专一性抗组胺机制,可以改善成年和老年慢性失眠患者的睡眠状况,临床耐受性良好,无戒断效应,近年来国外已作为失眠治疗的推荐药物之一。

2. 5 - HT和NA再摄取抑制剂　包括文拉法辛和度洛西汀。因可治疗抑郁和焦虑状态而改善失眠。

3. 其他抗抑郁药物　小剂量米氮平（15～30mg/d）能缓解失眠症状；小剂量曲唑酮（25～100mg/d）具有镇静效果，可以用于治疗失眠和催眠药物停药后的失眠反弹。

三、合理用药原则

失眠症的药物治疗总体目标是：改善患者睡眠质量，增加其有效睡眠时间；提高患者生活质量，帮助其恢复社会功能；减少或消除患者与失眠相关的躯体疾病或与躯体疾病共病的风险等。

（一）药物治疗原则

1. 间歇治疗　对于慢性失眠患者，在使用新型苯二氮䓬受体激动剂时，提倡间歇治疗，推荐频率为每周3～5次。

2. 个体化给药　应根据患者情况调整药物剂量和维持时间。小于4周的药物干预可选择连续治疗；超过4周的药物干预需重新评估，必要时给予间歇治疗；对于长期应用镇静催眠药物的慢性失眠患者，不提倡药物连续治疗。

3. 换药指征　①推荐的治疗剂量无效；②产生耐受性；③不良反应严重；④与治疗其他疾病的药物有相互作用；⑤使用超过6个月；⑥高危人群（有成瘾史的患者）。

4. 药物联用　BZRAs或褪黑素受体激动剂可以与抗抑郁药联合应用。

5. 停药原则　①突然终止药物治疗，可致失眠反弹；②逐步减停药物常需要数周至数月，如在减停药过程中出现严重或持续的精神症状，应及时就诊；③常用的减量方法为逐步减少夜间用药量和（或）变更连续治疗为间歇治疗。

（二）治疗药物选用

1. 原发性失眠　首选新型BZRAs，如唑吡坦、佐匹克隆、右佐匹克隆和扎来普隆。如果无效或无法依从，更换为传统的短 - 中效BZRAs或者褪黑素受体激动剂。

2. 伴随焦虑和抑郁症状的失眠　推荐使用具有镇静作用的抗抑郁药物（如多塞平、曲唑酮、米氮平或帕罗西汀等）。

3. 长期、难治性失眠　应在专科医生指导下用药。

4. 特殊人群用药

（1）老年患者　推荐应用新型苯二氮䓬类药物或褪黑素受体激动剂。

（2）妊娠期及哺乳期患者　妊娠期妇女必要时可以短期服用唑吡坦。哺乳期推荐采用非药物干预手段治疗失眠。

（3）伴有呼吸系统疾病患者　轻中度慢性阻塞性肺疾病伴失眠患者推荐使用唑吡坦和佐匹克隆。睡眠呼吸障碍合并失眠的患者可用雷美替胺治疗。

任务实施

一、任务实施提示

（一）用药指导

1. 用药方法　失眠症治疗药物使用，应严格按照药品说明书要求和医生处方（或医嘱）给药，药师、患者不得随意更换药物或调整用药剂量。该类药物均为口服固体制剂，在睡前服用，具体剂量见表 7-1-2。

表 7-1-2 常用失眠症治疗药物的服用剂量

药物类别	药物名称	每日剂量（mg）（起始剂量~足量）
BZRAs	地西泮	5~10
	劳拉西泮	2~4
	艾司唑仑	1~2
	阿普唑仑	0.4~0.8
	咪哒唑仑	7.5~15
	酒石酸唑吡坦	5~10
	佐匹克隆	3.75~15
	右佐匹克隆	1~3
	扎来普隆	5~10
褪黑素受体激动剂	雷美替胺	8
	阿戈美拉汀	25~50
抗抑郁药	盐酸多塞平	1~3
	米氮平	15~30
	曲唑酮	25~100

2. 不良反应与防治

（1）苯二氮䓬受体激动剂 可能会出现中枢神经系统异常（头晕、乏力、共济失调等）、心血管和呼吸抑制作用、过敏反应等，停药后可恢复。有依赖性，应根据病情间歇给药治疗或适时更换药物。

（2）褪黑素受体激动剂 偶见头痛，头晕，嗜睡，失眠加重，恶心，腹泻，便秘，上腹部不适等。

（3）抗抑郁药 有抗胆碱能反应，多与剂量无关，一般患者均可耐受，不需要停药。

3. 药物相互作用（表 7-1-3）

表 7-1-3 失眠症治疗药物间相互作用一览表

合用药物	相互作用结果
地西泮 + 抗抑郁药	增强镇静和心血管、呼吸抑制作用
佐匹克隆 + 传统 BZRAs	增加戒断症状风险
氟伏沙明/多塞平 + 雷美替胺	可增加雷美替胺暴露量，禁止合用
米氮平 + BZRAs	镇静作用增强

4. 其他 苯二氮䓬受体激动剂均属于二类精神药品，需要有相应处方权的医师使用专用处方开具。

（二）健康教育与慢病管理

1. 睡眠卫生教育 ①睡前数小时（一般下午 4 点以后）避免使用兴奋性物质（咖啡、浓茶或吸烟等）；②睡前不要饮酒，酒精可干扰睡眠；③规律的体育锻炼，但睡前应避免剧烈运动；④睡前不要大吃大喝或进食不易消化的食物；⑤睡前至少 1 小时内不做容易引起兴奋的脑力劳动或观看容易引起兴奋的书籍和影视节目；⑥卧室环境应安静、舒适，光线及温度适宜；⑦保持规律的作息时间。

2. 松弛疗法 是治疗失眠最常用的非药物疗法，可作为独立的干预措施用于失眠治疗。其目的是缓解应激、紧张和焦虑等因素带来的不良效应，降低卧床时的警觉性及减少夜间觉醒。训练技巧包括渐进性肌肉放松、指导性想象和腹式呼吸训练。环境要求整洁、安静，初期应在专业人员指导下进行，患者需坚持每天练习 2 ~ 3 次。

3. 刺激控制疗法 ①只有在有睡意时才上床；②如果卧床 20 分钟不能入睡，应起床离开卧室，可从事一些简单活动，等有睡意时再返回卧室睡觉；③不要在床上做与睡眠无关的活动，如进食、看电视、听收音机及思考复杂问题等；④不管前晚睡眠时间有多长，保持规律的起床时间；⑤日间避免小睡。

4. 睡眠限制疗法 ①减少卧床时间，使其和实际睡眠时间相符，只有在 1 周的睡眠效率超过 85% 的情况下，才可增加 15 ~ 20 分钟的卧床时间；②当睡眠效率低于 80% 时则减少 15 ~ 20 分钟的卧床时间，睡眠效率在 80% ~ 85% 之间则保持卧床时间不变；③避免日间小睡，并且保持起床时间规律。

5. 认知行为疗法 ①保持合理的睡眠期望；②不要把所有问题都归咎于失眠；③保持自然入睡，避免过度主观的入睡意图（强行要求自己入睡）；④不要过分关注睡眠；⑤不要因为一晚没睡好就产生挫败感；⑥培养对失眠影响的耐受性。

二、实训演练与评价

以 4 ~ 6 人组成实训小组，扫码进入案例库，从中选择一个案例，并进行小组讨论，根据选择的案例设计用药指导情境，每组推选 2 名同学分别扮演药师和失眠症患者，在班内或实训场所进行失眠症患者用药指导汇报。由带教老师和其他各组同学进行评价。

案例库

项目	考核内容		标准分（100 分）	评分标准	得分
职业素养（15 分）	仪表、着装符合要求		3 分	学生着工作服；女生不得披头发，不可浓妆艳抹，不得佩戴过于鲜艳、花哨的饰品，如大型耳环、项链、手镯等，不留长指甲，指甲不涂色；男女生不得穿拖鞋	
	语速适中，表达清晰		3 分	用词准确（2 分），语句流畅（1 分）	
	具备同理心		3 分	尊重患者，能够站在患者角度思考问题	
	讲解科学，通俗易懂		3 分	尽量避免使用患者听不懂的专业术语，多使用日常语言	
	认真倾听，有效反馈		3 分	耐心、认真地听患者诉说自己的感受和问题，对患者言语中表达出的信息进行准确分析和把握，并作出及时、合适的响应和反馈	
实训实施（85 分）	用药指导（55 分）	用药剂量与频次	10 分	剂量正确（8 分）；频次正确（2 分）若随意更改医生处方/医嘱，则该项不得分	
		药物剂型与给药方法	5 分	普通片剂，给药方法正确	
		给药时间	10 分	指出临睡前给药（5 分），说明临睡前给药的原因（5 分）	
		不良反应与防治	15 分	说出药物常见不良反应（10 分），提出不良反应的防治方法（5 分）	
		药物储存方法	5 分	正确指导药物的储存方法	
		其他	10 分	说明联合用药的理由和药物相互作用时的用药注意事项	

续表

项目	考核内容		标准分 (100 分)	评分标准	得分
实训 实施 (85 分)	健康教育与 慢病管理 (30 分)	疾病知识教育	10 分	能从疾病病因、危害、治疗进展和预后等方面给出科学阐述，帮助患者正确认识和预防失眠症	
		生活健康知识教育	10 分	能向失眠症患者科学开展睡眠卫生教育	
		刺激控制疗法	10 分	正确指导患者及其家属开展刺激控制疗法	
合计					

目标检测

答案解析

一、A 型选择题

1. 下列药物中属于褪黑素受体激动剂的是（　）
   A. 地西泮　　　　　　B. 曲唑酮　　　　　　C. 雷美替胺
   D. 苯巴比妥　　　　　E. 唑吡坦

2. 妊娠期或哺乳期妇女禁用的失眠症治疗药物是（　）
   A. 地西泮　　　　　　B. 佐匹克隆　　　　　C. 雷美替胺
   D. 阿戈美拉汀　　　　E. 唑吡坦

3. 老年失眠症患者宜选用的药物是（　）
   A. 地西泮　　　　　　B. 唑吡坦　　　　　　C. 文拉法辛
   D. 曲唑酮　　　　　　E. 劳拉西泮

4. 下列药物中不会产生依赖性的是（　）
   A. 地西泮　　　　　　B. 唑吡坦　　　　　　C. 扎来普隆
   D. 阿戈美拉汀　　　　E. 劳拉西泮

5. 下列活动有助于睡眠的是（　）
   A. 饮用咖啡　　　　　B. 看惊险刺激影视　　C. 规律作息
   D. 吃宵夜　　　　　　E. 观看球赛

二、X 型选择题

6. 下列属于失眠症临床表现的是（　）
   A. 入睡困难　　　　　B. 睡眠时间减少　　　C. 记忆力下降
   D. 睡眠质量差　　　　E. 注意力下降

7. 失眠症治疗药物包括（　）
   A. 地西泮　　　　　　B. 曲唑酮　　　　　　C. 雷美替胺
   D. 苯巴比妥　　　　　E. 唑吡坦

（陈洁忠）

书网融合……

重点小结　　　微课　　　习题

PPT

项目二　焦虑症用药指导

扫一扫，知解析

学习目标

知识目标：

1. **掌握**　焦虑症的药物治疗原则和治疗药物选用方法。
2. **熟悉**　焦虑症的危害和常用治疗药物。
3. **了解**　焦虑症的定义、临床表现和分类。

能力目标：

1. 能结合医生诊断和用药方案对焦虑症患者开展用药指导。
2. 拥有较好的心理素质，能针对焦虑症患者进行健康宣教。

素质目标：培养学生帮助焦虑症患者早日恢复社会功能的仁爱心和责任感。

情境导入

情境：患者，女，38岁。近10个月来，经常出现心慌、手抖和出汗。就诊后医师发现，患者有明显的焦虑紧张不安情绪，经常搓手、呼吸急促，有轻微的手足抖动，没有对特定场合或物体的恐惧和回避。诊断为广泛性焦虑障碍。处方：阿普唑仑0.8mg 口服，q.d.。

思考：作为药师，请对该焦虑患者进行用药指导。

理论知识

焦虑症又称焦虑障碍（anxiety disorder），是一组以病理性焦虑症状为主要临床表现的精神障碍总称。包括：①焦虑情绪莫名产生，或焦虑情绪的强度与现实威胁不相称，导致明显的精神痛苦和自我效能下降；②焦虑情绪持久存在，不随客观问题的解决而改善；③伴随心悸气短、胸闷、口干、出汗、肌紧张性震颤等强烈的自主神经系统症状；④对预感到的威胁感到异常痛苦害怕，难以控制，缺乏应对能力。

一、疾病概要

中国各类精神障碍中，焦虑症患病率最高。按照临床表现和发病特点，焦虑症有广泛性焦虑障碍（generalized anxietydisorder，GAD）、恐怖性焦虑障碍（社交恐怖、广场恐怖和特定的恐怖等）和惊恐障碍三类。

我国GAD终生患病率0.3%，女性患者是男性的2倍，其临床表现包括精神性焦虑（如：提心吊胆、过度担心、入睡困难等）、躯体性焦虑（如：搓手顿足、肌肉紧张、语音发颤等）、自主神经紊乱（如：心动过速、口干、出汗、尿频、腹泻等）和其他症状（如：疲劳、抑郁、人格解体等）。

恐怖性焦虑障碍又称恐惧症，是一类以对某种特定的事物或情境产生强烈的、持续的和不合理的恐惧为特征的心理障碍，常伴有显著的焦虑情绪和自主神经症状。患者极力回避所害怕的客体或处境，或是带着畏惧去忍受。

惊恐障碍又称急性焦虑障碍，反复出现显著的心悸、出汗、震颤等自主神经症状，伴有强烈的濒死感或失控感，害怕产生不幸后果而惊恐发作。

焦虑症宜采用药物治疗、心理治疗相结合的综合性治疗。药物治疗和心理治疗对焦虑症均有效，药物治疗侧重于对症治疗，心理治疗则可起到对因治疗作用。

知识链接

有效鉴别相关病症，做好健康科普宣传

恐惧症和 GAD 都以焦虑为核心症状，但恐惧症的焦虑由特定的对象或处境引起，呈境遇性和发作性，而 GAD 的焦虑常没有明确的对象，常持续存在。强迫症的强迫性恐惧源于自己内心的某些思想或观念，怕的是失去自我控制，并非对外界事物恐惧。疑病症患者由于对自身状况的过分关注而可能表现出对疾病的恐惧。药师需要有以上四种病症的鉴别能力，以便深入社区面向大众，广泛开展健康科普宣传工作。

二、常用治疗药物 ▣ 微课

焦虑症治疗药物主要包括苯二氮䓬类、$5-HT_{1A}$ 受体部分激动剂和具有抗焦虑作用的抗抑郁药，其中抗抑郁药包括选择性 $5-HT$ 再摄取抑制剂（SSRIs）、$5-HT$ 和 NA 再摄取抑制剂（SNRIs）及其他药物。

表 7-2-1　焦虑症常用治疗药物

类别	代表药物	作用特点	禁忌证
苯二氮䓬类	阿普唑仑 氯硝西泮 劳拉西泮 艾司唑仑	起效快，作用强，疗效确切，毒性低，安全范围大	妊娠期或哺乳期的妇女、肝肾功能损害者、阻塞性睡眠呼吸暂停综合征患者，以及重度通气功能缺损者禁用
$5-HT_{1A}$ 受体部分激动剂	丁螺环酮 坦度螺酮	无成瘾性、镇静作用轻、不易引起运动障碍、无呼吸抑制作用、对认知功能影响小	对本品过敏者、妊娠期或哺乳期的妇女、儿童、癫痫患者、青光眼、重症肌无力、白细胞减少者禁用
具有抗焦虑作用的抗抑郁药	SSRIs 帕罗西汀 艾司西酞普兰	无成瘾性，整体不良反应较轻	正在服用单胺氧化酶抑制剂（MAOIs）和丁酰苯类药物的患者禁用
	SNRIs 文拉法辛 度洛西汀	缓解患者情感症状、躯体症状和运动症状	禁用于对本品过敏者、正在服用 MAOIs 者
	$5-HT$ 受体拮抗和再摄取抑制剂（SARIs）曲唑酮	不易引起宿醉反应，无药物成瘾性，不影响呼吸功能，安全性较高，依从性好	严重心脏病、心律不齐、急性意识障碍、严重肝功能不全者、对本品过敏者、正在服用 MAOIs 者禁用
	NA 和特异性 $5-HT$ 能抗抑郁药（NaSSAs）米氮平	具有抗抑郁、镇静、抗焦虑等功效作用	对本品过敏者、18 岁以下患者、伴有遗传性半乳糖不耐症、乳糖分解酵素酶缺乏、葡萄糖-半乳糖吸收障碍者禁用
	三环类抗抑郁药（TCAs）氯米帕明、多塞平	治疗指数低	严重心、肝、肾病，癫痫，急性窄角型青光眼，TCAs 过敏者，禁与 MAOIs 联用

三、合理用药原则

焦虑症药物治疗的目标是：缓解或消除焦虑症状及伴随症状；减轻社交性警觉性增高，减少恐惧性回避行为；降低惊恐发作的发生频率和发作严重程度，达到临床痊愈；促进患者恢复社会功能，提高生命质量；预防复发。

（一）药物治疗原则

1. 小剂量给药 指在患者耐受的情况下，药物宜从小剂量开始逐步递增至治疗剂量，尽可能采用最小有效量，减少不良反应。

2. 个体化给药 药物疗效取决于药物药理作用、患者的个体差异及患者对药物治疗的态度。应根据患者状况、疾病所处阶段、药物特点及不良反应，选择安全、有效的药物。

3. 换药原则 治疗 4 ~ 6 周后效果仍不明显，可换用同类另一种药物，或作用机制不同的另一类药。

4. 药物联用原则 联用苯二氮䓬类药物治疗不应超过 4 周，需及早减药，直至停药；应避免给予惊恐发作患者镇静性抗组胺药或抗精神病药治疗。

5. 逐渐停药原则 苯二氮䓬类药物具有依赖性，长期治疗后突然停药很容易导致焦虑反跳、戒断症状或复发，尽量逐渐减药，至少持续几周。

（二）治疗药物选用

1. GAD SSRIs 和 SNRIs 类药物无成瘾性，整体不良反应较轻，常被推荐为一线药物，老年患者常以 SSRIs 类药物为首选。为快速控制焦虑症状，早期可合并使用苯二氮䓬类抗焦虑药。$5-HT_{1A}$ 受体部分激动剂常为合并用药，对轻症患者，也可单独使用，但该类药物需要 2 ~ 4 周才能起效。

2. 恐怖性焦虑障碍 优先选用帕罗西汀、舍曲林、文拉法辛缓释胶囊和丁螺环酮等药物，早期可合并使用苯二氮䓬类抗焦虑药，如氯硝西泮、阿普唑仑。普萘洛尔能显著改善焦虑的自主神经症状，减轻心悸、震颤、因害怕而发抖等反应。

3. 惊恐障碍 首选 SSRIs 抗抑郁药，TACs 常用作二线用药，可合用苯二氮䓬类药物。急性期治疗 12 周，如果有效，继续巩固和维持治疗 6 ~ 12 个月。治疗过程中，需监测疗效、耐受性，评估患者的治疗依从性。药物治疗合并心理治疗疗效优于单一治疗。

4. 特殊人群用药 妊娠期及哺乳期患者首选心理治疗，无效后再选用药物治疗，慎用三环类抗抑郁药、阿普唑仑、米氮平等药物。三环类抗抑郁药慎用于老年人和儿童。

任务实施

一、任务实施提示

（一）用药指导

1. 用药方法 焦虑症治疗药物使用，应严格按照药品说明书要求和医生处方（或医嘱）给药，药师、患者不得随意更换药物或调整用药剂量。该类药物均为口服固体制剂，具体使用剂量和用药频次见表 7 - 2 - 2。

表7-2-2　焦虑症常用治疗药物的服用剂量和频次

药物类别	药物名称	每日剂量（mg）（起始剂量~足量）	每日给药次数
苯二氮䓬类	阿普唑仑	0.4~4	3
	氯硝西泮	0.5~6	2
	劳拉西泮	0.5~6	2
	艾司唑仑	0.5~6	3
5-HT$_{1A}$受体部分激动剂	丁螺环酮	10~60	2~3
	坦度螺酮	5~60	3
SSRIs	帕罗西汀	10~50	1
	艾司西酞普兰	5~20	1
SNRIs	文拉法辛	37.5~225	1
	度洛西汀	30~120	1
SARIs	曲唑酮	50~400	睡前
NaSSAs	米氮平	15~45	睡前
TACs	氯米帕明	12.5~150	1~2
	多塞平	25~300	2~3

2. 不良反应与防治

（1）苯二氮䓬类　中枢性不良反应如镇静、白天困倦犹为突出和常见，药物过量时可出现共济失调或言语不清，长期使用可能会影响患者对新事物的注意力和记忆力。易致耐药性，长期应用会产生依赖性。

（2）5-HT$_{1A}$受体部分激动剂　常见不良反应有头晕、头痛、恶心、不安等。

（3）SSRIs　最常见的不良反应是胃肠道反应和神经系统反应，如恶心、呕吐、腹泻、偏头痛、紧张性头痛等，继续治疗可减轻或消失。

（4）SNRIs　血压升高、心率加快、口干、多汗、便秘，一般不需停药。

（5）SARIs　镇静最为常见，还有体位性低血压、阴茎异常勃起等。

（6）NaSSAs　常见不良反应包括口干、困倦、头晕头疼、食欲增加、体重增加、水肿、白细胞减少等。使用时需注意过度镇静、防止跌倒，关注体重变化，定期监测血糖和白细胞。

（7）TACs　①中枢神经系统：过度镇静、记忆力减退；②心血管：体位性低血压、心动过速、传导阻滞；③抗胆碱能：口干、视物模糊、便秘、排尿困难。

3. 药物相互作用（表7-2-3）

表7-2-3　焦虑症治疗药物间相互作用一览表

合用药物	相互作用结果
帕罗西汀+其他抗抑郁药	增加患者自杀意念或行为，可致5-HT综合征
丁螺环酮+曲唑酮	可致5-HT综合征
曲唑酮+SSRIs	降低曲唑酮消除，可致5-HT综合征
米氮平+苯二氮䓬类	镇静作用增强
米氮平+单胺氧化酶抑制剂/三环类抗抑郁药	增加5-HT综合征风险

（二）健康教育与慢病管理

1. GAD健康教育与慢病管理

（1）改善生活方式建议　减轻精神压力，减少酒、咖啡因的摄入，戒烟，戒除滥用镇静睡眠药，规律运动。

（2）自我调节方法　良好睡眠卫生行为，有氧运动锻炼，保持乐观的心态，幻想和憧憬未来，向人倾诉，拓宽兴趣，宽以待人和知足常乐。

（3）心理治疗　①放松训练指导：教导患者简单可用的控制焦虑的方法。如呼吸松弛训练，有意识地控制呼吸节奏，运用缓慢的腹式呼吸有助于缓解生理性紧张；渐进性肌肉放松，指导患者先后体会先紧张再放松的差别，练习主动放松骨骼肌。也可以使用想象式放松、冥想等方法对患者进行放松指导。②认知行为疗法：是目前世界上最流行、被使用最多的心理治疗方法。通过认知重构，帮助患者了解到他们的担忧可能适得其反；通过暴露疗法，可使患者认识到他们的担心及回避行为具有可塑性等。③家庭治疗：是一种邀请父母等家庭成员参与到治疗过程中的心理治疗方法。通过对整个家庭工作进行系统的焦虑管理计划，改善患者及父母的焦虑、改善家庭关系等。对于儿童青少年 GAD 患者其效果较单独对患者进行认知行为治疗更好。④其他疗法：根据不同患者需要，可选择心理动力学疗法（解决潜在冲突）、正念疗法（鼓励关注当下、接纳及超越症状的核心价值观）等不同治疗方法。

2. 恐怖性焦虑障碍　社交技巧训练见表 7 - 2 - 4。

表 7 - 2 - 4　恐怖性焦虑障碍者社交技能训练表

周次	训练科目	主要目的	主要内容和要求	家庭作业
1	课堂宣教	认知重建	患者自我病情介绍，但不涉及职业、工作单位、家庭地址和通讯方式，了解自动负性想法	症状描述
2	课堂宣教	认知重建	识别和应对自动负性想法和核心信念	整理自动负性想法
3	发声方法	放松方法	应对和消除紧张症状，发声方法训练和肌肉放松训练，生物反馈仪辅助了解肌肉紧张程度，掌握几种肌肉放松方法	恐惧分级
4	社交技巧	学习基本社交技巧	主持人示范，患者角色扮演及信息反馈	治疗体会
5	系统暴露	应对/消除紧张症状	针对恐惧分级的内容进行针对性的暴露治疗，主持人示范，患者角色扮演及信息反馈	治疗体会
6	系统暴露	应对/消除紧张症状	小组内研究，主持人示范，患者角色扮演及信息反馈	治疗体会
7	现场暴露	应对/消除紧张症状	大众公开演讲，主持人示范，患者角色扮演及信息反馈，疗效评估	治疗体会
8	现场暴露	承受挫折	现场社会调查，主持人示范，患者角色扮演及信息反馈。患者小结，主持人总结，安排后续支持	参加社交焦虑俱乐部
5	系统暴露	应对/消除紧张症状	针对恐惧分级的内容进行针对性的暴露治疗，主持人示范，患者角色扮演及信息反馈	治疗体会

3. 惊恐障碍　惊恐发作的心理治疗包括认知行为治疗、精神动力性心理治疗和其他心理治疗，如家庭治疗、人际关系治疗、眼动治疗、情绪疗法等。

二、实训演练与评价

以 4~6 人组成实训小组，扫码进入案例库，从中选择一个案例，并进行小组讨论，根据选择的案例设计用药指导情境，每组推选 2 名同学分别扮演药师和焦虑症患者，在班内或实训场所进行焦虑症用药指导汇报。由带教老师和其他各组同学进行评价。

案例库

项目	考核内容		标准分 （100 分）	评分标准	得分
职业 素养 （15 分）	仪表、着装符合要求		3 分	学生着工作服；女生不得披头发，不可浓妆艳抹，不得佩戴过于鲜艳、花哨的饰品，如大型耳环、项链、手镯等，不留长指甲，指甲不涂色；男女生不得穿拖鞋	
	语速适中，表达清晰		3 分	语速适中，表达清晰	
	具备同理心		3 分	尊重患者，能够站在患者角度思考问题	
	讲解科学，通俗易懂		3 分	尽量避免使用患者听不懂的专业术语，多使用日常语言	
	认真倾听，有效反馈		3 分	耐心、认真地听患者诉说自己的感受和问题，对患者言语中表达出的信息进行准确分析和把握，并作出及时、合适的响应和反馈	
实训 实施 （85 分）	用药指导 （55 分）	用药剂量与频次	10 分	剂量正确（8 分）；频次正确（2 分）若随意更改医生处方/医嘱，则该项不得分	
		药物剂型与给药方法	5 分	固体制剂，给药方法正确	
		逐渐减量停药	10 分	指出突然停药危害（5 分），说明逐渐减量停药持续时间（5 分）	
		不良反应与防治	15 分	说出药物常见不良反应（10 分），提出不良反应的防治方法（5 分）	
		药物储存方法	5 分	正确指导药物的储存方法	
		其他	10 分	说明联合用药的理由和药物相互作用时的用药注意事项	
	健康教育与 慢病管理 （30 分）	疾病知识教育	10 分	能从疾病病因、危害、治疗进展和预后等方面给出科学阐述，帮助患者正确认识和预防焦虑症	
		生活健康知识教育	10 分	能向焦虑症患者开展健康教育	
		建议患者心理治疗	10 分	能够列举焦虑症心理治疗项目和优点	
合计					

目标检测

答案解析

一、A 型选择题

1. 下列药物中属于 SSRIs 抗抑郁药的是（　　）

    A. 艾司西酞普兰　　　　B. 度洛西汀　　　　C. 文拉法辛

    D. 米氮平　　　　E. 曲唑酮

2. 下列药物中可以与单胺氧化酶抑制剂合用的是（　　）

    A. 艾司西酞普兰　　　　B. 度洛西汀　　　　C. 文拉法辛

    D. 阿普唑仑　　　　E. 曲唑酮

3. 下列药物禁用于 18 岁以下人群的是（　　）

    A. 米氮平　　　　B. 度洛西汀　　　　C. 文拉法辛

    D. 阿普唑仑　　　　E. 曲唑酮

4. 适用于广泛性焦虑障碍老年患者治疗的药物是（　　）

    A. 米氮平　　　　B. 度洛西汀　　　　C. 文拉法辛

    D. 阿普唑仑　　　　E. 帕罗西汀

5. 能显著改善焦虑的自主神经症状的药物是（　）

    A. 米氮平　　　　　　　B. 普萘洛尔　　　　　　C. 文拉法辛

    D. 阿普唑仑　　　　　　E. 帕罗西汀

6. 下列药物中属于 5 - HT$_{1A}$ 受体部分激动剂的是（　）

    A. 米氮平　　　　　　　B. 度洛西汀　　　　　　C. 丁螺环酮

    D. 阿普唑仑　　　　　　E. 帕罗西汀

二、X 型选择题

7. 广泛性焦虑障碍的临床表现有（　）

    A. 入睡困难　　　　　　B. 过度担心　　　　　　C. 肌肉紧张

    D. 尿频　　　　　　　　E. 出汗

8. 焦虑症心理治疗的措施包括（　）

    A. 呼吸松弛训练　　　　B. 家庭疗法　　　　　　C. 认知行为疗法

    D. 肌肉放松疗法　　　　E. 情绪疗法

9. 焦虑症药物治疗的原则包括（　）

    A. 小剂量给药　　　　　B. 个体化给药　　　　　C. 逐渐停药

    D. 更换药物　　　　　　E. 联合用药

（陈洁忠）

书网融合……

重点小结　　　微课　　　习题

PPT

项目三　帕金森病用药指导

学习目标

知识目标：

1. **掌握**　帕金森病的药物治疗原则、药物种类和代表药物。

2. **熟悉**　帕金森病的分类、症状、治疗药物的用法用量和相关药学服务知识。

3. **了解**　帕金森病的病因和诊断。

能力目标：

1. 能结合临床指南正确选用治疗帕金森病患者药物，开展用药咨询指导、协助拟定药物治疗方案。

2. 能判断帕金森病治疗药物不良反应并提供处理方案，主动提供健康教育。

素质目标：培养学生对帕金森病患者及家属尊重、关爱、积极、细致、认真的服务意识和职业精神。

>> **情境导入**

情境：患者，男，55 岁，艺术家，右利手。因右手持笔不稳、起立困难、四肢发紧、进行性健忘等前来神经科就诊，入院查体：面部表情缺乏，讲话声低而单调，四肢呈"齿轮"样肌强直以及右手轻度静止性震颤，步态较缓慢，轻度躯干前屈。诊断为：帕金森病Ⅱ级。医生处方：普拉克索 0.125mg，t.i.d.。

扫一扫，知解析

思考：作为药师，如何对该帕金森病患者进行用药指导？

理论知识

帕金森病（Parkinson's diease，PD）也称震颤麻痹，是中老年人常见的神经系统退行性疾病，也是常见的锥体外系疾病。帕金森病最主要的病理改变是中脑黑质纹状体通路中的多巴胺能神经元的变性死亡，多巴胺含量减少，乙酰胆碱作用相对增强，引起小肌群不由自主收缩而表现为一系列临床症状。

一、疾病概要 🅔 微课1

目前，帕金森病确切病因仍不清楚，遗传因素、环境因素、年龄老化、氧化应激等均可能参与帕金森病多巴胺能神经元的变性死亡过程。其临床表现为静止性震颤或强直僵硬麻痹、行为迟缓、姿势步态异常等多种症状。不同帕金森病患者疾病进展的速度不同，目前尚无特效治疗方法，治疗主要包括四个方面：药物治疗、手术治疗、心理治疗、锻炼和物理疗法。早期患者通过药物治疗可较好地控制症状，疾病中期虽然药物仍有一定的作用，但常因运动并发症的出现导致生活质量的下降。疾病晚期由于患者对药物反应差，症状不能得到控制，患者全身僵硬，生活不能自理，行动受限，甚至长期卧床，最终多死于呼吸道（肺炎、支气管炎等）、泌尿道、皮肤压疮等感染和骨折等并发症。

> **知识链接**

接力科研，突破帕金森

1817 年，英国医生詹姆斯·帕金森（James Parkinson）首次提出关于震颤麻痹的短论。1892 年，法国著名神经病学家夏科医生建议将本病命名为帕金森病（Parkinson's disease，PD），以更加全面地描述帕金森病，并纪念詹姆斯·帕金森对医学事业的贡献。瑞典科学家阿尔维德·卡尔森（Arvid Carlsson）教授发现帕金森症的起因是由于患者的脑部缺乏多巴胺，并据此可以研制出治疗这种疾病的有效药物。一代代科学家们用学识、智慧和品格创造了一个又一个的奇迹，用实力践行着创新、求实、协同的精神血脉。

二、常用治疗药物

根据帕金森病发病机制，治疗帕金森病的药物主要分为两大类。一类是中枢拟多巴胺类药，包括左旋多巴（L-Dopa）和复方左旋多巴、多巴胺受体激动剂、多巴胺递质促释药、单胺氧化酶 B（monoamine oxidase-B，MAO-B）抑制药和儿茶酚氧位甲基转移酶（catechol-O-methyltransferase，COMT）抑制药。另一类是中枢抗胆碱药。临床常用的帕金森病治疗药物及其主要特点见表 7-3-1。

表 7 - 3 - 1　常用帕金森病治疗药物及其用法用量

类别	代表药物	作用特点	禁忌证
多巴胺替代药	左旋多巴、复方左旋多巴	通过血-脑屏障进入中枢，经过多巴脱羧酶作用转化为多巴胺，增加中脑内多巴胺的含量，直接兴奋多巴胺受体，改善帕金森病症状	严重神经疾患，严重心律失常，心力衰竭，青光眼，消化道溃疡和有惊厥史
多巴胺受体激动药	溴隐亭、普拉克索、罗匹尼罗	疾病早期服用可推迟左旋多巴的应用，减少其不良反应，用于非老年起病帕金森患者的病程初期	妊娠高血压相关疾病，冠状动脉疾病，其他严重的心血管疾病，有严重精神疾病的患者
多巴胺递质释放药	金刚烷胺	可增强左旋多巴的疗效，对少动、强直、震颤均有改善作用，对改善异动症有帮助	对本品过敏者
MAO-B 抑制药	司来吉兰、雷沙吉兰	对症状较轻、对生活、工作无明显影响的患者效果较好	消化性溃疡患者，对本类药物过敏者
COMT 抑制药	恩他卡朋、托卡朋	应用于复方左旋多巴疗效减退、出现剂末现象的患者	肝功能不全者，既往有横纹肌溶解症病史对本类药物过敏者
中枢性抗胆碱药	苯海索、苯扎托品	可拮抗胆碱能神经受体的活性和作用，明显改善患者震颤、流涎等症状	青光眼、尿潴留、前列腺肥大患者

三、合理用药原则

帕金森病的治疗目标为控制运动症状、预防运动并发症、改善非运动症状。药物治疗是帕金森病的主要治疗原则，以提高患者的生活能力和生活质量。

（一）药物治疗原则

1. 综合治疗模式　帕金森病患者可先后或同时出现运动症状和非运动症状，运动症状会影响患者的工作能力和日常生活能力，非运动症状也会干扰患者的生活质量。因此，应对帕金森病患者的运动症状和非运动症状采取全面综合治疗。

2. 多学科治疗模式　包括药物治疗、手术治疗、肉毒毒素治疗、运动疗法、心理干预、照料护理等。药物治疗作为首选，是整个治疗过程中的主要治疗手段；手术治疗则是药物治疗的一种有效补充手段；肉毒毒素注射是治疗局部痉挛和肌张力障碍的有效方法；运动与康复治疗、心理干预与照料护理则适用于帕金森病治疗全程。

3. 全程管理　目前应用的治疗手段，无论药物或手术，只能改善症状，不能阻止病情的发展，更无法治愈。因此，治疗不能只顾眼前，而需长期管理，以达到长期获益。

4. 用药原则　药物治疗的原则是以达到有效改善症状、避免或降低不良反应、提高工作能力和生活质量为目标。

（二）治疗药物选用　📱微课 2

根据临床症状严重程度的不同，可以将帕金森病的病程分为早期和中晚期。

1. 早期帕金森病的药物治疗　疾病初期一般以单药治疗为主，也可采用小剂量多药联合应用，力求疗效最佳、维持时间更长，而急性不良反应和运动并发症的发生率最低。

（1）早发型帕金森病患者　不伴智力减退，推荐使用非麦角类多巴胺受体激动剂、MAO-B 抑制药、复方左旋多巴、恩他卡朋双多巴片、金刚烷胺或抗胆碱能药。

（2）晚发型帕金森病患者　一般首选复方左旋多巴治疗。随症状加重、疗效减退时可添加多巴胺受体激动剂、MAO-B 抑制药或 COMT 抑制药治疗。

2. 中晚期帕金森病的药物治疗　晚期帕金森病的临床表现极其复杂，其中有疾病本身的进展，也有药物不良反应或运动并发症的因素参与。对中晚期帕金森病患者的治疗，既要继续力求改善运动症状，又要妥善处理一些运动并发症和非运动症状。

任务实施

一、任务实施提示

（一）用药指导

1. 用药方法　抗帕金森病药物使用时，应严格按照药品说明书要求和医生处方给药，药师、患者不得随意更换药物或调整用药剂量。

（1）剂量与频次（表7-3-2）

表7-3-2　常用抗帕金森病药物的服用剂量和频次

抗帕金森病药	每日剂量（mg） （起始剂量~足量）	每日给药次数
多巴胺替代药		
左旋多巴	250~5000	2~6
复方左旋多巴	250~2500	2~4
多巴胺受体激动药		
溴隐亭	2.5~40	2~3
普拉克索	0.375~4.5	3
罗匹尼罗	0.75~9	3
多巴胺递质促释药		
金刚烷胺	100~400	1~3
MAO-B抑制药		
司来吉兰	5~10	1~2
雷沙吉兰	1	1
COMT抑制药		
恩他卡朋	600~1600	3~4
托卡朋	50~200	3
抗胆碱药		
苯海索	6--25	2~3

（2）给药时间　左旋多巴代谢受食物中蛋白质的影响，因此避免与高蛋白质食物一起服用，建议餐前1小时或餐后2小时服用。MAO-B抑制剂不宜在晚上服用，以免引起失眠。

2. 不良反应与防治

（1）左旋多巴　常见胃肠道反应，饭后服用或缓增剂量可减轻；体位性低血压；精神行为异常，停药或减量可缓解；不自主异常运动，减少剂量可缓解；长期使用后可出现"开-关"现象：帕金森症状在突然缓解（开期）与加重（关期）之间波动，可反复迅速交替出现多次。

（2）溴隐亭　常见直立性低血压、脚踝水肿和精神异常。

（3）金刚烷胺　常见网状青斑、体重增加和认知障碍，使用过程中监测黑色素瘤。

（4）恩他卡朋　恶心、腹痛、腹泻、口干、多汗、尿液变黄等；肝功能损伤，用药前后应监测肝功能。

（5）苯海索　抗胆碱反应，表现为口干、皮肤干燥、便秘、吞咽困难等。

3. 药物相互作用（表7-3-3）

表7-3-3　抗帕金森病药物间或与其他药物相互作用一览表

合用药物	互相作用结果
左旋多巴＋维生素B_6	降低左旋多巴疗效，增加不良反应
左旋多巴＋抗精神病药（氯丙嗪、奋乃静）	干扰左旋多巴效果
溴隐亭＋大环内酯类抗生素	增加溴隐亭毒性
溴隐亭＋多巴胺拮抗剂	降低溴隐亭效应

（二）健康教育与慢病管理

1. 健康教育

（1）保持健康生活方式　避免肥胖，中青年期尤其要注意体重管理；老年期（65岁以上）不宜太瘦；坚持定期体育锻炼，培养运动习惯和兴趣爱好；戒烟限酒，避免接触二手烟。

（2）饮食与营养　每日摄入苹果汁和苹果，以促进大脑中乙酰胆碱的产生；摄入肉桂，有助于改善胰岛素处理糖分的能力；推荐地中海饮食，控制糖分摄入。

（3）教育与认知活动　尽可能多地接受教育，多从事脑力活动；多学习，多用脑，保持脑部活跃。

（4）社交与心理健康　多参加社交活动，保持乐观的心态。对伴有抑郁症、幻觉和自杀倾向的患者，家人一定要把药品管理好，放到患者拿不到的地方。

（5）睡眠与休息　保持良好的睡眠质量，出现睡眠障碍时及时处理。

（6）预防措施的具体建议　心脏健康直接关乎大脑健康，从中年开始就应避免高血压和肥胖症。经常锻炼身体、确保良好的睡眠对预防阿尔兹海默病至关重要。

2. 慢病管理

（1）日常护理　每日例行公事，帮助患者保持定向和专注。照料者需观察患者的情绪和行为模式，制定适合他们的活动计划。鼓励患者参与棋盘游戏、纸牌等活动，以延缓认知功能下降。

（2）营养支持　确保患者摄入足够的水分，并根据需要提供软食或液体食物。保证优质蛋白的供给，如肉、蛋、奶等动物性蛋白质，或者大豆及其制品。

（3）安全护理　防止跌伤和骨折，确保病房内干燥无积水，上下楼梯和外出散步时需有人陪伴。避免患者单独外出，可在其衣兜内放置写有姓名、疾病、家庭住址和联系电话号码的"名片"。

（4）认知训练　利用写有单词、短语的卡片和图片进行语言功能训练。进行记忆力训练和其他认知训练活动，以改善和维持患者的认知能力。

（5）情感陪伴　家属或护理人员陪老人聊天、散步、做手工，用陪伴驱散孤独与恐惧。

（6）生命末期决策　与医生和家人讨论生命末期的愿望和医疗护理计划。

二、实训演练与评价

以4~6人组成实训小组，扫码进入案例库，从中选择一个案例，并进行小组讨论，根据选择的案例设计用药指导情境，每组推选2名同学分别扮演药师和帕金森病患者，在班内或实训场所进行帕金森病用药指导汇报。由带教老师和其他各组同学进行评价。

案例库

项目	考核内容		标准分 （100 分）	评分标准	得分
职业素养 （20 分）	仪表、着装符合要求		2分	学生着工作服，女生不可浓妆艳抹，不得佩戴过于鲜艳、花哨的饰品，不得穿拖鞋	
	语速适中，表达清晰		3分	用词准确（2分），语句流畅（1分）	
	具备同理心		5分	尊重患者，能够站在患者角度思考问题	
	讲解科学，通俗易懂		5分	尽量避免使用患者听不懂的专业术语，多使用日常语言	
	认真倾听，有效反馈		5分	耐心、认真地听患者诉说自己的感受和问题，对患者言语中表达出的信息进行准确分析和把握，并作出及时、合适的响应和反馈	
实训 实施 （80 分）	用药指导 （60 分）	用药剂量与次数	20	建议正确的用药剂量和次数	
		给药时间	10	不同药物的具体给药时间及注意事项	
		不良反应与防治	10	说出药物常见不良反应，提出不良反应的防治方法	
		药物相互作用	10	说明联合用药的理由和药物相互作用时的用药注意事项	
		其他	10	指出饮食对药效的影响等	
	健康教育 （20 分）	疾病知识教育	10	能从疾病病因、治疗进展和预后等方面给出科学阐述，帮助患者正确认识和预防帕金森	
		生活健康知识教育	10	能从饮食、适度运动、规律用药、保持心情愉悦等方面给出合理化建议	
合计					

目标检测

答案解析

一、A 型选择题

1. 以下不能用于治疗帕金森病的药物是（ ）
   A. 苯海索　　　　　　　B. 金刚烷胺　　　　　　　C. 溴隐亭
   D. 左旋多巴　　　　　　E. 氯丙嗪

2. 抗帕金森病药物治疗原则不包括（ ）
   A. 长期服药　　　　　　B. 短期服药　　　　　　　C. 控制剂量
   D. 个体化给药　　　　　E. 联合用药

3. 帕金森病治疗方法不包括（ ）
   A. 药物治疗　　　　　　B. 手术治疗　　　　　　　C. 射线治疗
   D. 心理治疗　　　　　　E. 锻炼疗法

4. 帕金森病的非运动症状不包括（ ）
   A. 认知异常　　　　　　B. 睡眠障碍　　　　　　　C. 自主神经功能障碍
   D. 感觉障碍　　　　　　E. 语言障碍

5. 治疗帕金森病时常用的治疗方法（ ）
   A. 滴定法　　　　　　　B. 介入法　　　　　　　　C. 手术
   D. 营养支持　　　　　　E. 药物治疗

二、X 型选择题

6. 帕金森病典型临床表现包括（　　）

    A. 震颤　　　　　　　　B. 肌肉强直　　　　　　C. 运动减少或注定运动减少

    D. 姿势调节障碍　　　　E. 流涎

7. 治疗帕金森病的药物有（　　）

    A. 中枢拟多巴胺药　　　B. 中枢抗胆碱药　　　　C. 抗组胺药

    D. 胆碱酯酶抑制药　　　E. 中枢性拟胆碱药

（王文文）

书网融合……

重点小结　　　　微课　　　　习题

PPT

项目四　阿尔兹海默病用药指导

学习目标

知识目标：

1. 掌握　阿尔兹海默病的药物治疗原则、药物种类和代表药物。

2. 熟悉　阿尔兹海默病的临床表现、治疗药物的用法用量和相关药学服务知识。

3. 了解　阿尔兹海默病的病因和诊断。

能力目标：

1. 能结合临床指南正确选用治疗阿尔兹海默病药物，协助拟定药物治疗方案。

2. 能判断阿尔兹海默病治疗药物不良反应并提供处理方案，主动提供健康教育。

素质目标：培养学生对阿尔兹海默病患者及家属尊重、关爱、积极、细致、认真的服务意识和职业精神。

情境导入

情境：患者，女，84 岁，近期出现白天嗜睡、晚上失眠，说话无力，反应迟钝，生活能力逐渐下降。入院后核磁共振检查显示脑部萎缩，医生对其心理评估量表检查后诊断为：阿尔兹海默病，处于轻度认知障碍阶段。医生处方：多奈哌齐，5mg，口服，q. d. 。

扫一扫，知解析

思考：作为药师，如何对该阿尔兹海默病患者及家属进行用药指导？

理论知识

阿尔兹海默病（Alzheimer's disease，AD），又称老年痴呆，是一种起病隐匿的、以进行性认知障碍和记忆力损害为主的中枢神经退行性疾病。随着我国社会老龄化程度的不断加剧，阿尔茨海默病将成为老龄化社会不可回避的社会问题。

一、疾病概要 微课1

阿尔兹海默病主要病理变化为大脑皮质弥漫性萎缩、海马组织中出现大量的老年斑和神经纤维缠结、神经元数量减少和颗粒空泡变性。阿尔兹海默病病因尚未完全明确，但与遗传因素、神经递质、重金属中毒、免疫功能紊乱等有关。其临床表现为认知障碍，具体表现为语言功能障碍、失认及失用、时间空间定向障碍和计算力下降。阿尔兹海默病的首发症状则为记忆障碍，同时伴有情感或行为障碍。此外，阿尔兹海默病病程漫长可致患者长期卧床、活动减少、诱发肺部、泌尿道和皮肤压疮等感染，引起死亡。

二、常用治疗药物

阿尔兹海默病的病因至今未明，故无法研制出特效的治疗药物。基于阿尔兹海默病发病机制假说，治疗药物主要包括：增加中枢胆碱能神经功能药（胆碱酯酶抑制剂和 M 胆碱受体激动剂）、N - 甲基 - D - 天冬氨酸（NMDA）受体阻断剂、β 淀粉蛋白、T 蛋白和抗炎药。临床常用特异性治疗策略是前两种药物，其主要特点见表 7 - 4 - 1。

表 7 - 4 - 1　常用阿尔兹海默病治疗药物及其用法用量

类别	代表药物	作用特点	禁忌证
胆碱酯酶抑制剂	多奈哌齐、卡巴拉汀、加兰他敏、石杉碱甲	通过抑制乙酰胆碱酯酶而增加乙酰胆碱的含量，可促进脑组织对葡萄糖的利用，延缓阿尔兹海默病病情	妊娠期妇女，对本类药物过敏者，卡巴拉汀禁用于严重肝损害者，加兰他敏和石杉碱甲禁用于癫痫、心绞痛患者
NMDA 受体拮抗剂	美金刚	可改善轻中度血管性痴呆患者的认知能力，对中重度患者可改善动作能力、认知障碍和社会行为	对本品过敏者

三、合理用药原则

阿尔兹海默病的治疗尚无特效疗法，以预防为目标，推迟起病，控制疾病进展和改善患者记忆力减退、纠正精神行为紊乱的症状，最终提高患者生活质量，延长寿命。

（一）药物治疗原则

1. 早期治疗　及早发现及早治疗。处于痴呆的早、中期及时治疗，可使治疗有效率达到70%。

2. 综合治疗　针对病因和发病机制治疗。采用药物治疗和对症治疗、生活护理、遗传因素等诸多方面的综合治疗。

3. 个体化治疗　不同患者，或同一患者在不同病程过程中，症状会发生变化，必要时可适当调整药物种类和剂量。

4. 健康指导　关心照顾患者和调整日常生活；使用药物时应从小剂量开始使用，逐渐增至治疗量；及时诊断治疗共存的基础病和并发症。

知识链接

珍爱生命，关系你我

世界卫生组织发布的最新数据显示，目前全球超过5500万人患有痴呆症，中国60岁以上痴呆症患者约为1000万~1100万人，60%为阿尔茨海默病。应对阿尔茨海默病需要个人、家庭及社会的共同努力。社会应对患者多一些理解、支持和帮助，营造友善的社会氛围，减少对患者的歧视，关爱患者及其家庭，这才是阿尔茨海默病患者最需要的良药。

（二）治疗药物选用 e 微课2

根据临床症状的不同，可以将阿尔茨海默病的药物治疗分为认知症状的治疗和精神行为症状的治疗。认知症状的治疗药物一般选用胆碱酯酶抑制剂和谷氨酸受体拮抗剂。精神行为症状的治疗药物有非典型抗精神病药和5-羟色胺类药，前者包括奥氮平、利培酮和阿立哌唑等，后者包括匹莫范色林、丁螺环酮、西酞普兰和舍曲林等。

任务实施

一、任务实施提示

（一）用药指导

1. 用药方法 抗阿尔茨海默病药物使用时，应严格按照药品说明书要求和医生处方给药，药师、患者不得随意更换药物或调整用药剂量。

（1）剂量与频次（表7-4-2）

表7-4-2 常用抗阿尔茨海默病药物的服用剂量和频次

抗阿尔茨海默病药	每日剂量（mg）（起始剂量~足量）	每日给药次数
胆碱酯酶抑制剂		
多奈哌齐	5~10	1
卡巴拉汀	3~12	2~3
加兰他敏	10~40	1~4
石杉碱甲	0.2~0.45	2
NMDA受体阻断剂		
美金刚	5~20	1~2

（2）用药时间与用药周期

多奈哌齐：初始剂量每日睡前口服5mg，维持至少一个月，做出临床评估后，可增至每日10mg。

卡巴拉汀：早晚餐与食物同服。起始剂量每日3mg，至少每间隔2周增加剂量，如6mg、9mg、12mg。

美金刚：第1周每日5mg，第2周每日10mg，第3周每日15mg，第4周开始以后每日20mg。

2. 不良反应与防治

（1）多奈哌齐 腹泻、肌肉痉挛、疲乏、呕吐、头晕、失眠、肌磷酸激酶升高，一般轻微和短暂，无需停药，在1~2天内可缓解。

（2）卡巴拉汀 开始治疗和（或）增加剂量时可发生胃肠道反应，如恶心、呕吐、腹泻等，减少剂量可改善。但长期呕吐、腹泻可导致脱水，应及时减量或停药，并注意补液。

（3）加兰他敏　恶心、呕吐、腹泻及体重减轻，使用过程中，应监测患者体重变化。

（4）石杉碱甲　头晕、出汗、腹痛、视物模糊、心动过缓。本药个体差异较大，应从小剂量开始逐渐增加用药剂量。

（5）美金刚　头晕、出汗、头痛、口干。癫痫患者、有惊厥病史或癫痫易感体质的患者应慎用本药。本药对患者的反应能力有轻到中度影响，故服用本品的患者驾驶或操作机械时应谨慎。

3. 药物相互作用（表7-4-3）

表7-4-3　抗阿尔兹海默病药物间或与其他药物相互作用一览表

合用药物	互相作用结果
多奈哌齐＋酮康唑	抑制多奈哌齐代谢，增强其疗效
多奈哌齐＋肝药酶诱导剂	降低多奈哌齐浓度
加兰他敏＋琥珀胆碱类	增强肌松作用
美金刚＋金刚烷胺	药物中毒性精神病

（二）健康教育与慢病管理

1. 健康教育

（1）合理饮食和营养建议　合理膳食是维持身体健康的基础。根据《中国居民膳食指南（2022）》，每天的膳食应包括谷薯类、蔬菜水果、畜禽鱼蛋奶和豆类食物，平均每天摄入12种以上食物，每周25种以上，合理搭配。

（2）适当运动　建议每天抽出半小时到一个小时进行体育锻炼，结合有氧运动、力量训练和灵活性训练。对于不同人群，如颈肩腰腿痛的人群，可以通过专业的"运动处方"来缓解疼痛、改善体态。

（3）睡眠卫生和作息安排　建立规律的作息习惯有助于提高睡眠质量和精神状态。尽量每天在相同的时间上床睡觉和起床，包括周末和节假日。保持充足的睡眠时间也很重要，一般成人每晚需要7~8小时的睡眠。了解黄金睡眠时段并科学规划作息表有助于提升睡眠质量。

（4）跌倒预防和家庭环境改造　适老化改造是预防老年人跌倒的有效手段。首先，改善照明，确保老年人活动范围内光线明亮，避免昏暗死角。其次，在卫生间、淋浴区以及卧室进行改造，如设置安全扶手和防滑垫。此外，保持家门口和过道整洁，不堆放杂物，以减少绊倒风险。

2. 慢病管理

（1）康复训练　平衡和步态训练有助于改善患者的行走能力，减少跌倒风险。通常包括物理治疗师指导下的各种平衡练习和步态矫正训练。日常生活活动能力训练是作业疗法的一个重要组成部分，目的是帮助患者在现有的身体条件下完成个人卫生、进食、更衣等基本活动。这种训练不仅涉及具体的动作技能，还包括对潜在问题的识别和解决方法的学习。言语和吞咽功能训练主要针对语言障碍和吞咽困难进行康复，包括认知、发声和指令训练等。

（2）营养管理　定期进行营养状况评估可以及时发现并解决潜在的营养问题，从而保证患者获得必要的营养支持。根据患者的代谢谱和基因型提供个性化的饮食建议，以优化其营养摄入。针对患者的特定需求制定个性化的营养补充方案，确保其获得足够的营养支持。

（3）心理干预　定期评估患者的心理状态，以便及时发现并处理可能的心理问题。在必要时为患者提供专业的心理咨询或治疗服务，以帮助他们应对疾病带来的心理压力。提供家庭心理支持指导，帮助患者及其家属更好地理解和应对患者的康复过程。

（4）社区管理　建立社区随访制度，由专业医护人员定期对患者进行健康状况追踪和康复指导。组织患者教育活动，提高患者及其家属的健康知识水平，增强他们的自我管理能力。提供家庭访视服务，确保患者在家中也能得到持续的护理和支持。

（5）长期监测　建立电子健康档案，记录患者的临床诊断、个人信息及康复进展。利用远程医疗技术进行实时监测，确保患者在家中也能得到及时的关注和支持。定期评估治疗效果，并根据评估结果调整康复方案，以确保治疗的有效性和针对性。

二、实训演练与评价

以 4~6 人组成实训小组，扫码进入案例库，从中选择一个案例，并进行小组讨论，根据选择的案例设计用药指导情境，每组推选 3 名同学分别扮演医生、药师和阿尔兹海默病患者家属，在班内或实训场所进行阿尔兹海默病用药指导汇报。由带教老师和其他各组同学进行评价。

案例库

项目	考核内容		标准分（100 分）	评分标准	得分
职业素养（20 分）	仪表、着装符合要求		2 分	学生着工作服，女生不可浓妆艳抹，不得佩戴过于鲜艳、花哨的饰品，不得穿拖鞋	
	语速适中，表达清晰		3 分	用词准确（2 分），语句流畅（1 分）	
	具备同理心		5 分	尊重患者，能够站在患者角度思考问题	
	讲解科学，通俗易懂		5 分	尽量避免使用患者听不懂的专业术语，多使用日常语言	
	认真倾听，有效反馈		5 分	耐心、认真地听患者诉说自己的感受和问题，对患者言语中表达出的信息进行准确分析和把握，并作出及时、合适的响应和反馈	
实训实施（80 分）	用药指导（60 分）	用药剂量与次数	20 分	建议正确的用药剂量和次数	
		用药时间与用药周期	10 分	不同药物的具体用药时间及用药周期	
		不良反应与防治	10 分	说出药物常见不良反应，提出不良反应的防治方法	
		药物相互作用	10 分	说明联合用药的理由和药物相互作用时的用药注意事项	
		其他	10 分	指出饮食对药效的影响等	
	健康教育（20 分）	疾病知识教育	10 分	能从疾病病因、治疗进展和预后等方面给出科学阐述，帮助患者正确认识和预防阿尔兹海默病	
		生活健康知识教育	10 分	对患者家属进行健康宣教，关照患者合理饮食、作息习惯、积极向上的情绪和和谐的人际关系	
合计					

目标检测

答案解析

一、A 型选择题

1. 以下关于阿尔兹海默病病理特征表述不正确的是（　　）

　　A. 神经元数量增加

　　B. 脑内出现大量的老年斑金刚烷胺

　　C. 神经元数量减少

　　D. 神经纤维缠结

    E. 颗粒空泡变性

2. 以下不能用于治疗阿尔兹海默病的药物是（　　）

    A. 多奈哌齐   B. 金刚烷胺   C. 卡巴拉汀

    D. 加兰他敏   E. 石杉碱甲

3. 抗阿尔兹海默病药物治疗原则不包括（　　）

    A. 长期服药   B. 早期服药   C. 小剂量开始用药

    D. 个体化给药   E. 间断给药

4. 以下不属于影响阿尔兹海默病发病的危险因素是（　　）

    A. 遗传因素   B. 神经递质   C. 中毒

    D. 免疫功能紊乱   E. 长期智力劳动法

二、X 型选择题

5. 以下关于美金刚治疗阿尔兹海默病表述正确的是（　　）

    A. 美金刚是治疗阿尔兹海默病一线药物

    B. 美金刚是谷氨酸受体拮抗药

    C. 美金刚是胆碱酯酶抑制药

    D. 当谷氨酸以病理量释放时，美金刚可减少谷氨酸的神经毒性作用

    E. 美金刚可与受体上的环苯己哌啶结合位点结合

6. 以下属于卡巴拉汀常见的不良反应的是（　　）

    A. 胃肠道反应   B. 乏力   C. 眩晕

    D. 精神混乱   E. 神志清醒

（王文文）

书网融合……

重点小结   微课   习题

模块八 血液系统用药指导

项目一 缺铁性贫血用药指导

PPT

学习目标

知识目标：

1. **掌握** 缺铁性贫血的药物治疗原则和治疗药物选用方法。
2. **熟悉** 缺铁性贫血的临床表现和常用治疗药物。
3. **了解** 缺铁性贫血的定义。

能力目标：能结合医生诊断和用药方案对缺铁性贫血患者开展用药指导和健康教育。

素质目标：培养学生积极参与缺铁性贫血防治的职业使命感和社会责任感。

情境导入

情境：患者，女，25 岁，酒店服务员，自诉近 3 个月来出现活动后心悸、乏力、头昏、食欲减退、皮肤干燥、指甲薄易裂的症状。经询问：患者因怕身材走样，每天进食很少，早餐与晚餐通常不进食，全天进食量不到 200g。1 个月前曾到医院检查，血红蛋白 87g/L，红细胞 3.1×10^{12}/L，血清铁含量低。无用药史、无药物过敏史。

扫一扫，知解析

思考：作为药师，如何为患者推荐治疗的药物，并指导患者合理用药？

理论知识

贫血是指循环血液中红细胞数量或血红蛋白量低于正常。国内诊断贫血的标准一般为：成年男性血红蛋白 <120g/L，红细胞数 $<4.5 \times 10^{12}$/L；成年女性血红蛋白 <110g/L，红细胞 $<4.0 \times 10^{12}$/L。按红细胞形态学分为小细胞低色素性贫血（如缺铁性贫血）、大细胞性贫血（如巨幼细胞贫血）和正常细胞性贫血（如再生障碍性贫血），按贫血程度分为轻度贫血（血红蛋白在 $90 \sim 120$g/L）、中度贫血（血红蛋白在 $60 \sim 90$g/L）、重度贫血（血红蛋白小于 60g/L）。缺铁性贫血是指各种原因的缺铁导致红细胞生成减少所引起的低色素贫血，是世界上最常见的贫血，全世界 6 亿~7 亿人患有缺铁性贫血，在发展中国家发病率较高。

一、疾病概要 📱微课

缺铁性贫血产生的主要原因有：①需铁量增加而摄入不足，多见于婴幼儿、青少年、妊娠期和哺乳期妇女等。②铁吸收障碍，如胃大部分切除术后、萎缩性胃炎、胃功能紊乱、慢性腹泻等导致缺铁性贫血。③铁丢失过多，如钩虫病、痔疮、溃疡病、月经量过多等。缺铁性贫血常见症状为面色苍白、疲乏、头晕、头痛、耳鸣、指甲变薄、反甲、皮肤干燥、毛发脱落、舌乳头萎缩等；心血管系统症状有心悸、气短、心脏扩大和缺血性心脏病等；消化系统症状有食欲减退、消化不良、便稀或便秘等；神经系统症状有神经炎、神经痛，患者可发生行为异常，如异食癖等。辅助检查包括：①查血象，呈典型的小细胞低色素性贫血（红细胞平均体积（mean corpuscular volume，MCV）<80fl，红细胞平均血红蛋白含量（mean hemoglobin content of red blood cells，MCH）<26pg，红细胞平均血红蛋白浓度（mean concentration of hemoglobin in red blood cells，MCHC）<0.32%。网织红细胞计数正常或轻度增加，白细胞计数多在正常范围，血小板计数正常或增加。②查骨髓象，红系造血呈轻度或中度活跃，以中晚幼红细胞增生为主。幼红细胞体积小且外形不规则，核染色质致密，胞浆少。骨髓铁染色细胞内外铁均减少，尤以细胞外铁为明显，是诊断缺铁性贫血的可靠指标。③血清铁、血清总铁结合力和血清饱和度，血清铁<8.95μmol/L，总铁结合力>64.44μmol/L，但也可正常，转铁蛋白饱和度<15%。根据典型病史，应考虑贫血，根据血常规化验结果可作出明确诊断。

知识链接

关注下一代生命健康，谨防妊娠合并缺铁性贫血

贫血是常见的妊娠并发症，由于胎儿生长发育，铁的需求量增加，仅靠一般食物供铁和动用孕妇体内贮备铁不能满足需要，故约有25%的孕妇发生缺铁性贫血。妊娠期由于血容量增加，其中血浆增加较红细胞增加相对多，使得红细胞被血液稀释，故对孕妇贫血的诊断亦相对降低。当红细胞计数<3.5×10^{12}/L或血红蛋白<100g/L或血细胞比容<0.3时，才诊断为妊娠期贫血。妊娠期间，母体的骨髓和胎儿竞争摄取母体血清中的铁，一般情况下胎儿总是在竞争中占优势，而且铁通过胎盘的转运是单向性的，不论母体是否缺铁，胎儿都是按其需要摄取铁，即使母体极度缺铁，也不可能逆向转运，故胎儿一般不会发生严重缺铁。但若母体过度缺铁，骨髓的造血功能降低导致严重贫血，红细胞计数<1.5×10^{12}/L或血红蛋白<50g/L或血细胞比容<0.13时，则胎儿发育迟缓，可发生早产、死胎。妊娠期妇女重度贫血时，心肌缺氧，发生贫血性心脏病，甚至充血性心力衰竭。另外，贫血使妊娠期妇女的抵抗力降低，易发生感染，故孕产期并发症及死亡率升高。

二、常用治疗药物

口服铁剂是治疗缺铁性贫血的首选方法。宜选用二价铁剂，有硫酸亚铁等无机铁剂，右旋糖酐铁、葡萄糖酸亚铁、山梨醇铁、富马酸亚铁和琥珀酸亚铁等有机铁剂。另外，如果胃肠道反应严重或不吸收，或需要快速补铁的情况下，可以选择注射铁剂（表8-1-1）。

表8-1-1　常用的补铁制剂

代表药物	作用特点	禁忌证
硫酸亚铁	胃肠道刺激明显	含铁血黄素沉着症、血友病患者、严重肝、肾功能不全者、消化道溃疡者
乳酸亚铁	吸收率高	肝肾功能严重损害，特别是伴随有未经治疗的尿路感染者禁服、铁负荷过高、血友病或含铁血黄素沉着症患者、非缺铁性贫血（如地中海贫血）患者
葡萄糖酸亚铁	起效快、作用温和、铁利用度高	严重肝肾功能不全的患者，尤其是未经治疗的尿路感染患者、非缺铁性贫血（如地中海贫血）患者
富马酸亚铁	含铁量高，起效快	消化道溃疡者、非缺铁性贫血（如地中海贫血）患者、血友病、铁负荷过高患者
右旋糖酐铁	替代其他铁剂疗效不佳情况	肝肾功能严重损害，尤其是伴有未经治疗的尿路感染者禁用、铁负荷过高、血色病或含铁血黄素沉着症患者、非缺铁性贫血（如地中海贫血）患者

续表

代表药物	作用特点	禁忌证
琥珀酸亚铁	吸收平稳，胃肠道黏膜刺激性小	对铁过敏者及非缺铁性贫血者、肝肾功能严重损害，尤其是伴有未经治疗的尿路感染者、胃与十二指肠溃疡，溃疡性结肠炎患者、铁负荷过高、血友病或含铁血黄素沉着症患者

三、合理用药原则

缺铁性贫血药物指导目的是恢复血红蛋白和补充储存铁，但贫血病因查明之前不用铁剂或其他补血药物治疗，以免干扰诊断。贫血患者血象恢复正常后，铁剂还需继续服用 3～6 个月，以补足铁储备量。

（一）药物治疗原则

查明贫血病因，根据不同病因采用不同手段治疗，如改善饮食，调理月经，驱虫和抗溃疡等。经有效的病因治疗后，补充铁剂即可纠正贫血。对于中重度贫血同时需要补铁治疗，急性重度贫血需要输血治疗。

（二）治疗药物选用

1. 口服铁剂　口服铁剂有无机铁和有机铁两类。无机铁包括硫酸亚铁等，有机铁包括右旋糖酐铁、葡萄糖酸亚铁、山梨醇铁、富马酸亚铁和琥珀酸亚铁等。常用硫酸亚铁和富马酸亚铁，口服吸收良好，但胃肠道反应明显。口服右旋糖酐铁、琥珀酸亚铁含铁量高，不良反应较硫酸亚铁轻，且疗效相当。

2. 注射铁剂　注射铁剂包括右旋糖酐铁及蔗糖铁。用于不能口服铁剂的患者，可以选择静脉注射或肌内注射，注意首次用药前应先给予试验剂量，并且应具备治疗过敏反应的应急措施，1 小时内无过敏反应者再给予足量治疗。

任务实施

一、任务实施提示

（一）用药指导

1. 用药方法

补铁药物使用时，应严格按照药品说明书要求和医生处方（或医嘱）给药，药师、患者不得随意更换药物或调整用药剂量。

（1）剂量与频次

表 8 – 1 – 2　常用补铁药物的服用剂量和频次

口服铁剂	每日剂量（起始剂量～足量）	每日给药次数
硫酸亚铁	预防量：0.3g	1
	治疗量：0.3g	3
	儿童 50～100mg	3
乳酸亚铁	10～20mL	3
葡萄糖酸亚铁	成人 0.4～0.6g	3
	儿童 0.1g	3

续表

口服铁剂	每日剂量（起始剂量~足量）	每日给药次数
富马酸亚铁	成人 0.2~0.4g 儿童 0.05~0.2g	3 3（连续 2~3 周）
右旋糖酐铁	50~300mg	1
琥珀酸亚铁	预防量：成人 0.1g，妊娠期妇女 0.2g， 儿童 30~60mg	1 1
	治疗量：成人 0.2~0.4g，儿童 0.1~0.2g	1

（2）药物剂型与给药方法　铁剂主要剂型有片剂、胶囊和口服液等剂型，宜饭后口服，治疗应从小剂量开始，逐渐达到足量，每日给药 1~3 次。

（3）给药时间　铁剂治疗有效首先表现为外周血网织红细胞计数上升，在补铁后第 5~10 天复查，网织红细胞百分比升高至 4%~10%，2 周后血红蛋白浓度明显上升，6~8 周后可恢复到正常水平。如果治疗 4 周后血红蛋白较治疗前无改变甚至下降，需要进一步追查原因。

2. 不良反应与防治　口服铁剂常见不良反应有胃肠道刺激，表现为恶心、腹痛和上腹部不适等，饭后服用可减轻。

3. 药物相互作用（表 8-1-3）

表 8-1-3　补铁药物与其他药物相互作用一览表

合用药物	相互作用结果
铁剂 + 四环素类药物/考来烯胺	与铁剂发生络合反应，影响铁吸收
铁剂 + 抗酸药	可使二价铁转变成三价铁，减少铁吸收

4. 其他　牛奶、蛋类、钙剂、磷酸盐、草酸盐等可抑制铁剂的吸收；茶和咖啡中鞣质等易与铁形成不被吸收盐，影响铁的吸收。肉类、果糖、氨基酸、脂肪可促进铁剂的吸收；维生素 C 作为还原剂可促进三价铁转变为二价铁，促进铁剂的吸收，因此口服铁剂可同时应用维生素 C。

（二）健康教育与慢病管理

1. 生活方式　在补铁同时，合理膳食同样重要，宜多吃富含铁的食物，如猪肝、黄豆、蔬菜、水果、大枣、蜂乳、芝麻、黑木耳等。提倡使用铁锅烹饪或煮粥，有助于铁元素摄入。同时需要足量优质蛋白质补充。

2. 用药提醒　铁剂可引起肠道蠕动变慢导致便秘；铁剂使大便颜色变黑，可掩盖消化道出血而延误病情或引起误认为出血的担心。铁剂应放在小儿难以拿到的地方，避免小儿误服引起意外发生。

二、实训演练与评价

以 4~6 人组成实训小组，扫码进入案例库，从中选择一个案例，并进行小组讨论，根据选择的案例设计用药指导情境，每组推选 2 名同学分别扮演药师和缺铁性贫血患者，在班内或实训场所进行缺铁性贫血用药指导汇报。由带教老师和其他各组同学进行评价。

案例库

项目	考核内容	标准分 （100 分）	评分标准	得分
职业 素养 （15 分）	仪表、着装符合要求	3 分	学生着工作服；女生不得披头发，不可浓妆艳抹，不得佩戴过于鲜艳、花哨的饰品，如大型耳环、项链、手镯等，不留长指甲，指甲不涂色；男女生不得穿拖鞋	

续表

项目	考核内容		标准分（100分）	评分标准	得分
职业素养（15分）	语速适中，表达清晰，具备同理心		5分	尊重患者，能够站在患者角度思考问题	
	讲解科学，通俗易懂		4分	尽量避免使用患者听不懂的专业术语，多使用日常语言	
	认真倾听，有效反馈		3分	耐心、认真地听患者诉说自己的感受和问题，对患者言语中表达出的信息进行准确分析和把握，并作出及时、合适的响应和反馈	
实训实施（85分）	用药指导（55分）	用药剂量与频次	5分	剂量正确（3分）；频次正确（2分）若随意更改医生处方/医嘱，则该项不得分	
		药物剂型与给药方法	10分	说出具体剂型，给药方法正确	
		给药时间	10分	指出饭后给药（5分），说明饭后给药的原因（5分）	
		不良反应与防治	15分	说出药物常见不良反应（8分），提出不良反应的防治方法（7分）	
		药物储存方法	5分	正确指导药物的储存方法	
		其他	10分	说明联合用药的理由和药物相互作用时的用药注意事项；指出饮食对药效的影响等	
	健康教育与慢病管理（30分）	疾病知识教育	15分	能从疾病病因、高危因素、治疗进展和预后等方面给出科学阐述，帮助患者正确认识和预防高血压	
		生活健康知识教育	15分	能从饮食、减重、戒烟、限酒、适度运动、保持心态平稳等方面给出合理化建议	
合计					

目标检测

答案解析

一、A 型选择题

1. 贫血是循环血液中（　　）

　　A. 红细胞数高于正常值　　　　　　　B. 白细胞数低于正常值

　　C. 红细胞数及血红蛋白量低于正常值　D. 血小板数低于正常值

　　E. 循环血量较正常者增加

2. 口服硫酸亚铁片可引起的不良反应是（　　）

　　A. 嗜睡　　　　　　　B. 乏力　　　　　　　C. 黑便

　　D. 呼吸加快　　　　　E. 心律失常

3. 铁制剂治疗缺铁性贫血，其疗效指标最早出现的是（　　）

　　A. 血红蛋白上升　　　B. 白细胞数上升　　　C. 红细胞体积上升

　　D. 红细胞直径增大　　E. 网织红细胞数上升

4. 能促进铁吸收的是（　　）

　　A. 维生素C　　　　　B. 四环素　　　　　　C. 浓茶

　　D. 氢氧化铝凝胶　　　E. 牛奶或豆浆

5. 与硫酸亚铁合用，可减少铁吸收的是（　　）

　　A. 叶酸　　　　　　　B. 苄丝肼　　　　　　C. 克拉维酸钾

D. 奥美拉唑　　　　　　　　　　E. 维生素 C

6. 患者，女，24 岁，患有缺铁性贫血并伴有慢性腹泻，实验室检查：Hb 55g/L，血清铁 12μg/L，首选的治疗方案是（　　）

　　A. 口服铁剂及维生素 C　　　　　　B. 静脉滴注铁剂

　　C. 注射维生素 B$_{12}$　　　　　　　　D. 雄性激素治疗

　　E. 叶酸治疗

7. 患者，女，实验室检查：血红蛋白 95g/L，临床诊断为缺铁性贫血，处方口服硫酸亚铁片。下列向患者交代的用药注意事项，错误的是（　　）

　　A. 不适宜与钙剂同步服用　　　　　B. 宜空腹服用

　　C. 宜同步补充维生素 C　　　　　　D. 不适宜同步进食牛奶和蛋类

　　E. 防止应用抑酸药

8. 患者，女，52 岁，诊断为缺铁性贫血，医师给予硫酸亚铁片，0.3g，t.i.d. 治疗，该药物的主要不良反应是（　　）

　　A. 心动过速　　　　　B. 头晕　　　　　C. 胃肠道不适

　　D. 肌肉酸痛　　　　　E. 尿频尿急

二、X 型选择题

9. 抑制铁剂吸收的因素有（　　）

　　A. 浓茶　　　　　　　B. 稀盐酸　　　　　C. 钙剂

　　D. 碳酸氢钠　　　　　E. 维生素 C

10. 硫酸亚铁可用于下列哪些原因引起的贫血（　　）

　　A. 萎缩性胃炎　　　　B. 内因子缺乏　　　C. 慢性失血

　　D. 由于造血功能减退　E. 叶酸缺乏

11. 缺铁性贫血的临床表现包括（　　）

　　A. 困倦、乏力　　　　　　　　　　B. 毛发干燥、脱落

　　C. 耳鸣、眼花　　　　　　　　　　D. 指甲扁平、反甲

　　E. 血象中可见畸形的巨幼红细胞

（范高福）

书网融合……

重点小结　　　微课　　　习题

项目二　巨幼细胞贫血用药指导

PPT

学习目标

知识目标：

1. 掌握　巨幼细胞贫血的药物治疗原则和治疗药物选用方法。

2. 熟悉　巨幼细胞贫血的临床表现和常用治疗药物。

3. 了解　巨幼细胞贫血的定义。

能力目标：能结合医生诊断和用药方案对巨幼细胞贫血患者开展用药指导和健康教育。

素质目标：培养学生积极参与巨幼细胞贫血防治的职业使命感和社会责任感。

情境导入

情境：患者，男，52 岁，1 个月前无明显诱因出现乏力、伴头晕、四肢麻、腹胀，无反酸、腹痛、腹泻，无呕吐，无关节疼痛、皮疹、脱发。医院检查，血红蛋白 73.0g/L，白细胞 6.48×10^9/L，红细胞平均体积（MCV）138.1fl，血小板 123.0×10^9/L。临床诊断：巨幼细胞贫血。医生处方：维生素 B_{12} 注射液 0.5mg 肌内注射 q. d.；叶酸片 5mg 口服，t. i. d.。

扫一扫，知解析

思考：作为药师，如何对该巨幼细胞贫血患者进行用药指导？

理论知识

巨幼细胞贫血是 DNA 合成障碍所导致的一种贫血。多见于我国的西北地区，6 个月至 2 岁以内婴幼儿、老年人和酗酒者为高发人群。

一、疾病概要

巨幼细胞贫血产生原因有：血细胞在骨髓内未发育成熟就被破坏，出现无效造血，严重时呈现全血细胞减少，是体内叶酸和（或）维生素 B_{12} 缺失所致营养性巨幼细胞贫血，占比约 95%；另外，与遗传性或自身免疫异常（A 型萎缩性胃炎）引起的胃壁细胞萎缩或破坏，导致内因子缺乏有关的恶性贫血，占比 5% 以下。临床上起病缓慢，伴有面色苍白、乏力、耐力下降、头昏、心悸等贫血症状，严重者全血细胞减少，反复感染和出血，少数可出现轻度黄疸等血液系统症状；舌乳头萎缩，呈现舌面光滑"牛肉样舌"，味觉消失，胃肠道黏膜萎缩引起食欲下降、恶心、腹泻或便秘等消化系统症状；肢体麻木、深感觉障碍、共济失调或步态不稳表现，有抑郁、失眠、记忆力下降、幻觉、人格改变等神经精神症状。通过血常规检查呈大细胞性贫血，血涂片显示中性粒细胞核分叶过多，大于 3~5 叶；骨髓穿刺检查呈典型的巨幼性改变，可确诊；血清叶酸和维生素 B_{12} 水平下降；血清中可检出内因子抗体，提示恶性贫血。

┃知识链接┃

居里夫人与再生障碍性贫血

再生障碍性贫血是骨髓造血功能障碍所致，少数患者是由于遗传异常因素，为先天性再生障碍性贫血；但大多数患者是由于病毒感染、化学药物、辐射、免疫异常等原因，为获得性再生障碍性贫血。玛丽·居里，世称"居里夫人"，是一位法国籍波兰科学家，因发现了一系列新元素（如镭和钋）的放射原理和放射同位素分离法，于1903年与她的丈夫皮埃尔·居里一起荣获诺贝尔奖。但当时放射性元素的破坏作用还未发现，而居里夫人在工作时没有采取任何保护措施，有时将装有放射性元素的试验管放在衣袋里，有时放在抽屉里，由于长期接触放射性元素，居里夫人最终在1934年7月4日死于再生障碍性贫血导致的白血病。

二、常用治疗药物 📱微课

目前，临床上常用的药物是叶酸和维生素 B_{12}。

表 8 – 2 – 1　常用治疗巨幼细胞贫血药物

代表药物	作用特点	禁忌证
叶酸	仅在十二指肠吸收，如果胃肠道吸收障碍，可以用亚叶酸钙	对本品过敏的患者
维生素 B_{12}	与内因子结合后，在回肠吸收	利伯病、痛风、神经系统损害、恶性肿瘤患者禁用

三、合理用药原则

巨幼细胞贫血药物治疗有效的标准是贫血和消化道症状消失（仅限于消化道疾病引起的巨幼细胞贫血），血常规和骨髓象检测结果恢复正常；治疗部分有效的标准是临床症状明显改善，血红蛋白上升 30g/L，骨髓中粒系、红系的巨幼性改变消失；如果经治疗8周后临床症状、血常规及骨髓象无改变者为无效。治疗期间，在贫血恢复过程中大量血钾进入新生成的细胞内，会突然出现低钾血症，故在治疗起始48小时宜监测血清钾离子，防止出现低钾血症。

（一）药物治疗原则

1. 查明原因并采取相应治疗措施，改善营养状态、纠正偏食和不良烹调习惯。
2. 同时补充叶酸和维生素 B_{12}。
3. 大多数维生素 B_{12} 和叶酸缺乏的患者并无临床症状，是在实验室检查时偶然发现，或者有缓慢进展的症状；可以在数周内不足。但以下情况需要快速补充并密切监测：①存在症状性贫血、神经系统损害或神经精神表现，因为有发生恶性不良事件的风险且神经功能障碍不可逆；②妊娠，因为可能会影响胎儿发育；③新生儿及婴儿，因为可能影响发育。

（二）治疗药物选用

1. 叶酸治疗　服用叶酸，如果胃肠道吸收障碍改用亚叶酸钙，直至血红蛋白恢复正常。如果没有原发病，不需要维持治疗。对于不能明确是叶酸缺乏还是维生素 B_{12} 缺乏或二者同时缺乏者，应同时联合叶酸和维生素 B_{12} 治疗，否则单用叶酸会加重维生素 B_{12} 缺乏，从而加重神经系统损害。

2. 维生素 B_{12} 治疗　服用维生素 B_{12}，直至血常规恢复正常。恶性贫血和全胃切除者（血清中检出内因子抗体）需要终生维持治疗。

任务实施

一、任务实施提示

（一）用药指导

1. 用药方法

治疗巨幼细胞贫血药物使用时，应严格按照药品说明书要求和医生处方（或医嘱）给药，药师、患者不得随意更换药物或调整用药剂量。

（1）剂量与频次

表 8 - 2 - 2　常用治疗巨幼细胞贫血药物的服用剂量和频次

口服药物	每日剂量（起始剂量~足量）	每日给药次数
叶酸	成人：5~15mg，儿童：5~10mg	3
维生素 B_{12}	500μg	1

（2）药物剂型与给药方法　主要剂型有片剂、注射剂，片剂宜饭后半小时口服，每日给药 3 次。注射剂宜肌内注射为主。

（3）给药时间　口服叶酸或肌内注射亚叶酸钙，直至血红蛋白恢复正常即可；胃肠道吸收障碍者，维生素 B_{12} 肌内注射一周 1 次，连续 2 周，然后减至一周 2 次，连续用药 1~2 个月，直至血常规检查恢复正常；无胃肠道吸收障碍者，可以口服维生素 B_{12} 片，直至血红蛋白恢复正常。伴有神经系统表现者对治疗反应各异，应连续肌内注射维生素 B_{12}，有时需要大剂量每周 1 次。

2. 不良反应与防治

（1）叶酸　不良反应较少，罕见过敏反应。长期用药可以出现恶心、腹胀等胃肠道症状。大量服用叶酸时，可使尿呈黄色。口服大量叶酸，可以影响微量元素锌的吸收。

（2）维生素 B_{12}　常见不良反应有过敏反应、胃肠道不适、心慌、皮肤瘙痒、头晕等。可引起低血钾及高尿酸血症。

3. 药物相互作用（表 8 - 2 - 3）

表 8 - 2 - 3　常用治疗巨幼细胞贫血药物与其他药物相互作用一览表

合用药物	相互作用结果
叶酸 + 苯巴比妥/苯妥英钠/扑米酮	可使癫痫发作的临界值明显降低，并使敏感患者的发作次数增多
叶酸 + 维生素 C	促进叶酸活化，具有协同作用
维生素 B_{12} + 氯霉素	可抵消维生素 B_{12} 具有的造血功能
维生素 B_{12} + 维生素 C	维生素 B_{12} 血浓度降低
维生素 B_{12} + 氨基糖苷类抗生素/对氨基水杨酸类/苯巴比妥/苯妥英钠/扑米酮/秋水仙碱	可减少维生素 B_{12} 从肠道的吸收
维生素 B_{12} + 考来烯胺	考来烯胺可结合维生素 B_{12}，减少其吸收

4. 其他　遮光，密封保存。

（二）健康教育与慢病管理

1. 生活方式

（1）酗酒者戒酒。

（2）纠正偏食及不良烹调习惯　适当吃新鲜果蔬，饮食烹调时间过长或温度过高会造成大量叶酸破坏，应避免高温长时间蒸煮。

（3）婴儿提倡母乳喂养　出生6个月后及时添加辅食，如菜泥、果菜汁、肝泥等；妊娠期妇女宜每天补充专用的复合维生素片。

2. 用药提醒　对老年患者和有心血管疾病、纳差及合并应用排钾等药物的患者应特别注意补钾。

二、实训演练与评价

以4~6人组成实训小组，扫码进入案例库，从中选择一个案例，并进行小组讨论，根据选择的案例设计用药指导情境，每组推选2名同学分别扮演药师和巨幼细胞贫血患者，在班内或实训场所进行巨幼细胞贫血用药指导汇报。由带教老师和其他各组同学进行评价。

案例库

项目	考核内容		标准分（100分）	评分标准	得分
职业素养（15分）	仪表、着装符合要求		3分	学生着工作服；女生不得披头发，不可浓妆艳抹，不得佩戴过于鲜艳、花哨的饰品，如大型耳环、项链、手镯等，不留长指甲，指甲不涂色；男女生不得穿拖鞋	
	语速适中，表达清晰，具备同理心		5分	尊重患者，能够站在患者角度思考问题	
	讲解科学，通俗易懂		4分	尽量避免使用患者听不懂的专业术语，多使用日常语言	
	认真倾听，有效反馈		3分	耐心、认真地听患者诉说自己的感受和问题，对患者言语中表达出的信息进行准确分析和把握，并作出及时、合适的响应和反馈	
实训实施（85分）	用药指导（55分）	用药剂量与频次	5分	剂量正确（3分）；频次正确（2分）若随意更改医生处方/医嘱，则该项不得分	
		药物剂型与给药方法	10分	说出普通剂型，给药方法正确	
		给药时间	10分	指出给药具体时间（5分），说明给药的原因（5分）	
		不良反应与防治	15分	说出药物常见不良反应（10分），提出不良反应的防治方法（5分）	
		药物储存方法	5分	正确指导药物的储存方法	
		其他	10分	说明联合用药的理由和药物相互作用时的用药注意事项；指出饮食对药效的影响等	
	健康教育与慢病管理（30分）	疾病知识教育	15分	能从疾病病因、高危因素、治疗进展和预后等方面给出科学阐述，帮助患者正确认识和预防高血压	
		生活健康知识教育	15分	能从饮食、减重、戒烟、限酒、适度运动、保持心态平稳等方面给出合理化建议	
合计					

•••• 目标检测

答案解析

一、A型选择题

1. 在巨幼细胞贫血的治疗中，为避免加重神经系统损害，应与叶酸联合应用的药物是（　）
   A. 维生素 B_1　　　　　　B. 维生素 B_{12}　　　　　　C. 维生素 B_6

D. 维生素 K_1 E. 维生素 C

2. 下列关于巨幼细胞贫血的说法错误的是 （ ）

    A. 老年人和酗酒者为高危人群

    B. 恶性贫血者需要终生维持治疗

    C. 可静脉滴注维生素 B_{12} 100～500mL

    D. 全胃切除的巨幼细胞性贫血患者需要终生维持治疗

    E. 在不能确定只是单纯叶酸缺乏引起的贫血时，叶酸应联合维生素 B_{12} 治疗

3. 巨幼细胞贫血首选药物是 （ ）

    A. 维生素 B_{12} B. 维生素 B_6 C. 亚叶酸钙

    D. 叶酸＋维生素 B_{12} E. 叶酸＋维生素 B_6

4. 恶性贫血的主要原因是 （ ）

    A. 营养不良   B. 食物中缺乏维生素 B_{12}

    C. 叶酸利用障碍   D. 骨髓红细胞生成障碍

    E. 胃黏膜萎缩，内因子缺乏

5. 维生素 B_{12} 缺乏引起神经系统症状的原因是 （ ）

    A. 抑制叶酸的代谢循环

    B. 抑制嘌呤核苷酸的从头合成

    C. 抑制羟甲基戊二酰辅酶 A 蓄积合成异常脂肪酸

    D. 细胞有丝分裂减少

    E. 胃黏膜萎缩所致"内因子"缺乏

6. 有关维生素 B_{12} 的叙述，正确的是 （ ）

    A. 对叶酸的作用无影响

    B. 长期应用广谱抗生素可导致其缺乏

    C. 胃萎缩胃炎患者引起恶性贫血时应口服维生素 B_{12}

    D. 缺乏时，可影响正常神经髓鞘脂质合成

    E. 体内具有辅酶活性的形式为氰钴胺和羟钴胺

7. 伴有神经症状的巨幼细胞贫血患者，在补充叶酸的基础上，还应补充 （ ）

    A. 维生素 B_1 B. 维生素 B_2 C. 维生素 B_4

    D. 维生素 B_6 E. 维生素 B_{12}

8. 患者，男，64 岁，诊断为巨幼细胞贫血，给予叶酸治疗。推荐的用法用量是 （ ）

    A. 0.3g，t.i.d.   B. 20mg，t.i.d.   C. 0.5g，q.d.

    D. 0.4mg，q.d.   E. 5mg，t.i.d.

二、X 型选择题

9. 巨幼细胞贫血的临床表现有 （ ）

    A. 面色苍白   B. 乏力   C. 血压升高

    D. 牛肉样舌   E. 肢体麻木

10. 巨幼细胞贫血的一般治疗原则有 （ ）

    A. 查明原因并采取相应治疗措施，改善营养状态、纠正偏食和不良烹调习惯

    B. 同时补充叶酸和维生素 B_{12}

    C. 多数患者临床症状不明显或进展缓慢

D. 妊娠期，可能会影响胎儿发育

E. 有发生恶性不良事件的风险且神经功能障碍不可逆

（范高福）

书网融合……

重点小结　　　微课　　　习题

模块九 皮肤科、五官科常见病用药指导

项目一　荨麻疹用药指导

PPT

学习目标

知识目标：

1. **掌握**　荨麻疹的治疗原则和药物选择。
2. **熟悉**　荨麻疹的诱因和常用治疗药物。
3. **了解**　荨麻疹的分类和定义。

能力目标：能够指导患者合理应用治疗荨麻疹的药物。

素质目标：培养学生仁爱之心，关爱荨麻疹患者，提高患者的用药依从性。

情境导入

情境：患者，女，30岁，近日在家打扫卫生后出现全身风团样皮疹，伴瘙痒，体温正常，无恶心、呕吐、胸闷症状。诊断为急性荨麻疹。

思考：请为该患者推荐治疗药物并指导患者合理用药。

扫一扫，知解析

理论知识

荨麻疹俗称风团、风疙瘩，是由于皮肤、黏膜小血管扩张及渗透性增加出现的一种局限性水肿反应。临床表现为大小不等的风团伴瘙痒，约 20% 的患者伴有血管性水肿。荨麻疹是常见皮肤病，在我国荨麻疹的患病率约为 0.75%，女性患病率高于男性。

一、疾病概要

荨麻疹多与变态（过敏）反应有关，大多数属于Ⅰ型（速发型）变态反应，少数属于Ⅱ型（细胞毒型）、Ⅲ型（免疫复合物型）变态反应。荨麻疹的病因或诱因较为复杂，依据来源不同通常分为外源性和内源性。外源性如物理因素（摩擦、压力、温度、日晒等）、食物（鱼虾和禽蛋等动物蛋白类、蔬果类及酒、饮料等）及食品添加剂、吸入物（植物花粉、尘螨、动物皮毛等）、药物（青霉素、磺胺类、血清制剂、吗啡、可待因、阿司匹林等）、植入物（人工关节、吻合器、心脏瓣膜、骨科用钢板或钢钉及节育器等）；内源性因素包括慢性隐匿性感染（细菌、真菌、病毒、寄生虫等感染）等引起的自身炎症反应、劳累或精神紧张、自身免疫反应等。

荨麻疹临床表现为风团和（或）血管性水肿，发作形式多样，风团的大小和形态不一，多伴有瘙痒。病情严重的急性荨麻疹还可伴有发热、恶心、呕吐、腹痛、腹泻、胸闷及喉梗阻等全身症状。按照发病模式，结合临床表现，可将荨麻疹进行临床分类。不同类型荨麻疹的临床表现有一定差异，见表 9 - 1 - 1。

表 9 – 1 – 1　荨麻疹的分类及定义

类型	定义
自发性荨麻疹	
急性自发性荨麻疹	自发性风团和（或）血管性水肿发作≤6 周
慢性自发性荨麻疹	自发性风团和（或）血管性水肿发作>6 周
诱导性荨麻疹	
物理性	
人工荨麻疹（皮肤划痕症）	机械性切力后 1 ~ 5 分钟内局部形成条状风团
冷接触性荨麻疹	遇到冷的物体（包括液体、空气等），在接触部位形成风团
热接触性荨麻疹	皮肤局部受热后形成风团
延迟压力性荨麻疹	垂直受压后 30 分钟至 24 小时局部形成红斑样深在性水肿，可持续数天
日光性荨麻疹	暴露于紫外线或可见光后诱发风团
振动性血管性水肿	皮肤被振动刺激后数分钟出现局部红斑和水肿
非物理性	
胆碱能性荨麻疹	皮肤受产热刺激如运动、摄入辛辣食物或情绪激动时发生直径 2 ~ 3mm 的风团，周边有红晕
水源性荨麻疹	接触水后诱发风团
接触性荨麻疹	皮肤接触一定物质后诱发瘙痒、红斑或风团

二、常用治疗药物

目前，临床常用的治疗荨麻疹药物主要包括第一代抗组胺药、第二代抗组胺药、糖皮质激素等（表 9 – 1 –2）。

表 9 – 1 – 2　常用治疗荨麻疹药物

类别	代表药物	作用特点	禁忌证
第一代抗组胺药	异丙嗪、氯苯那敏、苯海拉明、赛庚啶	（1）半衰期短，需多次给药，用药剂量较大 （2）大部分易通过血脑屏障，产生中枢抑制作用 （3）价格便宜	前列腺增生和青光眼患者，高空作业、精细工作者和驾驶员
第二代抗组胺药	西替利嗪、左西替利嗪、氯雷他定、非索非那定、阿伐斯汀、依巴斯汀	（1）多数为缓释长效制剂，作用时间长，服药次数减少，用药剂量相对少 （2）不易通过血脑屏障，中枢抑制作用不明显 （3）价格较高	对成分过敏者 西替利嗪：严重肾功能损害（肌酐清除率低于 10mL/min）患者
糖皮质激素类药物	泼尼松、地塞米松	（1）中长效糖皮质激素 （2）抗炎、抗过敏作用较强	对成分过敏者 高血压、血栓症、胃与十二指肠溃疡、精神病、电解质代谢异常、心肌梗死、内脏手术、青光眼患者

三、合理用药原则

该疾病具有自限性，消除诱因或可疑病因有利于荨麻疹自然消退。治疗上以完全控制症状为目标，并考虑用药安全性及提高生活质量。

（一）药物治疗原则

药物选择应遵循安全、有效和规律使用的原则，目的在于完全控制荨麻疹症状，提高患者的生活质量。应根据患者的病情和对治疗的反应制定并调整治疗方案。

（二）治疗药物选用

急性荨麻疹和慢性荨麻疹的药物治疗首选第二代抗组胺药。第一代抗组胺药治疗荨麻疹的疗效虽然确切，但由于中枢镇静、抗胆碱能作用等不良反应较多，因此不作为首选。

1. 急性荨麻疹 首先应发现并去除病因，治疗用药首选第二代抗组胺药，必要时可加量或联合用药。在症状严重时，如伴有腹痛腹泻、呼吸困难等消化、呼吸系统症状时，可选择系统性使用糖皮质激素：一般推荐泼尼松每日 $0.5 \sim 1mg/kg$，或相当剂量的地塞米松静脉或肌内注射，根据症状变化情况再酌情调整剂量和疗程；对于急性荨麻疹伴休克或严重荨麻疹伴喉头血管性水肿患者等严重过敏反应，根据症状使用糖皮质激素或肾上腺素等救治。

2. 慢性荨麻疹 首选第二代抗组胺药按标准剂量治疗，治疗有效后逐渐减少剂量，以达到有效控制风团发作为标准，用最小的剂量维持治疗一般不少于 1 个月，必要时可延长至 $3 \sim 6$ 个月或更长时间。在使用标准剂量的第二代抗组胺药治疗慢性荨麻疹 $1 \sim 2$ 周后不能有效控制症状时，可更换抗组胺药种类，或联合使用其他二代或一代抗组胺药物。也可增加原使用药物剂量（最高不超过 4 倍）进行治疗，但需要注意超说明书用药确保患者充分知情同意，并监测不良反应。

3. 特殊人群荨麻疹的处理

（1）老年荨麻疹 老年人应优先选用第二代抗组胺药，第一代抗组胺药由于其中枢抑制作用和抗胆碱作用，可能增加老年人跌倒风险及青光眼、排尿困难、心律失常等不良反应的出现，故不推荐使用。对于部分慢性难治性荨麻疹老年患者，可在抗组胺药疗效不佳时酌情使用奥马珠单抗。

（2）儿童荨麻疹 首选第二代抗组胺药，但应根据患儿年龄、体重等因素选择合适的药物种类、剂型和剂量。如 6 个月以上的患儿推荐选择西替利嗪滴剂、左西替利嗪口服溶液或地氯雷他定干混悬剂；6 个月以下的患儿因缺乏足够的循证医学证据，原则上慎用抗组胺药，建议首先明确并规避致病因素，根据实际情况和经验对症选择治疗方案。对于部分慢性难治性荨麻疹患儿，可在抗组胺药疗效不佳时酌情使用奥马珠单抗。

（3）妊娠期或哺乳期荨麻疹 妊娠期尤其是妊娠早期，原则上应尽量避免使用抗组胺药。如症状反复发作，严重影响患者工作和生活，在权衡利弊情况下可选择相对安全的第二代抗组胺药，如氯雷他定、西替利嗪和左西替利嗪。所有抗组胺药都可经乳汁分泌，第一代抗组胺药可能引起婴儿食欲降低和镇静等反应，故应避免使用。哺乳期也首选无镇静作用的第二代抗组胺药。

（4）合并肝肾功能异常的荨麻疹患者 依巴斯汀、氯雷他定主要通过肝脏代谢，西替利嗪主要经由肾脏代谢，在出现肝肾功能不全时，这些药物应酌情减量或换用其他种类抗组胺药物。

📑 **知识链接**

慢性荨麻疹的新克星——抗 IgE 疗法 – 奥马珠单抗

据统计发现，慢性荨麻疹在一般人群中的患病率可达 $0.5\% \sim 5\%$，具有反复发作、迁延不愈等特点，严重影响患者的生活质量。由于多数慢性荨麻疹病因不明，且部分患者对于抗组胺药治疗反应不佳，因此该病的治疗已成为临床上亟待解决的问题之一。

研究显示，抗 IgE 疗法能够较为有效和安全地应用于难治性慢性荨麻疹的治疗，成为针对慢性荨麻疹的新一代治疗方法。奥马珠单抗就是靶向荨麻疹核心——IgE 的生物制剂，它可以通过精准结合并阻断 IgE，从而阻断包括组胺在内的一系列炎症因子的释放，阻止变态反应的发生，从而达到治疗荨麻疹的目的。

2014 年其在国外被获批用于慢性荨麻疹的治疗，2022 年 4 月我国批准用于治疗"采用 H_1 抗组胺药治疗后仍有症状的成人和青少年（12 岁及以上）慢性自发性荨麻疹患者"。最新国际荨麻疹指南推荐奥马珠单抗用于高剂量抗组胺药仍控制不佳的慢性荨麻疹患者。这提示奥马珠单抗在治疗慢性荨麻疹中具有越来越重要的地位。

任务实施

一、任务实施提示

（一）用药指导 e 微课

1. 用药方法　抗组胺药的使用应严格按照药品说明书要求和医生处方（或医嘱），药师、患者不得随意更换药物或调整用药剂量。

（1）剂量与频次（表 9 - 1 - 3）

表 9 - 1 - 3　荨麻疹常用治疗药物的剂量和频次

口服药物名称	每次剂量（mg）	每日给药次数
第一代抗组胺药		
异丙嗪	12.5	4
氯苯那敏	4	3
苯海拉明	25	2 ~ 3
赛庚啶	2 ~ 4	2 ~ 3
第二代抗组胺药		
西替利嗪	10	1
左西替利嗪	5	1
氯雷他定	10	1
非索非那定	60	1 ~ 2
阿伐斯汀	8	2
依巴斯汀	10 ~ 20	1
糖皮质激素类		
泼尼松	5 ~ 10	3 ~ 4

（2）药物剂型　抗组胺药物剂型多为口服片剂，儿童荨麻疹患者可选择如西替利嗪滴剂、氯雷他定糖浆及地氯雷他定干混悬剂等适宜剂型。

2. 不良反应与防治

（1）抗组胺药可透过血 - 脑屏障，对中枢神经系统组胺受体产生抑制作用，引起镇静、困倦、嗜睡反应，多数人都能在数日内耐受。但对驾车、高空作业、精密机械操作者，在工作前不得服用或服用后应休息 6 小时以上。

（2）多数抗组胺药具有轻重不同的抗胆碱作用，表现为口干；对闭角型青光眼者可引起眼压增高；对患有良性前列腺增生的老年男性可能引起尿潴留，给药时应予注意。另外，抗组胺药不良反应常见有食欲缺乏、恶心、呕吐、腹部不适、便秘、腹泻等，且上述不良反应随药物使用时间的延长而减轻或消失，若进食时服药也可减轻。

（3）阿司咪唑、特非那定、依巴斯汀可能抑制心脏钾离子慢通道，有引起尖端扭转型室速或 Q - T

间期延长的危险。故应严格掌握剂量，注意药物的相互作用，同时对血钾浓度过低者适当补充钾、镁。患先天性长 Q - T 综合征者不宜应用。对有肝脏功能缺陷者、心律失常者及 6 岁以下儿童慎用。

（4）某些抗组胺药有体重增加的不良反应，其中以阿司咪唑、赛庚啶、酮替芬等较为明显。

3. 药物相互作用（表 9 - 1 - 4）

表 9 - 1 - 4 常用荨麻疹治疗药物间或与其他药物相互作用一览表

合用药物	药物相互作用结果
抗组胺药 + 中枢镇静药/抗抑郁药	加重对中枢的抑制
异丙嗪/赛庚啶/苯海拉明 + 抗胆碱药	增加后者的抗毒蕈碱样作用
通过肝药酶代谢的抗组胺药（如氯雷他定、特非那定、非索非那定）+ 咪唑类抗真菌药/大环内酯类抗生素/西咪替丁	升高前者的血药浓度
阿司咪唑/特非那定/依巴斯汀 + 咪唑类抗真菌药/大环内酯类抗生素	增加 Q - T 间期延长或心律失常的风险

4. 其他 使用抗组胺药期间，避免食用可引起组胺释放的饮料及食物，如乙醇、水生贝壳类动物及含蛋白水解酶的食物。

（二）健康教育与疾病管理

1. 为了控制和预防荨麻疹，应加强患者对该病的认识。告知患者尤其是慢性荨麻疹患者，本病病因不明，病情容易反复发作，部分患者病程迁延，但除极少数并发呼吸道或其他系统症状之外，绝大多数都可以得到控制或治愈。

2. 告知患者遵医嘱规律用药，不宜自行对药物剂量和种类随意调整，同时应建议患者主动寻找并避免可能的病因或诱发因素：如怀疑与食物相关的荨麻疹患者，可鼓励患者记食物日记，寻找可能的食物性诱发或加重因素并加以避免，但不必盲目忌口；临床怀疑与感染或炎症相关且其他治疗抵抗或无效的荨麻疹患者，可酌情考虑抗感染或控制炎症治疗；诱导性荨麻疹患者应避免相应刺激或诱发因素。

3. 情绪和精神压力可能会加重慢性荨麻疹的症状，故荨麻疹患者应保持心情愉悦，有助于缓解症状。

4. 保持室内适宜的温湿度，尽量恒温，避免冷热的突然转变。避免在冷水中游泳。

5. 用药期间宜清淡饮食，禁忌辛辣食物或腥膻食物，避免搔抓皮肤或热水洗烫，并暂停使用肥皂。

二、实训演练与评价

以 4~6 人组成实训小组，扫码进入案例库，从中选择一个案例，并进行小组讨论，根据选择的案例设计用药指导情境，每组推选 2 名同学分别扮演药师和荨麻疹患者，在班内或实训场所进行荨麻疹用药指导汇报。由带教老师和其他各组同学进行评价。

案例库

项目	考核内容	标准分 （100 分）	评分标准	得分
职业素养 （15 分）	仪表、着装符合要求	3 分	学生着工作服；女生不得披头发，不可浓妆艳抹，不得佩戴过于鲜艳、花哨的饰品，如大型耳环、项链、手镯等，不留长指甲，指甲不涂色；男女生不得穿拖鞋	
	语速适中，表达清晰	3 分	用词准确（2 分），语句流畅（1 分）	

续表

项目	考核内容		标准分 （100 分）	评分标准	得分
职业素养 （15 分）	具备同理心		3 分	尊重患者，能够站在患者角度思考问题	
	讲解科学，通俗易懂		3 分	尽量避免使用患者听不懂的专业术语，多使用日常语言	
	认真倾听，有效反馈		3 分	耐心、认真地听患者诉说自己的感受和问题，对患者言语中表达出的信息进行准确分析和把握，并做出及时、合适的响应和反馈	
实训 实施 （85 分）	用药指导 （55 分）	用药剂量与频次	5 分	剂量正确（3 分）；频次正确（2 分） 若随意更改医生处方/医嘱，则该项不得分	
		药物剂型与给药方法	10 分	（1）普通片剂，给药方法正确（5 分） （2）能正确指导患者使用滴剂（10 分）	
		给药时间	10 分	能正确指导患者服用药物的适宜服药时间	
		不良反应与防治	10 分	说出药物常见不良反应（5 分），提出不良反应的防治方法（5 分）	
		药物储存方法	5 分	正确指导药物的储存方法	
		其他	15 分	列出至少 3 项用药注意事项	
	健康教育与 疾病管理 （30 分）	疾病知识教育	15 分	能从疾病病因、高危因素、预防和治疗等方面给出科学阐述，帮助患者正确认识和预防过敏性鼻炎	
		生活健康知识教育	15 分	能从饮食、情绪、环境等方面给出合理化建议	
合计					

目标检测

答案解析

一、A 型选择题

1. 荨麻疹大多数属于（ ）

    A. Ⅰ型变态反应　　　　B. Ⅱ型变态反应　　　　C. Ⅲ型变态反应

    D. Ⅳ型变态反应　　　　E. Ⅴ型变态反应

2. 不会引起嗜酸性粒细胞计数升高的疾病是（ ）

    A. 荨麻疹　　　　　　　B. 药物性皮疹　　　　　C. 支气管哮喘

    D. 严重烧伤　　　　　　E. 湿疹

3. Q-T 间期延长的荨麻疹患者不宜选用的抗过敏药是（ ）

    A. 氯苯那敏　　　　　　B. 色甘酸钠　　　　　　C. 苯海拉明

    D. 异丙嗪　　　　　　　E. 依巴斯汀

4. 患良性前列腺增生症的老年患者服用抗过敏药后可致的严重不良反应是（ ）

    A. 急性尿潴留　　　　　B. 严重高血压　　　　　C. 慢性荨麻疹

    D. 急性胰腺炎　　　　　E. 血管性水肿

二、X 型选择题

5. 下列关于应用马来酸氯苯那敏治疗荨麻疹的注意事项，正确的是（ ）

    A. 驾车，青光眼患者不可使用

B. 对闭角型青光眼患者可升高眼压，应慎用

C. 老年人使用会导致尿潴留，应慎用

D. 红霉素会使马来酸氯苯那敏血药浓度降低，不宜联合应用

E. 使用马来酸氯苯那敏前应服用门冬氨酸钾镁

6. 下列可能引发荨麻疹的药物有（　　）

A. 吗啡　　　　　　　　　B. 青霉素　　　　　　　　C. 磺胺类

D. 维生素 B_1　　　　　　　E. 阿司匹林

（岑菲菲）

书网融合……

| 重点小结 | 微课 | 习题 |

项目二　过敏性鼻炎用药指导

PPT

学习目标

知识目标：

1. 掌握　过敏性鼻炎的常用治疗药物和药物选用。

2. 熟悉　过敏性鼻炎的分类及定义。

3. 了解　过敏性鼻炎的临床表现。

能力目标：

1. 能结合医生诊断和用药方案对过敏性鼻炎患者开展用药指导和健康教育。

2. 能正确指导患者使用鼻喷雾剂。

素质目标： 培养学生仁爱之心，关爱过敏性鼻炎患者，提高患者的用药依从性。

情境导入

情境： 患者，男，30 岁，近日出现阵发性打喷嚏、流涕（清水样）、鼻塞以及眼、鼻和腭部瘙痒症状，鼻部呼吸不畅影响睡眠。诊断为过敏性鼻炎。医生处方：布地奈德鼻喷雾剂（32μg/喷），2 喷/次，鼻喷，b. i. d. 。

思考： 作为药师，如何对该患者进行用药指导？

扫一扫，知解析

理论知识

过敏性鼻炎又称变应性鼻炎，是特应性个体暴露于过敏源（变应原）后主要由免疫球蛋白 E（IgE）

介导的鼻黏膜非感染性慢性炎性疾病。近年来过敏性鼻炎的患病率显著增加，已成为主要的呼吸道慢性炎性疾病，给患者生活质量和社会经济带来严重影响。

一、疾病概要

过敏性鼻炎是一种由基因与环境相互作用而诱发的多因素疾病。过敏性鼻炎的危险因素可能存在于所有年龄段。其发病原因与遗传、过敏源暴露等因素有关，过敏源主要分为吸入性过敏源和食物性过敏源。吸入性过敏源（尘螨、花粉、动物皮屑、真菌等）是过敏性鼻炎的主要原因。食物性过敏源（鱼虾、鸡蛋、牛奶、面粉、花生、大豆等）在过敏性鼻炎不伴有其他系统症状时较为少见。

过敏性鼻炎的临床分类主要依据过敏源种类、症状发作时间、疾病严重程度。具体见表9-2-1。

表9-2-1　过敏性鼻炎的分类及定义

类型	定义
按过敏源种类分类	
季节性过敏性鼻炎	症状发作呈季节性，常见过敏源为花粉、真菌等季节性吸入过敏源。花粉过敏引起的季节性变应性鼻炎也称花粉症
常年性过敏性鼻炎	症状发作呈常年性，常见过敏源为尘螨、蟑螂、动物皮屑等室内常年性吸入过敏源，以及某些职业性过敏源
按症状发作时间分类	
间歇性过敏性鼻炎	症状发作＜4天/周，或＜连续4周
持续性过敏性鼻炎	症状发作≥4天/周，且≥连续4周
按疾病严重程度分类	
轻度过敏性鼻炎	症状轻微，对生活质量（包括睡眠、日常生活、工作和学习）未产生明显影响
中-重度过敏性鼻炎	症状较重或严重，对生活质量产生明显影响

过敏性鼻炎的典型症状为阵发性喷嚏、清水样涕、鼻痒和鼻塞；可伴有眼部症状，包括眼痒、流泪、眼红和灼热感等，多见于花粉过敏患者。随着致敏花粉飘散季节的到来，花粉症患者的鼻、眼症状发作或加重。如果致病因素以室内过敏源为主，症状多为常年发作。40%的过敏性鼻炎患者可合并支气管哮喘，在有鼻部症状的同时，还可伴喘鸣、咳嗽、气急、胸闷等肺部症状。

二、常用治疗药物

过敏性鼻炎常用治疗药物分为一线用药和二线用药。一线治疗药物包括鼻用糖皮质激素（简称鼻用激素）、第二代口服和鼻用抗组胺药、口服白三烯受体拮抗剂。二线治疗药物包括口服糖皮质激素、口服和鼻用肥大细胞膜稳定剂、鼻用减充血剂、鼻用抗胆碱能药。

表9-2-2　常用治疗过敏性鼻炎药物

类别	代表药物	作用特点	禁忌证
鼻用激素	第一代鼻用激素：布地奈德、曲安奈德、丙酸倍氯米松 第二代鼻用激素：糠酸莫米松、丙酸氟替卡松、糠酸氟替卡松	（1）具有显著的抗炎、抗过敏和抗水肿作用，对过敏性鼻炎的所有鼻部症状均有显著改善作用，并可直接作用于鼻黏膜 （2）第二代鼻用激素具有高亲脂性、与受体结合力强、抗炎活性更强、生物利用度低等特点	对成分过敏者
第二代口服抗组胺药	西替利嗪、氯雷他定	（1）起效快速，作用时间较长 （2）血-脑屏障穿透性低，中枢抑制作用弱，镇静和嗜睡不良反应较少	对成分过敏者 西替利嗪：严重肾功能损害（肌酐清除率低于10mL/min）患者

续表

类别	代表药物	作用特点	禁忌证
鼻用抗组胺药	氮卓斯汀	（1）比口服抗组胺药起效更快，通常用药后 15 ～ 30 分钟即起效 （2）疗效相当于或优于第二代抗组胺药，安全性好	对成分过敏者
白三烯受体阻断药	孟鲁司特	（1）抗炎抗过敏 （2）改善鼻塞症状作用优于第二代口服抗组胺药，而且能有效缓解喷嚏和流涕症状 （3）但更推荐与第二代抗组胺药和（或）鼻用激素联合使用	对成分过敏者

三、合理用药原则

过敏性鼻炎的治疗原则包括环境控制、药物治疗、免疫治疗和健康教育。过敏性鼻炎目前尚不能彻底治愈，药物治疗主要为对症治疗。治疗目的是通过安全、有效和规律使用药物，预防和控制过敏性鼻炎的症状，提高患者的生活质量。

（一）药物治疗原则

根据治疗效果可进行阶梯治疗方案，治疗效果好时可降级治疗，治疗效果差时可升级治疗。升级治疗通常需增加联合用药，降级治疗可减少联合用药。

（二）治疗药物选用 🔲 微课

1. 对于轻度和中－重度间歇性过敏性鼻炎，推荐使用一线药物单一治疗；对于中－重度持续性过敏性鼻炎，推荐在首选鼻用激素的基础上联合使用第二代抗组胺药和（或）白三烯受体阻断剂。

2. 对于季节性过敏性鼻炎的治疗，可选择鼻用激素联合第二代口服抗组胺药或鼻用抗组胺药；对于常年性过敏性鼻炎的治疗，则建议联合使用鼻用激素和鼻用抗组胺药。

3. 对于使用常规药物治疗和过敏源回避等措施不能有效控制症状者或希望避免长期使用药物者，可使用免疫治疗，即给予患者逐步增加剂量的过敏源提取物（治疗性疫苗）。目前临床常用的过敏源免疫治疗方法有皮下注射法（皮下免疫治疗）和舌下含服法（舌下免疫治疗），分为剂量累加和剂量维持两个阶段，总疗程为 3 年，推荐使用标准化过敏源疫苗。

知识链接

"防治结合，四位一体"——科学防治过敏性鼻炎

过敏性鼻炎的治疗原则为"防治结合，四位一体"。包括环境控制、药物治疗、免疫治疗和健康教育。环境控制主要是指避免或减少接触过敏源和各种刺激物，是过敏性鼻炎防治策略中的一个重要组成部分。过敏性鼻炎的治疗方法包括对因治疗和对症治疗，对因治疗目前主要采用过敏源特异性免疫治疗（简称免疫治疗），对症治疗包括药物治疗和外科治疗等。

过敏性鼻炎虽然目前尚不能彻底治愈，但通过规范化的综合防治，患者的各种症状可得到长期控制，并可显著改善生活质量。药师应与医护人员一起对患者开展有针对性的健康教育，提高患者预防和治疗疾病的意识，增强对治疗的依从性和自信心。

任务实施

一、任务实施提示

（一）用药指导

1. 用药方法　治疗过敏性鼻炎主要为口服和局部用药。药物的使用应按照药品说明书要求和医生处方（或医嘱）的用法用量规律用药。

（1）剂量与频次（表9-2-3）

表9-2-3　常用过敏性鼻炎治疗药物的用法用量

药物名称	每次剂量	每日给药次数
鼻用糖皮质激素		
布地奈德鼻喷雾剂	每鼻孔1~2喷（32~64μg）	1~2
曲安奈德鼻喷雾剂	每鼻孔1~2揿（110~220μg）	1
丙酸倍氯米松鼻喷雾剂	每鼻孔2揿（50~100μg）	2
糠酸莫米松鼻喷雾剂	每鼻孔1~4揿（50~200μg）	1
丙酸氟替卡松鼻喷雾剂	每鼻孔1~2喷（50~100μg）	1~2
第二代口服抗组胺药		
西替利嗪	10mg	1
氯雷他定	10mg	1
鼻用抗组胺药		
盐酸氮卓斯汀鼻喷雾剂	每鼻孔1喷（0.14mg）	2
白三烯受体阻断剂		
孟鲁司特	10mg	1

（2）药物剂型与给药方法　治疗药物剂型主要为口服制剂和鼻用制剂。鼻喷雾剂的使用方法为：①使用前清洁双手，核对药品名称、用法用量等信息。②将食指与中指放在喷头的两侧，拇指放在瓶底以握紧药瓶，轻轻摇动药瓶，使药液充分混匀。如第一次使用或一段时间未用，请检查喷雾剂喷雾是否正常，可将喷嘴远离身体，向下按压几次，至喷雾器喷雾正常为止。③用药前患者应清洁鼻腔，轻轻用鼻呼吸。按住一个鼻孔，将喷嘴放入另一鼻孔，头稍前倾，保持瓶子直立。用鼻吸气，同时用手指按压瓶子喷出药液。④压住喷雾器将喷头从鼻孔中移开，用口呼气，将头后仰，以便药物能够流至鼻腔后部，用纸巾擦去鼻腔自然流出的液体。⑤如果需要使用第二喷，重复以上步骤。另一侧鼻孔也是同样的步骤。用完药后用纱布或纸巾将喷头擦拭干净，盖严瓶盖。

2. 不良反应与防治

（1）鼻用糖皮质激素　常见的不良反应是局部不良反应，包括鼻腔烧灼感、干燥、刺痛、鼻出血、咽炎和咳嗽等，多为轻度。鼻用激素的全身不良反应较少见。儿童长期治疗使用时，需注意药品说明书的年龄限制和推荐剂量，定期监测儿童身高。一般不推荐在妊娠期和哺乳期使用鼻用激素。

（2）第二代口服抗组胺药　安全性较好，中枢抑制作用较第一代抗组胺药轻，镇静和嗜睡不良反应较少见。但需注意个别药物罕见的心脏毒性作用。

（3）鼻用抗组胺药　安全性好，主要不良反应为苦味，发生率在1.4%~16.7%之间。其他较少见的不良反应有鼻腔烧灼感、鼻出血、头痛和嗜睡等。

（4）白三烯受体阻断药　不良反应较轻微，主要为头痛、口干、咽炎等。孟鲁司特有发生严重神经精神症状和行为改变的潜在风险，注意监测患者的行为或神经精神症状的变化。

3. 药物相互作用（表9－2－4）

表9－2－4　常用过敏性鼻炎治疗药物与其他药物相互作用一览表

合用药物	药物相互作用结果
鼻用糖皮质激素＋CYP3A4抑制剂	升高前者的血药浓度
孟鲁司特＋苯妥英钠/苯巴比妥/利福平	减少前者在体内的吸收利用度

4. 其他　鼻喷雾剂应避光、干燥密闭保存，并放在儿童不易接触的地方。

（二）健康教育与慢病管理

1. 提高患者对疾病的认识，乐于接受治疗。由于疾病发展过程的不确定性和长期性，过敏性鼻炎的治疗疗程较长。规范化治疗及预后不仅可以缓解患者症状、减轻不适，还有利于防止疾病发展。

2. 过敏性鼻炎预防重于治疗，告知患者接受过敏源检查的必要性和主要方法，对检查结果进行合理解读。过敏性鼻炎患者应避免或减少接触过敏源和各种刺激物，尤其是儿童患者。

3. 保持室内环境及所有使用物品清洁，及时清除灰尘。定期清理日常衣物布料制品，做到常洗、常晒、常除螨；及时清除室内的积水，维持适宜湿度可以有效防止真菌、霉菌。花粉致敏季节尽量居家并关闭门窗，出门佩戴防护口罩和防护眼镜，鼻腔使用花粉阻断剂。对动物皮毛过敏的患者应注意避开过敏源。

4. 对季节性过敏性鼻炎应提前2~3周用药，季节过后，不能立即停药，应继续用药2周左右。

5. 耐心解释常用药物的作用机制、用法用量、疗程及不良反应，指导患者正确使用药物（特别是鼻喷雾剂），提高用药依从性。

二、实训演练与评价

以4~6人组成实训小组，扫码进入案例库，从中选择一个案例，并进行小组讨论，根据选择的案例设计用药指导情境，每组推选2名同学分别扮演药师和过敏性鼻炎患者，在班内或实训场所进行过敏性鼻炎用药指导汇报。由带教老师和其他各组同学进行评价。

案例库

项目	考核内容	标准分（100分）	评分标准	得分
职业素养（15分）	仪表、着装符合要求	3分	学生着工作服；女生不得披头发，不可浓妆艳抹，不得佩戴过于鲜艳、花哨的饰品，如大型耳环、项链、手镯等，不留长指甲，指甲不涂色；男女生不得穿拖鞋	
	语速适中，表达清晰	3分	用词准确（2分），语句流畅（1分）	
	具备同理心	3分	尊重患者，能够站在患者角度思考问题	
	讲解科学，通俗易懂	3分	尽量避免使用患者听不懂的专业术语，多使用日常语言	
	认真倾听，有效反馈	3分	耐心、认真地听患者诉说自己的感受和问题，对患者言语中表达出的信息进行准确分析和把握，并做出及时、合适的响应和反馈	

续表

项目	考核内容		标准分 （100 分）	评分标准	得分
实训 实施 （85 分）	用药指导 （55 分）	用药剂量与频次	5 分	剂量正确（3 分）；频次正确（2 分） 若随意更改医生处方/医嘱，则该项不得分	
		药物剂型与给药方法	15 分	（1）普通片剂，给药方法正确（5 分） （2）能正确示范并指导患者使用鼻喷雾剂（10 分）	
		给药时间	10 分	能正确指导患者服用药物的适宜服药时间	
		不良反应与防治	10 分	说出药物常见不良反应（5 分），提出不良反应的 防治方法（5 分）	
		药物储存方法	5 分	正确指导药物的储存方法	
		其他	10 分	说明联合用药的理由和药物相互作用时的用药注 意事项；指出饮食对药效的影响等	
	健康教育与 慢病管理 （30 分）	疾病知识教育	15 分	能从疾病病因、高危因素、预防和治疗等方面给 出科学阐述，帮助患者正确认识和预防过敏性 鼻炎	
		生活健康知识教育	15 分	能从环境控制等方面给出合理化建议，针对具体 的患者制定个性化的过敏源防控策略	
合计					

···· 目标检测

答案解析

一、A 型选择题

1. 患者，男，28 岁，因鼻塞、鼻痒、打喷嚏、流涕就诊，诊断为过敏性鼻炎。该患者从事塔吊
操作工作，不宜使用的药物是（　　）
   A. 肥大细胞膜稳定剂　　　　B. 鼻用减充血剂　　　　C. 第一代口服抗组胺药
   D. 白三烯受体阻断剂　　　　E. 鼻用抗组胺药

2. 患者，男，21 岁，因过敏性鼻炎就诊。关于过敏性鼻炎药物治疗及用药教育的说法，错误的
是（　　）
   A. 过敏性鼻炎患者应尽量避免接触已知的过敏源
   B. 治疗过敏性鼻炎使用口服糖皮质激素，首选地塞米松
   C. 过敏性鼻炎的典型症状和感冒症状相似，应注意鉴别
   D. 治疗过敏性鼻炎可局部使用糖皮质激素鼻喷剂
   E. 季节性过敏性鼻炎患者应提前 2~3 周用药，季节过后继续用药 2 周

3. 适用于阿司匹林哮喘伴过敏性鼻炎的预防和维护治疗的药物是（　　）
   A. 异丙托溴铵气雾剂　　　　B. 孟鲁司特钠咀嚼片　　　　C. 茶碱片
   D. 沙丁胺醇气雾剂　　　　　E. 布地奈德吸入剂

4. 患者在花粉季过敏性鼻炎发作，使用鼻用糖皮质激素治疗后，鼻塞症状未缓解，可联合应用
的药品是（　　）
   A. 泼尼松片　　　　　　　　B. 氯苯那敏片　　　　　　　C. 色甘酸钠滴鼻剂
   D. 羟甲唑啉滴鼻液　　　　　E. 孟鲁司特钠片

二、X 型选择题

5. 常年性过敏性鼻炎的过敏源包括（　　）

　　A. 室内外尘埃　　　　　　B. 鱼虾、鸡蛋、牛奶　　　C. 药物性过敏源

　　D. 动物皮毛、棉花絮　　　E. 花粉

6. 治疗过敏性鼻炎的一线药物主要有（　　）

　　A. 布地奈德鼻喷雾剂　　　B. 氯苯那敏片　　　　　　C. 泼尼松片

　　D. 氮卓斯汀鼻喷雾剂　　　E. 氯雷他定

（岑菲菲）

书网融合……

　　　重点小结　　　　　微课　　　　　习题

PPT

项目三　手足癣用药指导

学习目标

知识目标：

1. 掌握　手足癣的用药原则，常用药物和个体化用药指导。

2. 熟悉　手足癣的诱因、传播、临床表现和健康教育。

3. 了解　手足癣的定义、与其他皮肤疾病的鉴别。

能力目标：

1. 能根据临床诊断对手足癣用药进行分析。

2. 能针对手足癣疾病实施个性化的用药指导与健康教育。

素质目标： 培养学生以患者为中心，耐心、细心、多角度提高用药依从性的职业素养。

情境导入

　　情境： 患者，男，20 岁，2 天前发现自己脚部出现散在的小疱，针尖大小，瘙痒，小疱搔抓后有水样物质流出，局部无糜烂，到店咨询。经询问：因天气炎热，喜欢穿运动鞋，脚容易出汗。医生诊断：足癣，处方给药：醋酸曲安奈德益康唑乳膏（15g），1 支/1g，外用，b.i.d.。

扫一扫，知解析

　　思考： 作为药师，如何给该患者进行用药指导？

理论知识

手足癣是一种常见的皮肤疾病，是由皮肤癣菌（一类主要引起皮肤及附属器感染的真菌）引起的指/趾间、手掌、足底及手足侧缘的浅表真菌感染。足癣是最常见的浅部真菌病，大范围的区域流行病学调查数据显示，全球平均发病率多在10%以上。由于湿热气候、高温季节是诱发因素，我国南方发病率比北方高，夏季手足癣的发病率比冬季高。

一、疾病概要 🄴微课

手足癣具有一定的传播性，患者直接或间接接触致病菌而被感染，如皮肤接触、混穿鞋袜、共用日常物品等，公共浴池是传播的主要场所。温暖潮湿环境是诱发因素，手足多汗、经常穿不透气的鞋袜、糖尿病患者、免疫功能低下等也是重要的易感因素。患者自身不同部位之间也会传播，手癣还可以因为接触或搔抓身体其他部位而引起体癣和股癣，同时，手足癣还可扩展感染到指/趾甲引起甲癣。足癣有一定的家族易感性和较高的复发率，约84%的患者平均每年发作2次以上。手足癣典型的临床表现为瘙痒、水疱、脱屑、角化等，根据皮损形态，足癣可分为水疱型、趾间型、角化型。手癣的主要类型为：水疱型、鳞屑角化型。临床上往往几种类型同时存在。典型病例根据临床特点和真菌学检查结果，易于确诊。

二、常用治疗药物

临床常用的治疗药物主要包括：咪唑类抗真菌药物、丙烯胺类抗真菌药物、吗啉类抗真菌药、吡咯酮类药、硫代氨基甲酸酯类。

表 9 - 3 - 1　治疗手足癣的常用抗真菌药物

类别	代表药物	作用特点	禁忌证
咪唑类	克霉唑、咪康唑、酮康唑	（1）广谱抗真菌药，对多种深部真菌和浅表真菌均有强大抗菌活性 （2）适用于由皮真菌、酵母菌及其他真菌引起的皮肤、指（趾）甲感染、念珠菌病和继发感染，由酵母菌（如念珠菌等）和革兰阳性细菌引起的阴道感染和继发感染	成分过敏者禁用
三氮唑类	伊曲康唑	（1）广谱抗真菌药 （2）口服吸收好，具有高亲脂性 （3）适用于敏感菌引起的侵及皮肤、毛发、甲板和黏膜，侵及皮下组织的真菌感染以及系统性真菌病	（1）成分过敏者禁用 （2）禁忌与多种CYP3A4底物合用如美沙酮、丙吡胺等 （3）除治疗危及生命或严重感染的病例，禁用于有心室功能障碍证据的患者、妊娠期妇女 （4）育龄妇女使用时，应采取确保有效的避孕措施，直至停药后的下一个月经周期
丙烯胺类	萘替芬、特比萘芬、布替萘芬	（1）广谱抗真菌药 （2）适用于敏感真菌所致的皮肤真菌病如体股癣、手足癣、头癣、甲癣、花斑癣、浅表念珠菌病	成分过敏者禁用
吗啉类	阿莫罗芬	（1）广谱抗真菌药 （2）适用于由敏感皮肤真菌引起的皮肤真菌病，足癣、股癣、体癣、皮肤念珠菌病	（1）成分过敏者禁用 （2）由于缺乏相关临床经验，请勿将本品用于儿童 （3）禁用于妊娠期妇女、可能怀孕的妇女、哺乳期妇女

类别	代表药物	作用特点	禁忌证
吡啶酮胺类	环吡酮胺	(1) 广谱抗真菌药 (2) 适用于浅部皮肤真菌感染，如体、股癣，手、足癣（尤其是角化增厚型），花斑癣，皮肤念珠菌病，也适用于甲癣	(1) 成分过敏者禁用 (2) 儿童
硫代氨基甲酸类	利拉萘酯	适用于足癣、体癣、股癣的治疗	(1) 成分有过敏者、对其他外用抗真菌药物过敏者禁用 (2) 临床上与皮肤念珠菌病、汗疱疹、掌跖脓疱病、脓皮病及其他皮肤炎症难以鉴别的患者禁用 (3) 禁用于角膜、结膜、明显糜烂部位
角质剥脱剂	水杨酸	(1) 可联合抗真菌药物主要用于鳞屑角化型手足癣患者 (2) 适用于头癣、足癣及局部角质增生	成分过敏者禁用

三、合理用药原则

手足癣的治疗目标是清除病原菌，快速解除症状，防止复发。手癣和足癣的治疗原则、药物选择、用药方法基本相同，包括局部治疗、口服药物治疗、联合用药治疗。在选择治疗方案时应充分考虑到手足癣的临床分型、严重程度、合并疾病及患者依从性等因素。

（一）药物治疗原则

1. 局部治疗 轻症和早期的手足癣可采用局部外用药物的方法。优点是起效快、费用低、不良反应少等，缺点是疗程长，依从性较差。

2. 口服药物治疗 针对以下情况，指南推荐使用口服药物治疗：①受累面积较大；②角化增厚型皮损；③浸渍糜烂型；④顽固、多次复发者；⑤外用治疗依从性差、疗效欠佳者；⑥合并其他不利于手足癣治愈的系统疾患（如免疫功能缺陷）等。口服药物治疗优点是疗程短、给药方便、患者依从性高、复发率低、不会遗漏病灶等。

3. 联合用药治疗 针对上述6种情况的患者，临床也常采用联合药物治疗。优点是可以缩短疗程、提高疗效。

（二）治疗药物选用

1. 局部治疗 常用的外用抗真菌药物主要有咪唑类、丙烯胺类、吗啉类、吡咯酮类、硫代氨基甲酸酯类、角质剥脱作用的制剂。

2. 口服药物治疗 常用的口服抗真菌药为伊曲康唑和特比萘芬。伊曲康唑和特比萘芬的有效性和安全性已被国内外众多的临床研究所证实，但具体治疗请在医生的指导下处方用药，并监测疗效和安全性。

3. 联合用药治疗 常用的方法是一种口服药加一种外用药联合，或两种抗真菌机制不同的外用药联合，具体用药方案需要在专业医师的指导下进行。

4. 特殊病例的处理

（1）伴发癣菌疹 按照手足癣、湿疹的治疗方法联合用药，如口服抗真菌药的同时，联合口服抗过敏药与局部糖皮质激素制剂等。

（2）伴发细菌感染 应先抗细菌治疗，再抗真菌治疗。

（3）多种真菌混合感染或由念珠菌或皮肤癣菌以外的霉菌感染 建议选用广谱抗真菌药物。

（4）瘙痒严重或皮损炎症反应剧烈　建议先选用复方制剂如抗真菌药加糖皮质激素治疗 1～2 周，待症状缓解后，换不含糖皮质激素的外用抗真菌药物。因为含激素软膏只能一时缓解，抑制了免疫作用，反而会促进真菌繁殖而加重感染。

▪ 知识链接

天使还是魔鬼，激素软膏规范用

激素类药膏也就是"外用糖皮质激素"，是皮肤科主要用药之一。关于它的使用，有两种应用风格，一种是爱不释手，只要皮肤有问题就用，还乐此不疲地长期反复用，觉得反正是外用，无所谓。一种是闻激素色变，一看有激素成分就拒绝，从不肯用。

糖皮质激素外用有抗炎、抗过敏、止痒作用，对于局部皮肤出现非感染性炎症引发的红、肿症状疗效显著，规范应用可以有效减少疾病复发，且不良反应少。但长期大量使用，仍会出现与全身用药相同的不良反应如库欣综合征等。

因此，患者应谨遵医嘱规范用药，充分利用其药理作用，尽量避免其不良反应。作为药学及相关专业的学生，应当积极担负起指导居民"安全、科学、合理"用药的责任，为居民的健康保驾护航！

5. 特殊人群用药　哺乳期妇女口服给药后，特比萘芬可以分泌至乳汁当中。特比萘芬在乳汁和血浆中的比例为 7∶1。因此，不建议哺乳期妇女使用。

任务实施

一、任务实施提示

（一）用药指导

1. 用药方法　为了达到治疗效果，抗真菌药物使用时，应遵医嘱或参考药品说明书用药，保证足疗程、足剂量使用药物。

（1）给药频次/剂量与疗程（表 9-3-2）

表 9-3-2　治疗手足癣的常用抗真菌药物的使用频次和用药疗程

局部抗真菌药物	每日频次	用药疗程（周）
咪唑类		
酮康唑乳膏	2～3 次/日	4～6 周
硝酸益康唑乳膏	2 次/日	2～4 周
克霉唑乳膏	2～3 次/日	4 周
联苯苄唑乳膏	1 次/日	2～3 周
卢立康唑乳膏	1 次/日	2 周
丙烯胺类		
盐酸特比萘芬乳膏	1 次/日	1～2 周
盐酸特比萘芬喷雾剂	2～3 次/日	1～2 周
盐酸特比萘芬凝胶	2 次/日	4～6 周
盐酸布替萘芬（喷雾剂、凝胶）	1 次/日	4 周
盐酸萘替芬（乳膏、凝胶）	2 次/日	2～4 周

续表

局部抗真菌药物	每日频次	用药疗程（周）
吗啉类		
盐酸阿莫罗芬乳膏	1 次/日	2~6 周
吡咯酮类		
环吡酮胺乳膏	1~2 次/日	2~4 周
硫代氨基甲酸酯类		
利拉萘酯乳膏	1 次/日	4 周
口服抗真菌药物		
盐酸特比萘芬片	1 次（250mg）/日	1~2 周
伊曲康唑胶囊	1 次（100mg）/日	1~2 周

（2）给药方法　①采用局部治疗要坚持按时涂药，达到足疗程、足剂量一般可以治愈。足疗程是指遵医嘱或参考药品说明书用药，一般建议用药时间（2~4 周）和用药次数（每天 1~2 次），不应在症状消失后就停药。足剂量是指不仅仅把药涂在皮损处，应扩大涂药范围至皮损周边外观正常的皮肤上。采用局部治疗时，症状消失后，真菌仍然存活在皮肤鳞屑或贴身衣物中，遇到潮暖环境又会大量繁殖，导致癣病复发。因此，表面症状消失后，仍要坚持用药 1~2 周。②局部治疗足癣时涂完药需等几分钟，等药物吸收后再穿鞋袜，以免影响疗效。若是用手涂药，涂完后应清洗双手，以免造成二次传播。

（3）给药剂型　局部治疗时应根据皮损类型、严重程度选择不同剂型的外用药。如间擦型足癣，建议先用温和的散剂或粉剂待局部收敛干燥后，再用乳膏等其他剂型。

2. 不良反应与防治

（1）局部治疗　偶见过敏反应与一过性皮肤刺激症状，如瘙痒、刺痛、红斑、水肿等。应用时应避免接触眼睛和其他黏膜如口、鼻等，用药部位如有烧灼感或红肿等情况应停药，并将局部药物洗净，必要时向医师咨询。

（2）系统治疗　常见头痛，胃肠道症状如腹痛、恶心，皮肤症状如皮疹、瘙痒，肝酶异常等。用药前与用药过程中应进行肝功能监测。

3. 药物相互作用（表 9 - 3 - 3）

表 9 - 3 - 3　抗真菌药物与其他药物相互作用一览表

合用药物	相互作用结果
伊曲康唑 + CYP3A4 抑制剂	心律不齐

4. 其他　空腹条件下，胃酸度降低时伊曲康唑的吸收降低。因此，伊曲康唑胶囊应正餐后服用。

（二）健康教育与疾病管理

1. 个人卫生和健康管理

（1）手足部清洁后及时擦干，特别是趾/指间，避免长时间浸水。足底出汗多时可穿透气性好的鞋袜，或局部使用抑汗剂或抗真菌散剂，保持足部、鞋袜清洁干燥。

（2）注意家庭环境卫生及浴池、宿舍等场所的公共卫生，不共用日常生活物品如拖鞋、毛巾、浴盆、指甲刀等，不赤足行走。

（3）积极治疗自身其他部位的癣病（特别是甲癣），同时还需积极治疗家庭成员、宠物的癣病。糖尿病患者或肥胖患者应控制好基础疾病。

2. 监测肝功能　采用系统治疗时，在治疗前与治疗时应监测肝功能，避免肝损伤。

二、实训演练与评价

以 4 ~ 6 人组成实训小组，扫码进入案例库，从中选择一个案例，并进行小组讨论，根据选择的案例设计用药指导情境，每组推选 2 名同学分别扮演药师和手足癣患者，在班内或实训场所进行手足癣用药指导汇报。由带教老师和其他各组同学进行评价。

案例库

项目	考核内容		标准分（100 分）	评分标准	得分
职业素养（15 分）	仪表、着装符合要求		3 分	学生着工作服；女生不得披头发，不可浓妆艳抹，不得佩戴过于鲜艳、花哨的饰品，如大型耳环、项链、手镯等，不留长指甲，指甲不涂色；男女生不得穿拖鞋	
	语速适中，表达清晰		3 分	用词准确（2 分），语句流畅（1 分）	
	具备同理心		3 分	尊重患者，能够站在患者角度思考问题	
	讲解科学，通俗易懂		3 分	尽量避免使用患者听不懂的专业术语，多使用日常语言	
	认真倾听，有效反馈		3 分	耐心、认真地听患者诉说自己的感受和问题，对患者言语中表达出的信息进行准确分析和把握，并作出及时、合适的响应和反馈	
实训实施（85 分）	用药指导（55 分）	用药频次与疗程	5 分	频次正确（3 分）；疗程正确（2 分）；若随意更改剂量，该项不得分	
		给药方法	20 分	（1）足剂量说明正确（5 分）（2）足疗程说明正确（5 分）（3）强调表面症状消失后，仍要坚持用药 1 ~ 2 周，说明原因（5 分）（4）局部治疗告知吸收后再穿鞋袜，清洗双手（5 分）	
		药物剂型	5 分	根据皮损类型、严重程度说明剂型特点	
		不良反应与防治	10 分	说出药物常见不良反应（5 分），提出不良反应的防治方法（5 分）	
		药物储存方法	5 分	正确指导药物的储存方法	
		其他	10 分	解析复方制剂成分的药理作用与用药目的、用药注意事项等	
	健康教育（30 分）	疾病知识教育	10 分	能从疾病病因、高危因素、治疗进展和预后等方面给出科学阐述，帮助患者正确认识和预防手足癣	
		生活健康知识教育	10 分	能从个人卫生、公共卫生、自身其他部位癣病或基础疾病、家庭成员或宠物癣病等方面给出合理化建议	
		跟踪反馈	10 分	根据用药疗程在线随访患者用药情况	
合计					

•••• 目标检测

答案解析

一、A 型选择题

1. 关于足癣的治疗，叙述错误的是（　　）

　　A. 环吡酮胺禁用于儿童

B. 激素类药物和抗真菌类药物联合治疗足癣效果更好

C. 症状消除后一般应继续用药 2 周左右

D. 治疗期间，鞋袜可以用短波紫外线等器械杀菌

E. 口服特比萘芬时，哺乳期妇女应暂停哺乳

2. 有水疱、糜烂、渗出的皮损，适宜的外用药物剂型是（　　）

　　A. 乳膏　　　　　　　　　B. 溶液剂　　　　　　　　　C. 软膏

　　D. 酊剂　　　　　　　　　E. 酒剂

3. 以下不属于抗真菌药物的是（　　）

　　A. 咪唑类　　　　　　　　B. 丙烯胺类　　　　　　　　C. 吗啉类

　　D. 大环内酯类　　　　　　E. 吡咯酮类

4. 关于醋酸曲安奈德乳膏的用药指导不正确的是（　　）

　　A. 不宜长期使用，因为可能加重感染

　　B. 能消除局部非感染性炎症引起的肿胀症状

　　C. 建议在阴凉处保存

　　D. 不宜全身大面积使用

　　E. 可用于感染性皮肤

5. 关于伊曲康唑胶囊的用药指导不正确的是（　　）

　　A. 建议用餐后立即给药

　　B. 必须整粒吞服

　　C. 治疗足癣每次 100mg，每天 1 次

　　D. 治疗足癣疗程为 15 天

　　E. 肝功能异常患者不需调整剂量

6. 关于手足癣的特殊病例处理方案不正确的是（　　）

　　A. 伴发细菌感染时应先抗细菌治疗，再抗真菌治疗

　　B. 伴皮损炎症反应剧烈建议一直用抗真菌药加糖皮质激素治疗

　　C. 伴念珠菌或皮肤癣菌以外的霉菌感染可以选用广谱抗真菌药物

　　D. 伴发癣菌疹可以抗真菌药联合抗过敏药

　　E. 瘙痒严重可以用抗真菌药加糖皮质激素治疗 1～2 周缓解症状

7. 关于抗真菌药用于手足癣的疗程不正确的是（　　）

　　A. 咪康唑乳膏 4 周　　　　B. 卢立康唑乳膏 2 周　　　C. 特比萘芬凝胶 6 周

　　D. 利拉萘酯乳膏 4 周　　　E. 盐酸特比萘芬片 4 周

8. 关于手足癣的健康教育不正确的是（　　）

　　A. 手足部清洁后及时擦干　　　　　　B. 足底出汗多时可穿透气性好的鞋袜

　　C. 宠物的癣病不会传播　　　　　　　D. 家庭成员的癣病需积极治疗

　　E. 糖尿病患者应控制好基础疾病

二、X 型选择题

9. 真菌性手足癣容易发生的人群（　　）

　　A. 长期穿化纤鞋袜者　　　　　　　　B. 免疫功能低下人群

　　C. 长期使用抗生素、糖皮质激素类人群　　D. 多汗者

　　E. 糖尿病患者

10. 可用于治疗手足癣的外用药物有（ ）

    A. 咪康唑乳膏　　　　　　B. 联苯苄唑乳膏　　　　　　C. 特比萘芬凝胶

    D. 利拉萘酯乳膏　　　　　　E. 莫匹罗星软膏

（刘利军）

书网融合……

重点小结	微课	习题

PPT

项目四　结膜炎用药指导

▶ 学习目标 ///

知识目标：

1. 掌握　结膜炎的用药原则，常用药物和个体化用药指导。

2. 熟悉　结膜炎的诱因、传播、临床表现和健康教育。

3. 了解　结膜炎的定义、与其他眼科疾病的鉴别。

能力目标：

1. 能根据临床诊断对结膜炎用药进行分析。

2. 能针对结膜炎疾病实施个性化的用药指导与健康教育。

素质目标：培养学生以患者为中心，综合应用药学知识爱岗敬业、精益求精的工作态度。

▶ 情境导入 ///

情境：患者，男，37岁，右眼球结膜和睑结膜充血水肿3天，伴黏性分泌物1天，微痒有异物感，畏光流泪，临床诊断：结膜炎。医生处方：盐酸左氧氟沙星滴眼液（5mL∶15mg），1支/0.05mL，滴眼，t.i.d.；红霉素眼膏［2.5g∶12.5mg（0.5%）］，1支/0.1g，滴眼，b.i.d.。

扫一扫，知解析

思考：作为药师，如何对该结膜炎患者进行用药指导？

理论知识

结膜炎也称火眼或红眼病，是指由各种原因引起的结膜组织的炎症。以结膜充血、分泌物增多、怕光、流泪为常见症状。感染性急性结膜炎易在春、夏或秋季流行，传染性极强，可通过与患眼或分泌物接触的介质如毛巾、公共浴池等相互传播。

一、疾病概要

结膜炎的病因以微生物感染最为常见，包括细菌如肺炎链球菌、病毒如腺病毒、衣原体等感染，除此之外，非感染性如物理性刺激、化学性损伤、过敏反应、全身相关性疾病等也是致病原因。根据发病快慢可以分为超急性、急性或亚急性、慢性结膜炎。根据病因不同分为急性细菌性结膜炎、流行性结膜炎、流行性出血性结膜炎、过敏性结膜炎和春季卡他性结膜炎。急性卡他性结膜炎常伴有大量的黏液性分泌物，轻症者在眼内有瘙痒、异物感，重症者眼睑坠重、灼热、畏光、流泪，结膜下充血、水肿或混杂有小出血点；流行性结膜炎传染性强，发病急剧，流泪较多，伴有少量分泌物，最初为黏液性而后呈脓性，伴耳前淋巴结肿大；流行性出血性结膜炎表现与流行性结膜炎类似，同时伴结膜下出血；过敏性结膜炎一般无分泌物或少有黏液性分泌物，症状较轻，表现为瘙痒、流泪，结膜可充血和水肿。春季卡他性结膜炎季节性强，多发于春、夏季节，以男性儿童及青少年多见，双眼奇痒，睑结膜有粗大的乳头，角膜缘胶样增生。临床可依据症状、体征，联合必要、合理的实验室检查如结膜刮片检查明确诊断。

二、常用治疗药物

目前，临床常用的治疗药物主要包括：控制感染的抗菌药物与抗病毒药物、抑制炎症的糖皮质激素类药物及抗过敏类药物、免疫抑制剂等。

表 9 - 4 - 1 治疗结膜炎的常用药物

类别	代表药物	作用特点	禁忌证
抗菌类	红霉素、妥布霉素、加替沙星、氧氟沙星、左氧氟沙星	（1）根据药敏结果选择药物 （2）为防止耐药菌出现，须遵医嘱按疗程用药	成分过敏者
抗病毒类	酞丁安、阿昔洛韦、碘苷、羟苄唑、利巴韦林	（1）酞丁安对沙眼衣原体有效 （2）碘苷可穿透胎盘组织，妊娠期及哺乳期妇女不宜使用	成分过敏者
抗过敏类	依美斯汀、色甘酸钠、富马酸酮替芬、奥洛他定、氮䓬斯汀	（1）色甘酸钠用于预防过敏 （2）抗组胺药及肥大细胞稳定剂双效药物如奥洛他定可阻断内源性组胺的炎症效应和减少细胞内炎症介质的释放，从而减轻瘙痒和红肿，快速缓解症状，耐受性好且不会引起明显的眼部干燥效应	成分过敏者
糖皮质激素类	醋酸可的松、醋酸氢化可的松、泼尼松龙	（1）适用于严重患者或病情反复发作的患者 （2）使用时间不宜过长，定期随访	成分过敏者、单纯性或溃疡性角膜炎患者
免疫抑制剂	他克莫司、环孢素 A	使用之前应排除感染性原因	成分过敏者

三、合理用药原则

结膜炎的治疗原则包括健康教育、去除病因、减轻患者症状及体征。对于多数患者，主要是缓解眼部症状，对于长期发作或病情迁延患者，则以控制炎性反应为主。

（一）药物治疗原则

1. 抗菌药物 主要包括大环内酯类、氨基糖苷类、喹诺酮类、四环素类、多肽类、磺胺类、氯霉素类等。应避免不加区别地使用局部抗生素，抗菌药物对病毒性结膜炎无作用，轻度细菌性结膜炎通常是自限性的。中度至重度细菌性结膜炎选择抗生素由药敏试验的结果来指导。

2. 抗病毒药物 引起病毒性结膜炎的病毒类型主要包括腺病毒、单纯疱疹病毒、水痘（疱疹）

带状疱疹病毒等。流行性结膜炎常由病毒感染引起，临床常用酞丁安、阿昔洛韦等滴眼液治疗。

3. 抗过敏药物 主要包括抗组胺药和肥大细胞稳定剂。抗组胺药局部应用仅用于轻中度过敏性结膜炎，重症或频发患者可采用口服抗组胺药，但需注意可能加重干眼的不良反应。肥大细胞稳定剂局部应用需 3~5 天达最佳效果，仅适用于过敏性结膜炎患者发作间期的病情控制。抗组胺药及肥大细胞稳定剂双效药物具有较好的疗效及舒适度，是治疗过敏性结膜炎的首选药物。

4. 糖皮质激素药物 注意使用时间不宜超过 2 周，可能会引起激素性白内障、激素性青光眼、感染加重等不良反应，应定期随访。

5. 免疫抑制剂 适用于重症过敏性患者，尤其是不耐受糖皮质激素药物的患者。由于目前临床应用资料有限，使用时应注意随时观察患者病情变化，缓解后调整用药。

6. 其他药物 局部血管收缩药可以有效缓解结膜充血，但持续时间较短，可能引起反跳性红肿等不良反应，应谨慎使用，且只能短时间使用（不超过 5~7 天）；人工泪液可以帮助稳定泪膜以提供更好的黏膜屏障对抗过敏源，起到洗眼剂的作用，可根据结膜炎的伴随症状选择；非甾体抗炎药物可作为轻度过敏性结膜炎的备选药物。

（二）治疗药物选用

1. 急性卡他性结膜炎 对由细菌（大肠埃希菌、变形杆菌、卡他莫拉菌）感染所致的结膜炎治疗以抗菌为主，可选用氯霉素、红霉素、妥布霉素、加替沙星、氧氟沙星、左氧氟沙星滴眼液或眼膏。对由环境（灰尘、风沙）刺激所致的非细菌感染性结膜炎则以对症为主。

2. 流行性结膜炎 可局部应用抗病毒药物，如 0.1% 酞丁安、阿昔洛韦、0.1% 碘苷、更昔洛韦滴眼液。

3. 流行性出血性结膜炎 可局部应用抗病毒药物，如 0.1% 羟苄唑、0.1% 利巴韦林滴眼液。

4. 过敏性结膜炎 轻中度患者可应用 0.05% 依美斯汀、2% 色甘酸钠滴眼液，或抗组胺药及肥大细胞稳定剂双效药物奥洛他定滴眼液。

5. 春季卡他性结膜炎 可用 2% 色甘酸钠、奥洛他定滴眼液，严重者可用 1% 泼尼松龙滴眼液。

任务实施

一、任务实施提示

（一）用药指导 微课

1. 用药方法 为了达到治疗效果，药物使用时，应遵医嘱或参考药品说明书用药，按疗程用药。

（1）剂量与频次（表 9-4-2）

表 9-4-2 治疗结膜炎的常用药物的使用剂量和频次

局部药物		每次剂量	每日给药次数
抗菌药物			
氯霉素类	氯霉素滴眼液	1~2 滴	3~5 次
氨基糖苷类	妥布霉素滴眼液	轻中度 1~2 滴；重度 2 滴	轻中度每 4 小时次；重度每小时 1 次
	硫酸庆大霉素滴眼液	1~2 滴	3~5 次
喹诺酮类	盐酸环丙沙星滴眼液	1~2 滴	3~6 次
	左氧氟沙星滴眼液	1 滴	3 次，或遵医嘱

续表

局部药物		每次剂量	每日给药次数
大环内酯类	红霉素眼膏	适量	2~3 次
磺胺类	磺胺醋酰钠滴眼液	1~2 滴	3~5 次
抗病毒药物			
酞丁安滴眼液		1~2 滴	3~4 次
更昔洛韦滴眼液		2 滴	每 2 小时 1 次，每日 7~8 次
碘苷滴眼液		1~2 滴	每 1~2 小时 1 次
盐酸羟苄唑滴眼液		1~2 滴	每小时 1~2 次，严重时每小时 3~4 次
利巴韦林滴眼液		1~2 滴	每小时 1 次，好转后每 2 小时 1 次
抗过敏药物			
富马酸依美斯汀滴眼液		1 滴	2 次，或遵医嘱
色甘酸钠滴眼液		1~2 滴	4 次，重症可适当增加至 6 次
奥洛他定滴眼液		1~2 滴	2 次，间隔 6~8 小时以上
糖皮质激素类药物			
醋酸泼尼松龙滴眼液		1~2 滴	2~4 次，或遵医嘱
免疫抑制剂			
环孢素滴眼液（Ⅱ）		1 滴	2 次，需间隔 12 小时

（2）药物剂型与给药方法　眼用制剂使用时需注意：①勿使滴管口触及眼睑或睫毛，以免污染；②若同时使用 2 种药液，宜间隔 10 分钟；③一般先滴健眼再滴患眼，以免交叉污染；④如眼内分泌物过多，应先清理分泌物，以免影响疗效；⑤眼用制剂不宜多次打开，连续应用不应超过 1 个月，如药液出现浑浊或变色切勿使用。

（3）给药时间　根据剂型特点，白天宜用滴眼液，睡前则用眼膏。眼膏在结膜囊停留的时间较长，睡前使用可发挥持续的治疗作用。

2. 不良反应与防治

（1）急性结膜炎多用局部滴眼剂或眼膏，常见的不良反应为眼部刺激和过敏反应，用药部位如有烧灼感、瘙痒、红肿等情况应停药，并将局部药物洗净，必要时向医师咨询。若局部过量使用，可用温水冲洗眼部。

（2）对于抗生素类药物，长期应用将导致非敏感性菌株的过度生长，引起二重感染。为了防止耐药菌的出现，原则上应确认敏感性，尽量将用药时间控制在治疗疾病所需的最少时间以内。

（3）局部用药若长期大量使用，仍可出现与全身用药相同的不良反应，因此，应谨遵医嘱用药。为防止全身吸收，应用滴眼液时可轻压鼻泪管或闭上眼睑 2 分钟，减少全身副作用的发生并增加药物的局部活性。

3. 药物相互作用（表 9-4-3）

表 9-4-3　常用结膜炎治疗药物与其他药物相互作用一览表

合用药物	相互作用结果
碘苷 + 硼酸/硫柳汞	失效及眼部毒性增强
更昔洛韦 + 肾毒性/抑制肾小管分泌的药物	增强肾功能损害
利巴韦林 + 齐多夫定	相互拮抗
妥布霉素 + 神经毒性/耳毒性/肾毒性药物	增加毒性
氯霉素 + 林可霉素/大环内酯类抗生素	相互拮抗
泼尼松龙 + CYP3A 抑制剂/可比司他	增加全身副作用

（二）健康教育

1. 个人卫生　患者应注意眼部卫生、勤洗手，不能与他人共用毛巾等生活物品，并在感染期间避免与他人密切接触，以防传染。在症状消失至少 24 小时后，方可使用隐形眼镜。

2. 健康管理　过敏性结膜炎患者应避免接触过敏源，改善生活环境，做好室内清洁工作，空气污染严重时做好防护措施，尽量减少外出。

二、实训演练与评价

以 4～6 人组成实训小组，扫码进入案例库，从中选择一个案例，并进行小组讨论，根据选择的案例设计用药指导情境，每组推选 2 名同学分别扮演药师和结膜炎患者，在班内或实训场所进行结膜炎用药指导汇报。由带教老师和其他各组同学进行评价。

案例库

项目	考核内容		标准分（100 分）	评分标准	得分
职业素养（15 分）	仪表、着装符合要求		3 分	学生着工作服；女生不得披头发，不可浓妆艳抹，不得佩戴过于鲜艳、花哨的饰品，如大型耳环、项链、手镯等，不留长指甲，指甲不涂色；男女生不得穿拖鞋	
	语速适中，表达清晰		3 分	用词准确（2 分），语句流畅（1 分）	
	具备同理心		3 分	尊重患者，能够站在患者角度思考问题	
	讲解科学，通俗易懂		3 分	尽量避免使用患者听不懂的专业术语，多使用日常语言	
	认真倾听，有效反馈		3 分	耐心、认真地听患者诉说自己的感受和问题，对患者言语中表达出的信息进行准确分析和把握，并作出及时、合适的响应和反馈	
实训实施（85 分）	用药指导（55 分）	剂量与频次	5 分	剂量正确（3 分）；频次正确（2 分）；若随意更改剂量，该项不得分	
		药物剂型与给药方法	20 分	（1）使用要点说明：勿使滴管口触及眼睑或睫毛（5 分）、先滴健眼再滴患眼（5 分）、先清理分泌物再用药（5 分）（2）打开后连续应用不应超过 1 个月，如药液出现浑浊或变色切勿使用（5 分）	
		给药时间	10 分	白天用滴眼液，睡前用眼膏说明正确（5 分），说明原因（5 分）	
		不良反应与防治	10 分	说出药物常见不良反应（5 分），提出不良反应的防治方法（5 分）	
		药物储存方法	5 分	正确指导药物的储存方法	
		其他	5 分	说明联合用药的理由	
	健康教育（30 分）	疾病知识教育	10 分	能从疾病病因、高危因素、治疗进展和预后等方面给出科学阐述，帮助患者正确认识和预防结膜炎	
		生活健康知识教育	10 分	能从个人卫生、公共卫生、健康管理等方面给出合理化建议	
		跟踪反馈	10 分	根据用药疗程在线随访患者用药情况	
合计					

目标检测

答案解析

一、A 型选择题

1. 患者，男，32 岁。既往有磺胺药过敏史，近日感染细菌性结膜炎，双眼充血，分泌物多。可以选择的药物是（　　）

   A. 利巴韦林滴眼液 　　　　　B. 磺胺醋酰钠滴眼液 　　　　　C. 左氧氟沙星滴眼液

   D. 玻璃酸钠滴眼液 　　　　　E. 阿托品滴眼液

2. 关于左氧氟沙星滴眼液的用药指导，不正确的是（　　）

   A. 可用于细菌感染性结膜炎

   B. 1 次 1 滴，1 天 3 次

   C. 可出现眼部刺激感、眼瘙痒感等不良反应

   D. 对于细菌感染性结膜炎，首选左氧氟沙星滴眼液

   E. 应置于遮光条件下保存

3. 连续使用糖皮质激素眼用制剂不宜超过（　　）

   A. 3 日 　　　　　　　　　　B. 5 日 　　　　　　　　　　C. 7 日

   D. 10 日 　　　　　　　　　E. 2 周

4. 关于妥布霉素地塞米松滴眼液的用药指导，说明不正确的是（　　）

   A. 本品为白色或类白色混悬液体

   B. 每次放置后可拿起直接用

   C. 开封后 4 周应丢弃

   D. 如果在易感人群中大量或长期持续使用，可能引起库欣综合征和（或）肾上腺抑制

   E. 应在病情控制后停药。突然停止使用抗生素或大剂量的糖皮质激素，会引发感染/炎症的复发

5. 下列不是过敏性结膜炎治疗药物的是（　　）

   A. 醋酸可的松滴眼液 　　　　B. 醋酸氢化可的松眼膏 　　　C. 色甘酸钠滴眼剂

   D. 酞丁安滴眼液 　　　　　　E. 泼尼松滴眼液

6. 病毒性结膜炎可选用的药物是（　　）

   A. 氧氟沙星滴眼液 　　　　　B. 醋酸氢化可的松眼膏 　　　C. 色甘酸钠滴眼剂

   D. 阿昔洛韦滴眼液 　　　　　E. 泼尼松滴眼液

7. 过敏性结膜炎可选用的药物是（　　）

   A. 色甘酸钠滴眼液 　　　　　B. 氧氟沙星滴眼液 　　　　　C. 玻璃酸钠滴眼液

   D. 阿昔洛韦滴眼液 　　　　　E. 毛果芸香碱滴眼液

8. 关于色甘酸钠滴眼液的用药指导，下列说法不正确的是（　　）

   A. 适用于治疗过敏性结膜炎

   B. 每次 1~2 滴，1 日 4 次

   C. 在好发季节提前 2~3 周用药

   D. 属抗过敏药物，作用机制是稳定肥大细胞膜

   E. 遮光保存

二、X 型选择题

9. 可用于治疗细菌性结膜炎的是（　　）

    A. 氯霉素滴眼液　　　　　　B. 红霉素眼膏　　　　　　C. 妥布霉素素滴眼液

    D. 左氧氟沙星滴眼液　　　　E. 羟苄唑滴眼液

10. 关于碘苷滴眼液的用药指导，正确的是（　　）

    A. 适用于带状疱疹病毒感染

    B. 每 1~2 小时 1 次，每次 1~2 滴

    C. 可穿透胎盘组织，不建议哺乳期妇女使用

    D. 一般不用于婴幼儿

    E. 可发生畏光、局部充血、水肿等不良反应

（刘利军）

书网融合……

| 重点小结 | 微课 | 习题 |

参考文献

[1] 熊存全，秦红兵，姚伟. 临床药物治疗学 [M]. 北京：中国医药科技出版社，2020.

[2] 苏湲淇，熊存全，邹艳萍. 临床药物治疗学 [M]. 北京：高等教育出版社，2020.

[3] 陈地龙，姚晓敏. 药学服务实务 [M]. 2 版. 北京：中国医药科技出版社，2021.

[4] 陈新谦，金有豫，汤光. 新编药物学 [M]. 18 版. 北京：人民卫生出版社，2019.

[5] 印晓星，沈祥春. 临床药理学 [M]. 2 版. 北京：中国医药科技出版社，2021.

[6] 杨宝峰，陈建国. 药理学 [M]. 9 版. 北京：人民卫生出版社，2018.

[7] 拾以萍，王峥业. 常见病用药指导 [M]. 南京：江苏凤凰教育出版社，2023.

[8] 蒋红艳，向敏，范高福. 药学服务 [M]. 北京：高等教育出版社，2020.

[9] 苏湲淇，文艳. 临床药物治疗学 [M]. 2 版. 北京：中国医药科技出版社，2021.

[10] 葛均波，徐永健，王辰. 内科学 [M]. 9 版. 北京：人民卫生出版社，2018.

[11] 孙国平. 临床药物治疗学 [M]. 北京：人民卫生出版社，2021.